权威·前沿·原创

皮书系列为
"十二五""十三五""十四五"时期国家重点出版物出版专项规划项目

BLUE BOOK

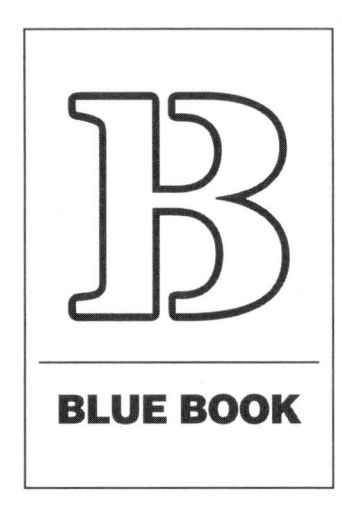

智库成果出版与传播平台

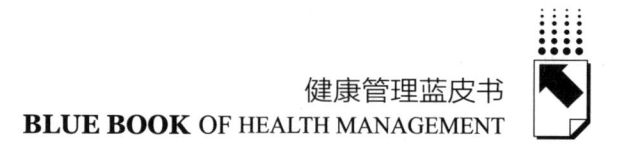

健康管理蓝皮书
BLUE BOOK OF HEALTH MANAGEMENT

中国健康管理与健康产业发展报告
No.5（2022）

ANNUAL REPORT ON DEVELOPMENT OF HEALTH MANAGEMENT
AND HEALTH INDUSTRY IN CHINA No.5 (2022)

数字赋能产业发展

主　编／武留信
副主编／朱　玲　陈志恒
执行主编／曹　霞

社会科学文献出版社
SOCIAL SCIENCES ACADEMIC PRESS (CHINA)

图书在版编目(CIP)数据

中国健康管理与健康产业发展报告.No.5,2022:数字赋能产业发展/武留信主编.--北京:社会科学文献出版社,2022.12
（健康管理蓝皮书）
ISBN 978-7-5228-1232-8

Ⅰ.①中… Ⅱ.①武… Ⅲ.①医疗保健事业-医药卫生管理-研究报告-中国-2022 ②医疗保健事业-产业发展-研究报告-中国-2022 Ⅳ.①R199.2

中国版本图书馆CIP数据核字（2022）第234953号

健康管理蓝皮书
中国健康管理与健康产业发展报告No.5（2022）
——数字赋能产业发展

主　　编 /	武留信
副 主 编 /	朱　玲　陈志恒
执行主编 /	曹　霞

出 版 人 / 王利民
组稿编辑 / 邓泳红
责任编辑 / 桂　芳　陈　颖
责任印制 / 王京美

出　　版 / 社会科学文献出版社·皮书出版分社（010）59367127
　　　　　　地址：北京市北三环中路甲29号院华龙大厦　邮编：100029
　　　　　　网址：www.ssap.com.cn
发　　行 / 社会科学文献出版社（010）59367028
印　　装 / 三河市东方印刷有限公司

规　　格 / 开　本：787mm×1092mm　1/16
　　　　　　印　张：27　字　数：403千字
版　　次 / 2022年12月第1版　2022年12月第1次印刷
书　　号 / ISBN 978-7-5228-1232-8
定　　价 / 198.00元

读者服务电话：4008918866

▲ 版权所有 翻印必究

《中国健康管理与健康产业发展报告 No.5（2022）》专家委员会

名誉主任　白书忠

主　　任　武留信

委　　员　（以姓氏拼音为序）

陈敏生　陈志恒　丁　立　李灿东　李景波
李　静　宋震亚　苏景宽　唐世琪　田惠光
徐勇勇　杨　磊　曾　强　曾　渝　张国刚
朱　玲　朱　勇

《中国健康管理与健康产业发展报告 No.5（2022）》编委会

主　　编　武留信

副 主 编　朱　玲　陈志恒

执行主编　曹　霞

编　　委（以姓氏拼音为序）
　　　　　　陈　盔　陈良恩　丁　立　郭　谊　何　璐
　　　　　　李亚培　李彦秋　李　莹　林艳辉　钱　怡
　　　　　　强东昌　覃岳香　宋晓琴　宋震亚　苏海燕
　　　　　　苏景宽　田利源　王建刚　王雅琴　吴　非
　　　　　　肖力争　肖渊茗　邢玉荣　杨娉婷　张　卿
　　　　　　赵金萍　赵琳琳

主要编撰者简介

武留信 现任中华医学会健康管理学分会名誉主任委员、中关村新智源健康管理研究院院长、中国非公医疗机构学会健康体检分会名誉会长等。原空军航空医学研究所研究员，飞行员健康鉴定与亚健康评估中心主任；曾任中华医学会健康管理学分会第一届委员会副主任委员兼秘书长、第二届候任主任委员兼秘书长、第三届主任委员、第四届前任主任委员和第五届名誉主任委员。受聘为中南大学、武汉大学、杭州师范大学等医学院的兼职教授和博士研究生导师，移动健康管理系统教育部工程研究中心技术委员会主任等。共承担和参与完成国家及军队科研课题20余项，获军队科技进步二等奖3项；发表论文150余篇，主编《中华健康管理学》和《中国健康管理与健康产业发展报告》（健康管理蓝皮书）。主持完成了"十一五""十二五"国家科技支撑计划重点项目和国家首批健康管理卫生信息团体标准，是国家"长期护理保险制度试点评估"专家组成员。曾担任《中华健康管理学杂志》常务副总编（2007~2016）和顾问（2016年至今）；曾担任"中国健康产业论坛暨中华医学会全国健康管理学学术会议"学术委员会主任委员兼秘书长（2007~2013），"中国健康服务业大会暨中华医学会全国健康管理学学术会议"大会主席兼学术委员会主任委员（2014~2016）及大会主席（2018~2020）；担任"中国慢病健康管理与大健康产业峰会"（五湖健康大会）大会主席（2016~2021）。2019年荣获"中华医学会健康管理卓越贡献奖"。先后在人民大会堂和全国政协礼堂等做健康科普报告100余场，编写出版科普专著6部。

朱　玲　北京医院健康管理中心原主任、主任医师。从事内科临床工作和健康管理近40年。现任中关村新智源健康管理研究院副院长。曾任中华医学会健康管理学分会第三届委员会常委兼秘书长、第四届委员会副主任委员兼慢病管理学组组长。《中国健康管理与健康产业发展报告》（健康管理蓝皮书）副主编；《中华健康管理学杂志》等杂志编委，"中国慢病健康管理与大健康产业峰会"（五湖健康大会）主要发起人和大会执行主席（2016年至今）。"中国健康服务业大会暨中华医学会全国健康管理学学术会议"大会秘书长（2014~2016）。作为主要成员参与和组织完成了《中华健康管理学》、国家健康管理师社区方向和体检方向系列教材（担任副主编），并参与中华医学会健康管理学分会发布的一系列共识、指南与规范的编写工作。共发表学术论文50余篇，在全国性及省市级健康管理学术会议做报告百余场，是我国健康管理与慢病健康管理领域学术领衔专家之一，是中华医学会首批健康专家会员，曾获中国健康促进基金会和中华医学会健康管理学分会联合颁发的"全国健康管理个人杰出贡献奖"。

陈志恒　功能医学主任技师，中南大学湘雅三医院健康管理科创始主任，中华医学会健康管理学分会慢性病管理学组副组长，中关村新智源健康管理研究院副院长、研究员，《中华健康管理学杂志》编委，中南大学健康管理研究中心执行主任，中国健康管理协会功能医学分会常务理事，中国老年医学学会健康管理分会常委，中国非公立医疗机构协会健康体检分会常务理事，湖南省健康管理学会功能医学专业委员会主任委员，湖南省医学会健康管理专业委员会副主任委员，湖南省健康管理学会心理健康管理专业委员副主任委员。"中国慢病健康管理与大健康产业峰会"（五湖健康大会）主要发起人，"中国健康产业智库"主要发起人。从事临床医疗教学科研和健康体检、健康管理以及健康产业政策与行业发展等方面的研究与实践40年。研究方向：慢病健康管理、生活方式健康管理及功能医学抗衰老等，2019年在健康管理领域内率先开展"生活方式健康管理逆转糖尿病"实践，至今数百位患者获益，获得良好效果。作为主要成员参与完成《中华健康管理学》编写，领衔起草并主编我国首批健康管理卫生信息团体标准4项，组织和参与起草健康管理领域十余项专家共识，主编、参编论著十余部，发表科研论文120余篇，主持参与国家级和省级科研项目30项，在全国及省市级健康管理领域做学术报告数百场，进机关、社区和企事业单位科普讲座近1000场，是我国健康管理与慢病健康管理领域学术领衔专家之一，是著名健康管理与健康产业智库专家。

曹 霞 副研究员，中南大学湘雅三医院健康管理科副主任。《中国健康管理与健康产业发展报告》（健康管理蓝皮书）执行主编；中国健康管理协会理事，中国医师协会健康管理与健康保险专业委员会青年委员，全国健康体检质量控制联盟成员，湖南省医学会健康管理学专业委员会委员，湖南省健康管理质量控制中心秘书。主要研究方向为慢病健康管理、健康管理服务评价、健康产业政策研究。主持和参与国家级、省部级科研项目10余项，副主编及参编论著10余部，发表科研论文60余篇。

摘 要

当前，伴随国内外数字经济突飞猛进的大趋势大变革，我国健康管理与健康产业的数字化转型跨越式发展态势显现，并成为推动健康中国和数字中国建设的重要引擎。《中国健康管理与健康产业发展报告No.5（2022）》（以下简称《报告》），作为聚焦健康管理的首部蓝皮书，回顾了新时期我国健康管理与健康产业数字化发展特点、趋势，展示了数字健康产业发展现况，总结了细分领域发展亮点。同时，基于对数字新技术推动我国健康产业发展面临的数据安全性和公平性、在线医疗发展的结构失衡、医疗资源的匹配度不高和在线支付与医保融合度不高等问题和挑战，就建设数字健康产业生态、加快数字新基建建设、保证数据安全公平、促进数字技术与公共卫生事业融合和提升全民数字健康素养等给出了相关政策建议。

《报告》以"数字赋能产业发展"为主题，紧扣数字赋能产业发展，选取健康管理和健康产业领域部分高关注度专题，从多角度辨析动态热点；汇集国内健康产业创新发展特别是数字化转型的生动实践和成功案例，为推动我国健康产业高质量发展提供借鉴和启示。其一，从现状和前景看，伴随数字新基建提供的牢固底座以及疫情防控催生的诸多健康服务新业态和新模式，数字健康有望成为数字新技术最广阔应用场景；数字疗法等数字健康新工具将为全人全域全程健康管理提供全新解决方案；数字健共体将成为新时代推进高质量医疗健康服务的主要模式。其二，从细分领域看，在国家大力推广健康科普的政策支持下，提升国民数字健康素养已成为各方关注热点；而数字赋能让慢病健康管理线上线下的壁垒日渐消融，在企业健康管理、生

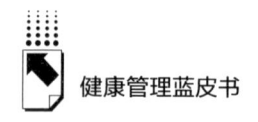

活方式健康管理、脑健康、"三高"共管等应用场景中的一体化发展趋势渐显。其三，从区域发展看，健康产业数字化已呈现京津冀及周边、长三角和粤港澳大湾区领先发展，中西部后发跟进，产业逐渐由东向西转移，区域协同发展的竞合态势。其四，从实证调研看，全国三级医院健康管理医学学科建设依托智慧健康管理步入快车道，健康产业会议会展和老年健康管理数字化趋势明显。

《报告》力图从宏观、中观和微观三个层面，为学界、产业界和政府决策部门把握新时期健康管理与健康产业数字化转型发展脉搏提供多方位的借鉴与参考，同时也期为生物健康、数字经济领域开展理论和实践探索提供有益参考。

关键词： 数字经济　健康科普　健康管理　健康产业

前　言

当今世界，百年变局加速演进，世纪疫情持续冲击，国际局势复杂动荡，全球各国和地区发展面临新问题和新挑战。在此背景下，数字经济伴随信息革命浪潮快速发展、逆势上扬，如同一轮喷薄而出的旭日，呈现无穷的生机活力，绽放出独特的时代光芒。党的十八大以来，我国政府高度重视发展数字经济并已将其上升为国家战略。习近平总书记在党的二十大报告中强调，要加快发展数字经济、促进数字经济和实体经济深度融合、打造具有国际竞争力的数字产业集群。数字经济已成为中国高质量发展的新引擎。以互联网、大数据、人工智能、区块链、云计算和物联网为代表的数字新技术变革加速业态融合、模式创新、结构重塑，成为推动我国健康产业发展的新引擎、新动能。数字经济与生物健康经济的深度融合，拉开了中国健康管理与健康产业数字化发展的大幕，不仅显著提升了健康服务的可及性和体验感，也不断推动健康产业深度变革，为新时期健康中国建设注入了鲜活动力。自2020年席卷全球至今的新冠肺炎疫情，促使更多的数字化健康管理产品和服务场景融合，进一步加速健康管理与健康产业数字化转型步伐。

万派新潮海天碧。《中国健康管理与健康产业发展报告No.5（2022）》研创团队从不同视角回顾总结了2021~2022年中国健康管理与健康产业整体及部分细分领域的发展动态，并聚焦其数字化转型发展中的若干重点问题，提出了高质量发展数字健康产业的对策建议。主题涵盖健康科普、慢病健康管理、健康素养、健康会展、脑健康和老年健康管理等领域数字化发展趋势，以及企业健康管理、生活方式医学与健康管理、慢病筛查与健康管理

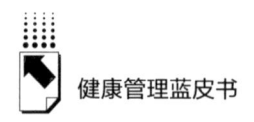

门诊、茶健康产业、区域健康产业、老年健康辅具等新兴热点动态。同时，依托学科建设现况、健康体检人数发展趋势、优秀"四新"案例等实证数据，从多维度呈现了我国健康管理与健康产业各领域努力实现数字化发展和高质量发展的进步、经验和不足，洞悉了未来发展的动态趋势，并就弥合数字鸿沟、加强数据安全治理、提升全民数字健康素养等提出了对策建议。

发展数字经济，是我国把握新一轮科技革命和产业变革新机遇的战略选择，是助力实现中华民族伟大复兴、推进和拓展中国式现代化的重要篇章。健康管理与健康产业要牢牢把握数字化变革机遇，做强做优做大数字健康，全面贯彻新发展理念，创新发展范式，构建新发展格局，为实现全民健康提供坚实有力的支撑。

目 录

Ⅰ 总报告

B.1 2021~2022年中国健康管理与健康产业数字化发展报告
　　　………………………………………………… 曹　霞　武留信 / 001
　　一　中国数字经济与健康产业数字化发展的背景及意义 …… / 002
　　二　中国健康管理与健康产业数字化的支持政策与创新
　　　　实践 ……………………………………………………… / 005
　　三　中国健康管理与健康产业数字化转型面临的机遇
　　　　与挑战 …………………………………………………… / 012
　　四　中国健康管理与健康产业数字化发展趋势与建议 ……… / 017

Ⅱ 形势篇

B.2 2022年中国企业健康管理发展报告
　　　………………………… 田利源　朱　玲　刘静男　武留信 / 021
B.3 2021~2022年中国慢病健康管理数字化发展报告
　　　………………………… 郭　谊　魏林岩　吴敬妮　宋震亚 / 034
B.4 2021~2022年中国脑科学/类脑与脑健康研究数字化发展报告
　　　……………………………………………… 赵琳琳　刘　蕾 / 060

001

B.5　2021~2022年国民健康素养数字化发展趋势与挑战
　　……………………………………………… 林艳辉　陈　滋 / 078

Ⅲ　专题篇

B.6　中国健康科普数字化发展趋势与挑战
　　………………………………… 武留信　王雅琴　邓淑文 / 096

B.7　我国生活方式健康管理发展需求与机遇
　　………………………………… 陈志恒　李亚培　袁　挺 / 112

B.8　"三高"共管健康管理服务发展的需求与机遇
　　………………………… 王建刚　覃岳香　吴　非　彭婉敏 / 131

B.9　中国健康科普支持政策与实施发展报告
　　………………………………… 王雅琴　李彦秋　彭　珽 / 145

B.10　体检筛查慢性病及检后健康管理门诊案例报告
　　………………………………… 苏海燕　张　卿　徐晓倩 / 162

B.11　茶健康与茶健康产业发展报告 …… 肖力争　张　盛　龚雨顺 / 184

Ⅳ　区域篇

B.12　2021~2022年粤港澳大湾区健康产业数字化发展报告
　　………………………………… 钱　怡　梁振宁　周清平 / 203

B.13　2021~2022年中国区域健康产业发展现状及案例研究
　　………………………………… 苏景宽　强东昌　曹　霞 / 223

Ⅴ　调查报告

B.14　2021~2022年全国三级医院健康管理学科建设调查报告
　　……………………………………………………… 陈　盈　李　莹 / 241

B.15　2021~2022年中国健康管理与健康产业会议会展
　　数字化调查报告 ………… 杨婷婷　杨赛琪　冯承强　付　晗 / 256

B.16 我国健康检查率的发展趋势报告
　　………………………… 宋晓琴　刘　琳　邢玉荣 / 279
B.17 老年健康辅助用品发展报告
　　………………… 丁　立　王永春　赵伟凯　杨　伟 / 297
B.18 中国老年健康管理发展现状与数字化趋势
　　………………………… 何　璐　林　任　向红雨　徐丽娟 / 317

Ⅵ 案例报告

B.19 2022年五湖健康大会优秀"四新"报告…… 肖渊茗　刘寒英 / 334

Ⅶ 附录

B.20 生物电技术在健康管理（体检）中的应用专家共识
　　………………… 中关村新智源健康管理研究院
　　　　　　　　　　 中南大学健康管理研究中心
　　　　　　　　　　 惠斯安普功能医学研究院 / 348
B.21 心理健康管理中国专家共识 …………… 上海市精神卫生中心
　　　　　　　　 上海市疾病预防控制精神卫生分中心
　　　　　　　　　　　 中华预防医学会精神卫生分会
　　　　　　　　 中国人民解放军总医院第二医学中心
　　　 上海交通大学中国医院发展研究院心理健康管理研究所
　　　　　　　　　　　 中关村新智源健康管理研究院 / 361

Abstract ……………………………………………………………… / 389
Contents ……………………………………………………………… / 390

皮书数据库阅读使用指南

总报告
General Report

B.1
2021~2022年中国健康管理与健康产业数字化发展报告

曹霞 武留信*

摘　要： 2021年，我国数字经济与生物健康经济加速融合，政策引导和疫情防控催生数字健康新业态、新模式，不断推动健康产业数字化蜕变。未来我国健康管理与健康产业数字化发展面临诸多挑战，包括数据安全性和公平性，在线医疗发展的结构失衡，医疗资源的匹配度不高和在线支付与医保融合度不高等。数字新基建的广域覆盖将加速推动全时化、全景化、全域化数字健康服务成为新常态；数字健康有望成为数字新技术最广阔应用场景；数字健康新工具将为全人全域全程健康管理提供全新解决方案；数字健康新服务共同体将成为新时代推进高质量可及性医疗健康服务的基本范式。

关键词： 数字健康　数字化转型　健康管理　健康产业

---

* 曹霞，中南大学湘雅三医院健康管理科副主任，博士，主要研究方向为慢病风险筛查与管理、健康管理与健康产业研究。武留信，中关村新智源健康管理研究院院长，长期从事心血管病临床、军事飞行员医学选拔与健康鉴定、健康管理与健康产业研究工作。

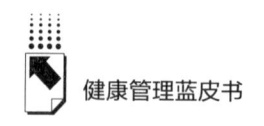

当下，我们身处数字化激荡的时代。新一代信息技术进入加速演进、群体突破和相互融合的新阶段，带来生产、生活和治理的重大变革，对世界政治、经济和科技格局产生深远影响。同样，数字化转型升级也成为我国社会多领域高质量发展的"必答题"。而随着人口老龄化进程加速、疫病慢病双重夹击、人民群众的健康需求日益增长、数字化技术推陈出新和崇尚健康的社会风气日渐形成，健康管理与健康产业的高质量发展面临一大挑战，即如何在资源有限的情况下，为需方提供促进其健康的最适宜服务并最大限度地改善其健康状态，实现所谓"价值医疗"（Value-based Healthcare）。基于大数据、人工智能、云计算、物联网等技术的融合，通过健康管理领域的融合创新和实践，提升效率和优化体验，实现全方位、全周期、持续性的一体化数字化转型被视为应对这一挑战的关键。自2020年席卷全球至今的新冠疫情，很大程度上催生了更多的数字化健康管理产品和服务场景融合，进一步加速了健康管理与健康产业数字化转型步伐。

一 中国数字经济与健康产业数字化发展的背景及意义

党的十八大以来，中国政府高度重视发展数字经济，已将数字经济上升为国家战略。近年来，我国数字经济发展快速，健康产业数字化转型迈上新台阶，数字产业化加速推进，数字经济治理体系更加完善，数据价值大幅提升。数字经济已逐渐成为推动国民经济持续稳定增长的关键动力，在保障疫情防控和经济社会稳定发展中发挥了重要作用。2021年6月国家统计局发布了《数字经济及其核心产业统计分类（2021）》，分别从"数字产业化"和"产业数字化"两方面界定了数字经济的基本范围，并将其划分为数字产品制造业、数字产品服务业、数字技术应用业、数字要素驱动业、数字化效率提升业等五大类。

（一）数字健康产业、健康产业数字化的概念与内涵界定

根据世界卫生组织（World Health Organization，WHO）发布的《数字健康全球战略（2020~2025）》，数字健康被解释为"与开发和使用数字技术改善健康相关的知识和实践领域"，包括更广泛的智能设备，使用智能连接设备的数字消费者，以及与人工智能、大数据、物联网和机器人技术融合的健康服务等。依据《数字经济分类》的相关界定，本报告将数字健康产业定义为为健康产业数字化发展提供数字技术、产品、服务、基础设施和解决方案，以及完全依赖于数字技术、数据要素的各类健康经济活动，可分为数字健康产品制造业、数字健康产品服务业、数字健康技术应用业、数字健康要素驱动业。而健康产业数字化则被定义为应用数字技术和数据资源为健康产业带来的产出增加和效率提升，是数字技术与健康产业的融合，涵盖智慧康养、智慧医疗、数字医院、数字健康管理中心等数字化应用场景（见图1）。

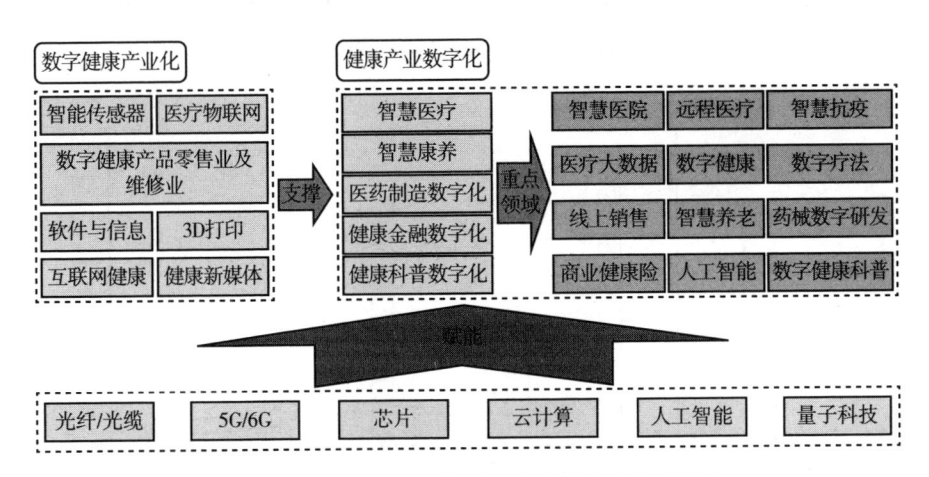

图1 数字健康产业化与健康产业数字化关系示意

资料来源：编者根据公开资料整理。

（二）全球数字经济与健康产业数字化发展趋势及影响

紧跟新一轮科技革命和产业变革步伐，数字化转型浪潮已至。数字经济

的快速发展、广泛覆盖和前所未有的影响力，正驱动人类社会生产方式、生活方式和治理方式深刻变革，成为推动全球要素资源重组、促进全球经济结构重塑和加快全球竞争格局重构的关键力量。

自从WHO首次在官方文件中明确提出了Digital Health的相关定义后，在经历了诸如"移动医疗""E-health""M-health"等多次概念更迭后，数字健康的概念自2016年后开始逐步清晰和统一。WHO于2018年发布了数字健康行业指南，旨在统一描述数字技术在医疗行业中的应用语境。据动脉网报道，2021年我国医疗健康产业国外融资总额同比增长70%并创历史新高。其中数字健康领域融资额增速明显，同比增长近89%，以近2520亿人民币的融资额领先多数细分领域，位列2021年融资排行榜第二名（榜首为生物医药、第三名为器械与耗材）。在2021年全球360起过亿美元融资活动中，近78%来源于生物医药和数字健康领域。近两年在新冠肺炎疫情推动下，远程医疗、互联网医疗等行业影响力不断蔓延，2021年国内数字健康领域融资表现也不俗，位列各医疗细分领域赛道第三（见图2）。

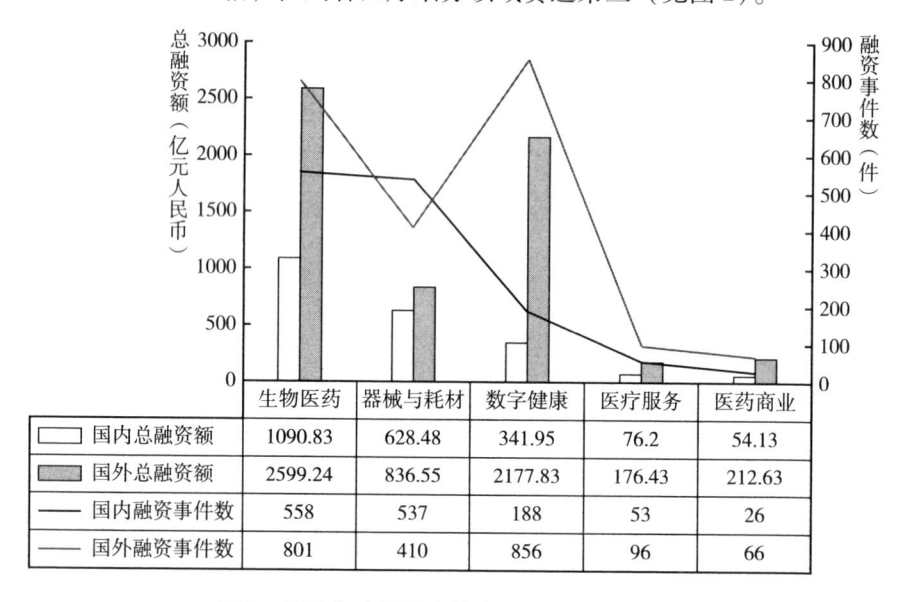

	生物医药	器械与耗材	数字健康	医疗服务	医药商业
国内总融资额	1090.83	628.48	341.95	76.2	54.13
国外总融资额	2599.24	836.55	2177.83	176.43	212.63
国内融资事件数	558	537	188	53	26
国外融资事件数	801	410	856	96	66

图2 2021年中国医疗健康细分领域融资情况

资料来源：动脉网。

（三）中国健康管理与健康产业数字化发展背景与意义

新一代信息技术在健康产业各领域广泛渗透融合，新网络、新设施、新终端、新平台成为数字健康产业发展的关键词。顺应数字化经济发展趋势，健康产业数字化转型浪潮近年来在国内受到各界广泛关注。根据《全球数字经济白皮书》的相关数据，2020年数字经济增加值规模达到32.6万亿美元，占GDP的43.7%，其在国民经济中的核心地位不断巩固[①]。中国也已进入数字经济时代，2021年中国经济发展实现了"十四五"良好开局，数字经济规模达到45.5亿元人民币，是"十三五"初期规模的两倍，同比名义增长16.2%，占GDP的比重达39.8%[②]。在传统产业和数字技术双向融合和价值共生中，产业数字化有力地拉动了中国数字经济增长。2021年中国数字产业化规模达到8.35万亿元，占数字经济的比重18.3%，占GDP的比重为7.3%，同比名义增长11.9%。

新冠肺炎疫情期间，产业数字化展现出顽强韧性，特别是健康产业数字化进程明显加速，正在促进健康治理能力升级、服务模式创新和管理效率提升。因此，在经济新常态下，健康产业作为产业链长、吸纳就业容量大、拉动消费作用强的复合型产业，具有刺激内需增长和改善民生福祉的重要功能。推进健康产业数字化将进一步催生产业新业态和新模式，延长和丰富产业链，作为积极落实稳增长、促改革、调结构、惠民生、防风险的有力抓手，将为中国产业转型升级与经济高质量发展创造更大价值和提供新动能。

二 中国健康管理与健康产业数字化的支持政策与创新实践

（一）支持政策指导实践

2015年至今，国务院、国家卫健委、国家中医药管理局等相继出台政

---

① 中国信息通信研究院：《全球数字经济白皮书——疫情冲击下的复苏新曙光》，http://www.caict.ac.cn/kxyj/qwfb/bps/202108/t20210802_381484.htm，2021年8月。
② 中国信息通信研究院：《中国数字经济发展报告2022》，http://www.caict.ac.cn/kxyj/qwfb/bps/202207/t20220708_405627.htm，2022年7月。

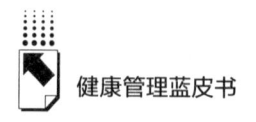

策，用以支持地区自主研发新型技术，并与医疗健康产业结合，实现医疗数据共享、医疗技术智能化，进而为患者提供更智能化的辅助治疗手段和更精准的治疗。具体而言，政策由面及点逐步精细化实施。2015 年，政策旨在鼓励地区应用互联网、物联网、云计算和人工智能等数字新技术，鼓励医疗机构突破时空约束，实现医疗数据共享和优质医疗资源配置。2016 年，政策则更进一步聚焦中西部和基层地区的医疗问题。国家通过鼓励地区形成"互联网+大健康"模式，实现线上线下相结合的智慧医疗，实现远程医疗服务，破除医疗服务壁垒，以期实现医疗资源共享的目标。从 2017 年开始，政策聚焦人工智能、互联网等技术在实际运用中的具体场景。通过明确人工智能在精准治疗、辅助诊疗等方面的重要作用，加快推进中国智慧医疗、互联网医疗建设。2019 年以来，政策有针对性地解决了医疗、医药、医保三医联动的问题，不仅允许网络售药，而且能够实现跨地区医保在线结算、报销等。此外，在新冠肺炎疫情期间，政策推动数字新技术与大健康融合，在患者问诊、治疗、购药、康养等方面提供高效、安全的服务，意义重大。

作为数字健康的一个分支，数字疗法（Digital Therapeutics，DTx）作为医疗保健领域一系列技术、产品和服务的集成，是近年来全球兴起的医疗科技新概念，它既可单独使用，也可与药物治疗、手术、医疗器械辅助或其他疗法配合使用，以优化患者照护和健康结局。2020 年 11 月，"术康 App"作为我国首款数字疗法产品获国家药品监督管理局（NMPA）批准，揭开了中国数字疗法的序幕。2022 年，海南省在国内首开先河印发《海南省加快推进数字疗法产业发展的若干措施》，推出 21 条措施，加快推进数字疗法产业发展，拟用 2~3 年将海南建设成为全球数字疗法创新岛、创新资源集聚区和产业高地。2022 年 11 月，国家卫生健康委、国家中医药局、国家疾控局联合发布了《"十四五"全民健康信息化规划》，提出到 2025 年推动形成卫生健康行业机构数字化、资源网络化、服务智能化、监管一体化的全民健康信息服务体系。

表1 近年来中国数字健康产业部分相关政策规划

年份	政策	具体内容
2015	《国务院关于积极推进"互联网+"行动的指导意见》《全国医疗卫生服务体系规划纲要(2015~2020年)》	鼓励地区应用互联网、物联网、云计算、可穿戴设备等新技术,加快人工智能核心技术突破
2015	《国务院关于印发促进大数据发展行动纲要的通知》	加快政府数据共享开放,推动资源整合,提升治理能力;推动产业创新发展,培育新业态,助力经济转型;将全面推进我国大数据发展和应用,加快建设数据强国
2016	《中华人民共和国国民经济和社会发展第十三个五年规划纲要(2016~2020年)》《国务院关于印发"十三五"卫生与健康规划的通知》	鼓励重点突破新型领域人工智能技术,大力发展手术机器人;发展面向中西部和基层远程医疗与线上线下相结合的智慧医疗;促进信息技术与健康服务融合
2017	《关于征求互联网诊疗管理办法(试行)》《"十三五"全国人口健康信息化发展规划》《关于新一代人工智能发展规划》	增强中国互联网医疗的深化发展保障;重点支持机器智能辅助个性化诊断、精准治疗辅助决策支持系统和智慧医疗发展
2018	《全国医院信息化建设标准与规范(试行)》《关于促进"互联网+医疗健康"发展的意见》《关于规范家庭医生签约服务管理的指导意见》	促进互联网与医疗健康深度融合发展;完善"互联网+医疗健康"支撑体系;鼓励加快研发AI的诊疗决策系统等技术
2019	《中华人民共和国药品管理法》	在遵循相关规定的前提下,药品上市许可持有人、药品经营企业通过网络销售药品
2020	《国家卫生健康委办公厅关于在疫情防控中做好互联网诊疗咨询服务工作的通知》《关于推进"上云用数赋智"行动培育新经济发展实施方案》	鼓励医疗机构提供针对新冠肺炎的网上免费咨询、居家医学观察指导与健康评估等服务;鼓励实行互联网医疗、医保首诊制和预约分诊制等
2020	《工业和信息化部关于推动5G加快发展的通知》	聚焦"5G网络建设、应用推广、技术发展和安全保障"四个重点环节,以网络建设为基础,以赋能行业为方向,以技术创新为主线,以信息安全为保障,系统推进,充分发挥5G的规模效应和带动作用,积极构建"5G+"新经济形态
2020	《关于加快构建全国一体化大数据中心协同创新体系的指导意见》	明确加快构建全国一体化大数据中心协同创新体系,强化数据中心、数据资源的顶层统筹和要素流通,加快培育新业态新模式,引领我国数字经济高质量发展,助力国家治理体系和治理能力现代化

续表

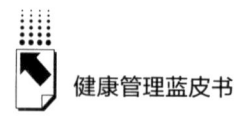

年份	政策	具体内容
2021	《中华人民共和国国民经济和社会发展第十四个五年规划和2035年远景目标纲要》	提出迎接数字时代,激活数据要素潜能,推进网络强国建设,加快建设数字经济、数字社会、数字政府,以数字化转型整体驱动生产方式、生活方式和治理方式变革。充分发挥海量数据和丰富应用场景的优势,促进数字技术与实体经济深度融合,赋能传统产业转型升级,催生新产业新业态新模式,壮大经济发展新引擎
2021	《数字经济及其核心产业统计分类(2021)》	中国政府首次就数字经济的内涵和统计方法作出明确的界定,明确数字经济数字产品制造业、数字产品服务业、数字技术应用业、数字要素驱动业和数字化效率提升业五个大类,提出核心产业为数字产业化,非核心产业为产业数字化的数字经济二元结构
2021	《关于加快推动区块链技术应用和产业发展的指导意见》	发挥区块链在优化业务流程、降低运营成本、建设可信体系等方面的作用,聚焦供应链管理、产品溯源、数据共享等实体经济领域,推动区块链融合应用,支撑行业数字化转型和产业高质量发展
2021	《常见类型移动互联网应用程序必要个人信息范围规定》	明确了39种常见类型App的必要个人信息范围,其中13类App无需个人信息,即可使用基本功能服务
2021	《国家智能制造标准体系建设指南(2021版)》	到2025年,在数字孪生、数据字典、人机协作、智慧供应链、系统可靠性、网络安全与功能安全等方面形成较为完善的标准簇,逐步构建起适应技术创新趋势、满足产业发展需求、对标国际先进水平的智能制造标准体系
2021	《"十四五"大数据产业发展规划》	"十四五"时期,大数据产业发展要以推动高质量发展为主题,以供给侧结构性改革为主线,以释放数据要素价值为导向,围绕夯实产业发展基础,着力实施数据资源高质量、技术创新高水平、基础设施高效能,围绕构建稳定高效产业链,着力提升产业供给能力和行业赋能效应,统筹发展和安全,培育自主可控和开放合作的产业生态,打造数字经济发展新优势
2021	《"十四五"全民医疗保障规划》《"十四五"优质高效医疗卫生服务体系建设实施方案》	鼓励建设智慧医保、推广医保电子凭证;加快数字健康基础设施和健康医疗大数据体系建设

续表

年份	政策	具体内容
2021	《中华人民共和国数据安全法》	我国第一部专门规定"数据"安全的法律,将数据安全纳入国家安全范畴、建立重要的数据分级分类管理制度、完善数据出境风险管理、明确规定数据安全保护义务
2022	《"十四五"数字经济发展规划》	到2025年,数字经济核心产业增加值占国内生产总值的比重达到10%,数据要素市场体系初步建立,产业数字化转型迈上新台阶,数字产业化水平显著提升,数字化公共服务更加普惠均等,数字经济治理体系更加完善

资料来源:作者根据公开资料整理。

(二)创新实践示范引领

现以人口健康信息平台、医院信息平台、互联网医院、医药电商、智慧家庭健康管理、数字健康商业保险等为例,简要概述我国健康产业数字化应用领域的快速发展。其中,人口健康信息平台实现了各医疗机构间的数据互联互通,是搭建健康医疗大数据平台的基础,在健康服务数字化中起到中心和枢纽的作用;医院信息平台是医院物理围墙内的医疗健康信息化系统,有利于提高医院管理效率、医务人员工作效率,为患者带来全方位便捷的医疗健康服务;互联网医院打破医院物理围墙,以线上诊室为核心业务,借助数字化技术向外拓展医疗健康资源辐射范围;医药电商通过推动传统线下药品购销电商化,成为带动"互联网+医疗健康"生态系统中商品数字化流动不可或缺的力量;智慧家庭健康管理以健康感知为重要的应用场景,人们通过健康物联网产品进行个人健康监测与数据上传,并接受远程健康管理与慢病管理;数字健康商业保险是将大数据等新技术融入风险管理,借助互联网等信息技术简化理赔流程,提升保险服务效率的一种新兴保险模式。

1. 人口健康信息平台

已搭建的人口健康信息平台促成了全员人口信息、居民电子健康档案

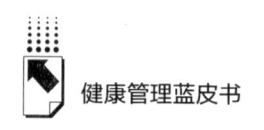

和电子病历三大数据库的实时动态更新,在促进全国人口健康信息的深度挖掘与统计分析、人口健康管理和决策以及跨单位、跨区域、跨业务领域信息共享和业务协同中发挥了不可替代的关键作用。根据全国第六次卫生服务统计调查报告,15岁及以上调查人口自报健康档案建档率为79.7%,65岁及以上人口该建档率达到88.8%。《"健康中国2030"规划纲要》中明确提出,到2030年,规范化的电子健康档案和功能完备的健康卡将实现全民覆盖。

2. 医院信息平台

目前,超过90%的医疗健康服务需要借助医院信息平台完成。截至2020年底,全国的三级医院中,几乎所有的医院都建立了医院信息系统(HIS),绝大多数医院都建立了实验室信息管理系统(LIS),超过95%的医院建立了电子病历书写系统(EMR),超过80%的医院建立了医学影像存档与通信系统(PACS)或放射信息管理系统(RIS),2000余家三级公立医院初步实现了院内信息的互通共享。同时,远程医疗协作网已覆盖全国所有地级市的两万余家医疗机构以及近90%的县区。

3. 互联网医院

互联网医院通过互联网平台等数字化技术实现了院外医疗健康服务的延伸,疫情期间实现井喷式发展。目前已形成以医疗机构为提供主体、线下医疗健康服务逐渐向互联网延伸,以及互联网企业等建立的互联网医院落地在实体医疗机构的两种依托医疗机构的互联网发展模式。截至2021年年底,互联网医疗监管平台已在全国30个省区市落地,已审批设置1600多家互联网医院,全国三级医院中已有半数开展预约诊疗服务。

4. 医药电商

随着"互联网+医药"的日渐融合,居民线上购药需求释放,加之线上购药医保实时结算"破冰"和网售处方药政策逐步"开闸",医药电商交易市场迎来机遇。据不完全统计,2021年医药电商直报企业销售总额达2162亿元,同比增长了390亿元;占同期全国医药市场总规模的8.3%,同比增长了0.9%。其中,第三方交易服务平台交易额849亿元,占医药电商销售总额的39.3%①。医药电商处于数字健康产业链的重要供给端，极大加快了互联网医疗发展，但在实践过程中仍需要医疗卫生主管部门进行引导与严格监管。2022年9月，国家市场监管总局正式发布了《药品网络销售监督管理办法》，对药品线上销售管理、平台责任履行、监督检查措施及法律责任作出了相关规定。

5. 智慧家庭健康管理

智慧家庭是以物联网、移动互联网、云计算、大数据和自动控制等信息技术为抓手的智慧化家庭综合性服务平台，它通过"云+网+平台+应用"将家庭设备智能控制、居住者健康感知、家庭环境感知以及消费服务、信息交流等家居生活有机融合。这其中健康感知是核心的应用场景之一，居民可借助健康物联网设备足不出户进行自身健康监测与数据上传，并接受远程健康管理与慢病管理。智慧健康管理方面，2021年8月，工业和信息化部与国家卫生健康委员会联合发文公示了987个"5G+医疗健康应用试点项目"名单，旨在培育可复制、可推广的5G智慧医疗健康新产品、新业态、新模式。智慧健康养老方面，2021年10月，工业和信息化部、民政部和国家卫生健康委联合发布了《智慧健康养老产业发展行动计划（2021～2025年）》，推出了智慧健康养老产品供给工程、智慧健康创新应用工程和智慧养老服务推广工程三个专项工程。政策东风下，未来3~5年将是智慧家庭赛道的黄金发展期，智慧健康管理、智慧健康养老大有可为。

6. 数字健康商业保险

在"互联网+"及大数据、人工智能等新兴技术的驱动下，健康商业保险逐步走向了数字化时代。健康商业保险公司逐步探索用数字技术重塑其与投保人和医疗健康服务供方的交互方式，而同为健康保险市场参与主体的保险科技公司也在产品拓展、获取客户和客户管理等领域开展了一系列数字化商业模式创新。2021年12月中国保险行业协会发布了《保险科技"十四

---

① 中华人民共和国商务部：《2021年药品流通行业运行统计分析报告》，http://www.mofcom.gov.cn/article/bnjg/202209/20220903345957.shtml，2022年9月6日。

五"发展规划（征求意见稿）意见的通知》，提出到2025年，推动行业平均线上化产品比例超过50%，推动线上化客户比例超过60%，行业平均业务线上化率超过90%，这也为未来中国健康商业保险数字化转型奠定了基调。伴随海南省吹响加快数字疗法产业发展的号角，政府的相关通知中指出了"探索将数字疗法作为特药险的健康管理服务""鼓励保险公司依法合规将数字疗法作为用户健康管理服务工具"等促进数字疗法和商保联动的政策着力点。

三 中国健康管理与健康产业数字化转型面临的机遇与挑战

新兴数字化科技与健康产业的结合是信息化时代的必然产物，亦是重要的基础性战略资源。数字化技术的应用推动了健康医疗模式的革命性变化，有利于扩大医疗资源供给、降低医疗服务成本、提升医疗机构运行效率。当前，我国健康管理与健康产业数字化转型面临不小的机遇和挑战。

（一）健康管理与健康产业数字化发展的机遇

1. 城镇化发展推动医疗健康资源布局调整

一是我国新型城镇化发展已进入快车道。据测算，"十四五"期间我国新型城镇化率可突破65%，城乡间大迁移大流动的基本格局仍将持续，与之相对应的医疗保障制度逐步完善，医疗保障水平不断提高，卫生健康资源布局调整面临机遇与挑战，医疗健康服务需求进一步释放。二是优质医疗资源布局面临调整和优化。在我国新型城镇化快速发展的大背景下，国家高度重视推进各地区优质医疗资源均衡化发展，医疗卫生资源布局将面临较大政策调整机遇和高质量快速发展。健康管理与健康产业领域日新月异的数字化演进将助推优质医疗资源扩容和赋能医疗健康重点工程。

2. 人口结构改变促进数字化医疗健康服务创新

截至 2021 年底,我国 60 岁及以上老年人口总量已达 2.67 亿人,占总人口的 18.9%。老年人慢病治疗、康复护理、医疗保健服务需求日益增长,医养结合需要更多健康服务资源支撑。"十四五"时期将是我国人口老龄化的重要窗口期,随着 20 世纪 60 年代第二次人口出生高峰所形成的更大规模人口队列相继跨入老年期,老年人口年净增量将显著增加,我国将从轻度老龄化跨入中度老龄化。同时,老龄化进程伴随家庭户小型化、空巢化趋势,可预见医疗健康服务需求将显著增加并呈现多元化特点。数字化将是健康管理与健康产业在"一老一小"、独居/空巢家庭等各场景解决方案中打造"医康养护育"服务新模式的必由之路。

3. 居民生活方式变化加快释放数字化健康服务需求

当下中国,"没有全民健康,就没有全面小康"的重要论述,获得了广泛共鸣。全社会践行"每个人是自己健康第一责任人"的氛围日渐形成。与此同时,数字生活也在深刻改变社会生活方式,不仅改变了人们获得医疗健康信息的渠道,也依托数字技术拓展了主动健康的内涵和应用。相关数据显示①,我国在线医疗用户规模截至 2021 年 12 月已近 3 亿,同比增长了8308 万,在线医疗用户占网民整体的 28.9%。而目前我国数字健康管理领域的技术开发和服务内容主要迎合该群体的食物营养管理、运动健康管理和健康社交三大核心需求。

4. 信息新基建为健康服务数字化转型提供坚实基础

一是新一代信息基础设施跨越式发展为健康服务数字化提供技术支撑。截至 2021 年底,我国已建成 142.5 万个 5G 基站,5G 用户数达到 3.55 亿户,居全球第一②。目前,我国正在加速建设的千兆光网和 5G "双千兆"网络,一方面促进移动互联网提速降费、扩大用户范围;另一方面,利于发

---

① 中国互联网络信息中心:第 49 次《中国互联网络发展状况统计报告》,http://www.cnnic.net.cn/n4/2022/0401/c88-1131.html,2022 年。
② 国家互联网信息办公室:《数字中国发展报告(2021 年)》,http://www.cac.gov.cn/2022-08/02/c_1661066515613920.htm,2022 年。

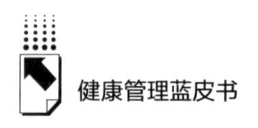

展数字化技术的健康服务业。二是庞大数量的网民为健康服务数字化奠定了市场基础。我国网民规模居全球第一,且对数字化服务接受程度高。截至2021年12月,我国网民规模达10.32亿,互联网普及率达73.0%,居全球第一[1]。其中,我国农村网民规模已达2.84亿,农村地区互联网普及率为57.6%。另外,老年群体加速融入网络社会,60岁及以上老年网民规模达1.19亿,互联网普及率达43.2%。网民为健康服务数字化应用提供了巨大的市场空间、医疗信息数据来源,吸引资本投资,为健康服务数字化注入活力。

5. 政策引导催生数字健康新业态、新模式

近两年在加快建设数字中国的战略背景下,"互联网+医疗健康"、健康医疗大数据等数字化重点应用领域出台了多项支持举措,为数字健康发展营造了良好内生环境,充分调动了市场创业和投资热情,催生了多样化的新业态与新模式,更好释放了数字化在健康产业领域的创新效能。特别是在新冠肺炎疫情防控期间,我国数字健康领域展现出强大的活力和韧性,众多新技术、新产品在助力疫情防控、保障民生、对冲压力、带动复苏、支撑就业等方面发挥了不可替代的作用。以上海市为例,作为"互联网+护理服务"国家级试点城市之一,上海结合地方实际,根据社区居民需求,引入市场机制,推出分类、分层的上门护理服务,精准对接人民群众多层次、多元化的护理需求。

6. 疫情防控加速健康产业数字化蜕变

疫情防控对于新时期发展健康产业既是一道必答题,也是一剂催化剂。疫情期间,我国发挥了互联网+医疗健康的独特优势,推动实现诊疗统一、药品统一、检查统一、数据统一和绩效统一的高效数字化分级诊疗体系。传统医疗健康服务全链路数字化转型加速并基本实现了线上线下一体化。据统计,2020年国家卫生健康委的委属管医院互联网诊疗(涉及线上挂号、线

---

[1] 中国互联网络信息中心:第四十九次《中国互联网络发展状况统计报告》,http://www.cnnic.net.cn/n4/2022/0401/c88-1131.html,2022年。

上问诊、线上开药、电子处方流转、医药电商、药品配送、医保结算等业务）规模比疫情前增长了17倍，部分知名第三方互联网服务平台的诊疗咨询量增长了20余倍，线上处方量增长了近10倍。以互联网医疗为代表的数字健康新模式成为抗击疫情的重要途径，人们的就医需求和习惯逐渐改变，对健康服务的数字化体验感和信任感增强。

（二）健康管理与健康产业数字化发展面临的挑战

1. 数据安全性和公平性

（1）健康医疗数据存储和使用安全问题。

医疗服务数字化是国际发展的大趋势，但是由于医疗健康产业的特殊性，当医疗健康产业走向移动化、数据化，隐私保护、信息安全问题则需要被重点考虑。大数据时代的共性安全问题有：①不断增加的医疗数据使得设备容量不足、运行缓慢等，易造成数据丢失问题。如果未能对设备进行及时检查、备份和维护，则易造成不可逆的损失。②防不胜防的黑客攻击、信息泄露问题对医院等公共机构构成威胁，医疗信息安全问题不容乐观。③个人健康、疾病和就诊等信息在数据共享开放过程中易被第三方违规泄露。

（2）健康医疗数据的公平性问题。

虽然依托于云计算等新兴技术可以实现健康医疗数据的共享、共有和共为，但是相比于小数据时代来说，健康医疗大数据作为一种"资源"蕴含着巨大商业价值，进而演化出数据垄断和数据霸权问题。即使各大医疗机构可以共用资源，仍要清晰界定数据资料来源。一旦发生数据来源模糊问题，会造成数据分享过程中数据采集者利益受损，以及科学合作研究的成果、责任归属出现模棱两可的情况。

（3）民众接受度问题。

数字化信息蕴含着大量的个人信息，包含着大量的商业价值。经常有不法分子会觊觎这些数据，数据一旦泄露，会给人们造成巨大的财产损失，数据安全问题难以保障。就此而言，人们将重要的个人健康信息提供给平台需要很多的法律保障。

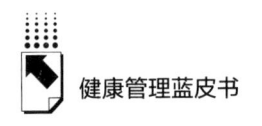

2. 在线医疗发展的结构失衡

（1）在线医疗沟通障碍。

相较于传统医疗望、闻、问、切的模式，在线诊疗无法使用医疗器械进行身体机能检查等，仅通过视频或者图像进行诊疗，不仅难度与风险较高，还容易造成误诊，并且视频和图像的画质有赖于网络的稳定性和质量。同时，由于患者对医学专业不了解，很可能在描述病情时传递错误的信息，医生容易因此误判患者的病情。

（2）在线医疗机构水平参差不齐。

在线医疗对医院质量和医生专业能力的审核标准并不统一，故在线医疗机构的服务水平存在差异。专家医生对线下诊疗分配时间过多，会造成线上患者需求得不到满足等问题，反之也是一样。

（3）高新技术公司众多且水平各异。

目前 AI 医疗的实际应用仅停留在分诊和辅助上，距离实际诊断还有很长的路要走。规模较大的头部企业较少，正在进行融资的公司很少，大部分小公司仍然处于非融资状态，健康医疗市场鱼目混珠，在信息不平等的情况下消费者容易误信，造成人身和财产损失。

3. 医疗资源的匹配度不高

不同的用户群体对医疗资源的需求不尽相同。通过医疗资源的有效配置，提高资源利用率和匹配度是满足用户需求的关键。当前，数字技术创新空前活跃，给人们的出行、购物、社交、娱乐、就医、教育等生活各方面带来极大便利。然而，部分特殊群体（如老年人、残疾人等）因整体数字素养和技能不足，难以充分共享数字社会发展带来的时代红利。当前在线医疗平台的活跃用户以非老年用户为主，老年用户参与度不高，这未能充分发挥在线医疗平台缓解医疗资源供需不平衡的作用，反而可能会进一步加深已经存在的"数字鸿沟"。

4. 在线支付与医保融合度不高

医疗保险作为五大社会保险中信息化水平最高的险种，已通过医保移动支付满足在线服务需求。然而，由于医疗保险涉及参保人、医疗机构、药店等众多直接和间接关联方，仅有少数地区推行医保在线支付。

四 中国健康管理与健康产业数字化发展趋势与建议

（一）中国健康管理与健康产业数字化发展趋势

当前，全球已进入工业4.0时代，随着新一代网络信息技术的落地应用，数字赋能让医疗健康领域线上线下的壁垒日渐消融，一体化发展趋势渐显。数字健康产业链、数据链、价值链、人才链和生态链已初步形成，积极助力数字经济的发展。

一是数字新基建将为数字健康中国建设打下牢固基础。以5G、6G为代表的新一代通信技术显著提升数据传播速率，"东数西算"工程布局国家算力集群发展，必将加速数字健康各环节、各场景、各终端之间的深度链接与融合。一方面，数字新基建为各类数字健康应用接驳海量终端入口；另一方面，强大的算力及大幅提升的传输速度，为数字健康各细分领域提供更低时延、更高可靠性、更强安全性的通信支持，为超高清远程视频直播、增强现实、混合现实等技术提供超高带宽的通信保证。同时，数字新基建的广域覆盖将加速推动全时化、全景化、全域化数字健康服务成为新常态。

二是数字健康有望成为数字新技术最广阔应用场景。新冠肺炎疫情背景下，人工智能、大数据、云计算等新兴技术在各类数字健康场景进行了较长时间、较大规模的应用探索，并在客户端形成了较好的感官认知和使用惯性，有力地推进了5G云端AI辅助诊断、远程会诊等数字健康应用的落地及大规模推广。与此同时，伴随各类数字技术的迭代创新，其技术手段、应用方案与健康管理、健康产业内各细分领域的融合愈加广泛和深入。一方面，数字新技术赋能健康管理与健康产业，促进传统医疗健康向数智医疗健康转型；另一方面，数字健康领域也为数字新技术提供了丰富的应用场景和广阔的成长空间。随着数据存储成本和能耗的有效降低、计算力供给能力的大幅提升，数字新技术将重构传统健康产业的生产方式、组织方式和服务模

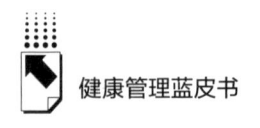

式,催生场景数字化、资源网络化、服务智能化的数字健康新生态。

三是数字健康新工具将为全人全域全程健康管理提供全新解决方案。新冠肺炎疫情背景下,数字健康工具得以广泛、快速落地应用。依托各类数字健康App、可穿戴设备和数字媒体,在传统医疗照护之外,涌现了远程医疗健康监护、自我健康监测以及通过App干预的数字疗法。可以预见,随着海南省先行一步将数字疗法纳入省级产业发展规划,数字疗法有望在我国成为常规处方疗法和慢病管理备选方案之一,它将在主动健康干预和精准慢病健康管理领域大展身手。

四是数字健康新服务共同体将形成新时代推进高质量可及性医疗健康服务的基本范式。数字医疗健康服务共同体(数字健共体)以数字技术和平台为支撑,广泛、高效聚集医疗机构、医护人员、患者及医药健康产业资源,通过人工智能、物联网、区块链等数字化手段赋能,引导优质医疗资源下沉,构建线上与线下协调联动、高效运转的数字健康服务体系,推动数字健康服务普惠、均等、共享,提高医疗健康服务的可及性和可负担性。与此同时,通过数字化赋能偏远地区的医疗健康服务,也是探索数字健康乡村振兴之路的有益尝试。

(二)推进我国健康产业数字化发展的主要对策与建议

1.完善政策支持体系,营造良好的数字健康发展环境

随着疫情防控常态化以及可预见的"后疫情时代"的到来,政府对大数据创新的监管力度会逐渐加大,医疗机构对数据资产化的保守态度会进一步加强,公众对个人隐私数据的敏感度会逐渐上升,各方利益出现分歧不可避免。数字化抗疫中涌现的众多优秀案例,为多方参与、利益协调、实现共赢提供了经验。政府、医疗卫生机构、企业、公众还应继续广泛参与到多种利益协调机制中来,成立多样化、多层次的健康医疗数字推进组织,在不断博弈中达成新的产业发展良序格局。一是政府要主动承担牵头责任,进一步完善政策支持体系,为新型数字信息产品搭建平台、创造场景。二是鼓励行业协会产业上下游相关企业和机构主动结成联盟,推进数据开放利用。三是

政策上要平衡好审慎监管与培育创新，可主动开放试点，允许部分健康医疗数字化项目在政策监管可控范围内先行先试。

2. 补齐基础设施建设短板，强化数字健康基础能力

数字化抗疫中以人工智能、大数据、5G网络、"互联网+"为代表的新型数字信息技术充分发挥了支撑作用，未来发展潜力巨大，但同时也对数据从采集、加工、流通到开放利用方面的能力有了更高的要求。在健康医疗领域普及这些"新基建"，能够有效推动健康中国战略实施，带动健康医疗服务模式的创新发展。在开展"新基建"时，要重点弥补基层信息能力的不足。避免基层医疗卫生机构在互联网医疗发展的浪潮中与大医院的差距越拉越大。对健康医疗数字化发展不平衡的问题需要尽早重视，未来需要重点补齐基层信息基础设施建设短板。

3. 推动科技成果惠及普通大众，实现"共建共享、全民健康"

技术发展必须与社会需求紧密结合，只有这样才能真正实现技术与社会的协同发展，才能提高公众的参与感、医疗健康服务多方的互动感和健康生态的包容度。弥合"数字鸿沟"不仅涉及数字产品服务的设计与应用，还涉及社会诚信建设、大众消费引导等诸多方面，需要社会各界的参与，让利益相关方能够从中受益，实现跨界创新与协同发展，形成全民持续关注和解决问题的生态系统。

4. 强化数据安全保障，助力数字健康资源共享

推动新型数字信息技术的大规模应用，还应对其安全性进行重点评估，包括数字化应用本身的信息安全问题、服务的医疗质量安全问题以及可能引发的社会安全问题。要明确医疗行业在未来更加互联网化的环境中的安全发展原则。首先，新技术应用必须遵守国家信息安全法律法规，尤其是在互联网医疗领域，医疗卫生机构要承担主体责任，保障信息系统安全运行，杜绝隐私违规行为。其次，在实现健康医疗服务便利性的同时，要守住医疗质量安全底线，以线上线下监管责任一致为原则，针对实际情况，制定线上服务管理规范和监管细则，防止服务方在线上医疗上钻空子，引发医疗事故和医疗纠纷。另外，健康医疗数字化创新发展必须考虑与社会伦理的兼容性。一

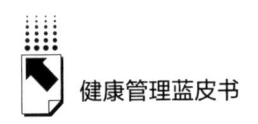

是不应为了加速技术应用落地实施,不顾对个人隐私、公序良俗等传统伦理观念的冲击,需要有立法前的"缓冲地带",如行业自律、公众意见表达、企业社会责任感宣传等。二是不能因为新技术效率高就全盘放弃传统业态,比如在发展互联网医疗的同时,也应考虑到以老年人为代表的"互联网弱势群体",要以多种方式照顾到弱势群体,让科技发展更有温度。

5. 提升数字健康素养,凝聚数字健康发展的社会共识

提升全民数字健康素养,特别是对数字健康新技术的理解和应用能力,是实现相关产品和服务高接受度的重要因素。虽然新技术和产品在潜移默化中改变了我们的生活,但对普通大众而言,对科技进步的成果往往缺乏实质性的接触。对于数字健康领域不断迭代的新技术新概念新思路,以老年人为代表的"数字弱势群体"需要有一个渐进理解和接受的过程,只有通过沉浸体验式的培训教育才可能收获效果。在信息碎片化的状况下,需要通过更好的融入,在做好健康科普工作的基础上,充分利用传统媒体和新媒体,让科学元素广泛渗入社会生活的方方面面,真正使全民深度参与、健康受益,让"没有数字健康,就没有全民健康"成为全社会共识。

形 势 篇
Situation Reports

B.2
2022年中国企业健康管理发展报告

田利源 朱玲 刘静男 武留信*

摘 要： 本报告通过调研分析，对我国企业健康管理发展的现状包括相关政策脉络、组织活动、服务需求与供给现况、主要服务形式和服务内容进行了调研、梳理、总结。首先企业健康管理工作重心已由职业病防治向健康细胞建设扩展，企业健康管理需求旺盛，服务供给增加，但服务内容仍有待升级。其次对制约企业健康管理发展的问题如服务人才与能力有待提高、付费标准有待探索等进行了剖析，并分析了企业健康管理未来发展趋势，指出数字化、智能化、以健康为中心的服务扩展等趋势。最后针对行业的发展提出了因企制宜、标本兼治、用好体检入口等对策建议。

关键词： 企业健康管理 职场健康 职业病防治 健康细胞 健康企业

---

* 田利源，博士，中关村新智源健康管理研究院研究部主任，从事健康管理研究；朱玲，中关村新智源健康管理研究院副院长，研究员；刘静男，北京希恩科技CEO；武留信，中关村新智源健康管理研究院院长，研究员，中华医学会健康管理学分会名誉主任委员，从事健康管理与健康产业研究。

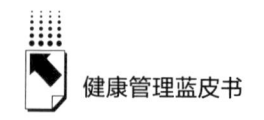

企业健康管理是以企业职场人群为对象，进行健康监测、评估、干预的健康服务。目标是促进企业员工的健康，提升企业生产力，利用有限资源取得最大的健康效果。目前，我国有劳动就业人口8亿人，企业员工规模超过3.5亿人，多数员工职业生涯超过其生命周期的一半。随着经济与社会的发展，职场人群也更加注重健康，健康工作的理念逐步深入人心。越来越多的企业也认识到开展企业健康管理能够提升员工对企业的归属感，提升其工作效率和效能，促进企业良性可持续发展；而忽视员工健康的野蛮式发展不可持续，是竭泽而渔的短视行为。企业员工健康管理逐渐成为企业人力资源管理、企业发展战略中不可或缺的重要内容，企业健康管理已成为员工福利的重要组成，一站式全场景员工福利平台应运而生，如中智关爱通。

越来越多的企业愿意从企业利润中拿出部分经费作为员工健康投入，加之企业本身具有较强的组织性，是实施健康管理的有效载体之一，因此企业健康管理具有其独特优势，发展前景广阔。

1972年刘力生等专家在首钢开展的高血压防治"首钢模式"实践，可以说也是企业健康管理的实践范例。随着我国疾病谱的改变和健康需求的增长，我国企业健康管理也从传统关注职业病、高发病的防治，逐步向关注健康前移扩展，并呈现数字化、智能化、多样化等新特点。

一 我国企业健康管理发展现状

（一）国家高度重视，从职业病防治向健康细胞建设升级

2001年我国通过《中华人民共和国职业病防治法》，之后又进行了4次修订完善，实施以来成效显著，2020年我国各类职业病新发病例为17064例，与2016年（31789例）相比下降46.32%[1]。2018年7月，国家卫生健

---

[1] 樊晶光、李静芸、张忠彬等：《以劳动者健康为中心，推进新时代职业健康工作高质量发展——〈国家职业病防治规划（2021~2025年）〉解读》，《职业卫生与应急救援》2022年第2期。

康委首次设立职业健康司,专职负责开展重点职业病监测、专项调查、职业健康风险评估和职业人群健康管理等工作。

2019年以来国家出台多项与职场健康、健康企业相关的政策(见表1),把企业作为重要的健康细胞,倡导开展企业健康管理、建设健康企业。北京、上海、湖北、海南、广东等省市也出台相关政策细则,推进企业健康建设正成为一股潮流,方兴未艾。2022年6月国家卫生健康委对健康企业建设实践进行了总结,由办公厅公布了健康企业建设优秀案例名单,包括中石油、中车、北京公交、联合利华等100家企业案例,江苏苏州市、山西晋城市等22个行政推广优秀案例,供学习借鉴。

表1 近年来国家层面颁布的企业健康管理相关政策

发布时间	发布机构	政策名称	主要内容
2019年6月	国务院	《关于实施健康中国行动的意见》	专门列出职场健康保护行动,特别关注到工作压力导致的身心问题
2019年10月	全国爱卫办、国家卫生健康委等多部门	《关于推进健康企业建设的通知》,其中《健康企业建设规范(试行)》作为附件发布	提出健全管理制度、建设健康环境、提供健康管理与服务、营造健康文化等全方位推进健康企业建设的措施,指导各地规范开展健康企业建设
2019年12月	全国人大常委会审议通过	《中华人民共和国基本医疗卫生与健康促进法》	明确了用人单位在员工健康促进方面的责任
2022年5月	国务院办公厅	《"十四五"国民健康规划》	明确提出"推动用人单位开展职工健康管理""推动健康企业建设"

随着国家政策对于企业健康管理的重视,相关社会团体、组织、机构也开展了很多企业健康管理的相关会议与活动,其中有代表性的见表2。

表2 社会团体、组织、机构开展的企业健康管理相关活动

活动主办方	时间	主要内容
中国健康促进与教育协会、世健联国际健康教育集团	2011年11月	开展"中国企业健康促进行动"
中国健康管理协会	2019年10月	成立职工健康管理分会
杭州师范大学与瑞安医疗	2020年11月	成立"企业健康促进研究中心"

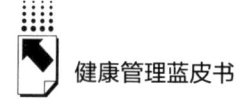

续表

活动主办方	时间	主要内容
中华全国总工会	2021年10月	《中华全国总工会办公厅关于开展提升职工生活品质试点工作的通知》指出要建立职工健康服务体系。鼓励设立职工健康服务中心,定期组织职工免费健康体检、体质检测、心理咨询
中关村新智源健康管理研究院、中国健康促进基金会等多家组织机构	2022年6月	主办第六届中国慢病健康管理与大健康产业峰会(五湖健康大会),设立企业员工健康管理创新论坛,邀请多位企业健康管理的头部企业代表分享了实践经验
杭州师范大学和浙江省预防医学会	2022年7月	举办"健康中国"视角下——企业健康促进高峰论坛暨健康企业与职场院外应急救援体系建设研讨会
中国企业联合会、中国企业家协会	2022年7月	发布2021年全国健康企业建设特色案例
	2022年8月	举办以"建设健康企业,助力健康中国"为主题的全国健康企业建设交流圆桌会

(二)企业健康管理需求趋旺,服务供给逐步增加

从需求侧来讲,当前企业员工健康问题较为突出,由于饮食不合理、运动不足、久坐等不良的生活方式,企业员工高血压、高血糖、高血脂、高尿酸、体重超标问题突出,慢病健康管理需求旺盛(见图1);企业竞争压力增大、工作节奏加快,一些行业"996"加班文化盛行,微信工作群等线上办公工具在提供便捷的同时,变相导致工作时间的延长。前程无忧发布的《职场人加班现状调查报告2022》显示,加班已成当下职场常态[1]。职场、生活压力等原因导致员工精神、心理、睡眠等问题突出。《2022企业员工健康调研报告》也显示,一方面,不论是企业员工,还是管理层,对企业健康管理服务的需求依次是体检、健康评估、健康教育、绿色就医通道等;另一方面,越来越多的企业意识到员工健康管理的重要性并愿意为之买单,调研显示企业愿意为员工支出的健康管理成本以年人均500~3000元居多[2],

---

[1] 前程无忧:《职场人加班现状调查报告2022》,http://news.sohu.com/a/539310296_100231986。
[2] 《以员工健康管理促企业可持续发展,这份〈2022企业员工健康调研报告〉有啥重点?》,https://baijiahao.baidu.com/s?id=1735695114432870736&wfr=spider&for=pc。

多数支出在员工体检或报销购药费方面。企业持续在员工健康管理方面增加投入的意愿有所增强，企业健康管理需求呈增长态势，其中以央企、国企、外企及一些大型民营企业为代表，如中石油、中海油、玫琳凯、印孚瑟斯、方太、视源股份等，员工健康福利成为企业人力资源管理的重要内容，但很多中小企业对企业健康管理仍重视不够、投入较少。

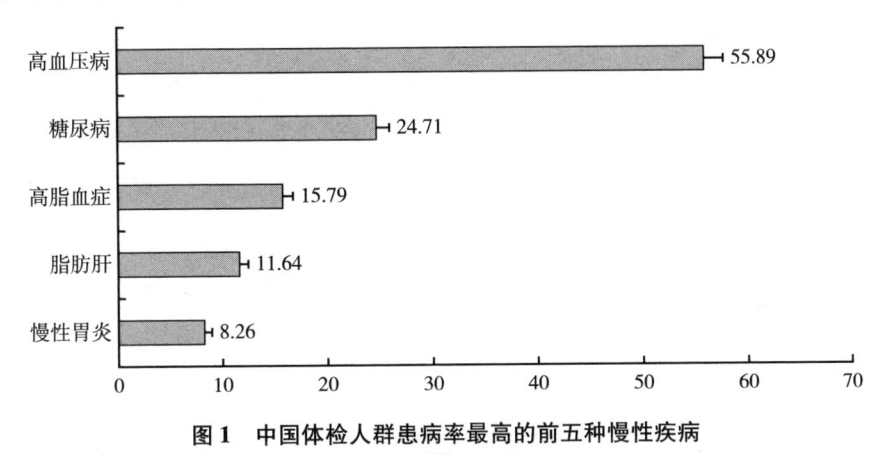

慢性疾病	患病率(%)
高血压病	55.89
糖尿病	24.71
高脂血症	15.79
脂肪肝	11.64
慢性胃炎	8.26

图 1 中国体检人群患病率最高的前五种慢性疾病

资料来源：《健康管理蓝皮书 2021》，《2020 中国健康体检人群慢性病及其危险因素调查报告》。

从企业健康管理服务的供给侧来讲，主要有两方面的供给服务方，一方面是企业内部自建的医疗健康服务部门，如视源股份旗下的视源健康，从为本企业员工提供体检和医疗门诊服务开始，将积累形成的优势逐步扩展到服务外部客户；另一方面市场上涌现出很多提供企业健康管理服务的第三方公司，如乐荐健康、瑞安医疗、健康有益、国康健康等，另外一些保险公司也积极探索为购买团体商业保险的企业客户提供企业健康管理服务，以达到促进企业员工健康、控制医疗费用增长、降低保险理赔支出的目标。

（三）以健康体检、企业医务室等为主流形式，服务内容有待升级

美世发布的《2020 中国企业健康管理报告》显示，企业健康管理的形式以健康体检、健步走、企业医务室、健康讲座为主[1]。近年来，年度体检

---

[1] 《2020 中国企业健康管理报告》，https://www.sohu.com/a/482633839_121101003。

已成为企业员工健康管理的标配项目，企业医务室作为处理员工轻症和一般性的康复治疗场所，也在大部分企业落地生根。瑞安医疗等企业向客户提供搭建企业医务室、理疗室的服务。专家健康科普讲座、健步走活动也是企业健康管理常见内容（见表3），但健康管理的主要环节是检测、评估、干预、随访，企业健康管理也不例外，特别是，干预才是健康管理的核心。目前，很多企业员工的体检仍停留在查病阶段，对健康风险评估干预不足，对体检报告解读不足，对体检暴露出的健康隐患，如体重超标、空腹血糖受损、骨量减少等问题重视不足、干预不足；很多企业健康管理服务仍偏重于员工的寻医问药，对群体共性的健康风险干预仍比较薄弱。企业健康管理不单是建设健身房、医务室、理疗室，组织运动协会或搞几次健康活动这么简单，需要在实践中不断探索和丰富可持续、可操作、有效果的常态化健康管理服务，实现服务的迭代与升级。

表3 企业健康管理的主要服务内容与开展现状

管理项目	服务内容	目前开展情况
档案管理	提供电子健康档案服务	☆☆☆
健康体检	定制个性化健康体检套餐 体检服务 提供团检汇总分析报告 提供体检报告解读、专家咨询	☆☆☆☆
健康风险预防干预	员工健康风险性评估、疾病预警 久坐不动的干预、戒烟、减重、减压、减盐等 配套疫苗注射	☆☆
健康教育	根据员工的健康状况，提供针对性的健康讲座 提供疾病预警、运动、营养、心理指导等跟踪干预方案 健康短信提醒 提供专家健康咨询 体重控制管理、戒烟项目管理	☆☆☆☆
医疗服务	派驻现场健康管理师 企业诊所 提供绿色就医通道（门诊、住院、转运） 提供家庭医生、健康管家、私人保健医生服务	☆☆☆☆
慢病管理	糖尿病、高血压、高血脂、高尿酸等	☆☆☆

注：中关村新智源健康管理研究院调研整理。

二 当前制约企业健康管理发展的几个问题

（一）企业健康管理服务人才队伍和服务能力有待提升

健康管理服务与临床医疗服务不同，更重视危险因素的干预，目标是不得病、少得病、晚得病，生小病，针对的是全人群，而医疗的目标是救死扶伤，针对的是患病人群。由于过去的发展模式以医疗为中心，卫生人才培养以医疗人才为主，健康管理人才严重不足。2007年中华医学会健康管理学分会成立以来，致力于推动健康管理学科与人才队伍建设，促进了人才队伍的发展，但熟悉健康管理理念、掌握健康管理服务技能的医学人才与巨大的需求相比，仍很缺乏。社会化培养的健康管理师也只有数十万人，而且由于缺乏持续的继续教育与专业技能提升，能胜任岗位要求的更显不足。专业人才队伍不足、持续教育培训体系不健全都制约了企业健康管理的服务供给能力与质量。

（二）企业健康管理服务内容标准有待规范

企业健康管理的服务项目在服务内容、服务流程、服务质控上尚缺乏完善的可供参照的标准，目前有关标准主要集中于职业健康安全领域，对于企业健康管理服务体系与实施的规范和要求仍待完善，如基于国内外研究进展与共识指南的体重管理、血脂管理、血糖管理、血压管理服务包，企业健康管理的膳食指导、运动处方、服务频次等的规范。这些标准规范与企业健康管理服务提供方的工作量、服务成本、服务质量都是密切相关的，需要服务供方和需方、健康管理行业组织、机构等共同探讨建立可参照的团体或行业标准，破解行业发展的困扰。

（三）企业健康管理付费机制与付费标准仍需探索

目前，很多企业将企业健康管理服务当作员工福利来付费采购，但

《2021~2022年中国企业员工全景福利调研报告》显示，仅有不到30%的受访企业将企业福利投入控制在总薪酬的10%以上，整体而言，企业对健康管理服务的付费能力仍偏弱。此外，如何买单也是一个重要的问题，企业健康管理服务支付是按照服务人头付费，还是按照服务条目付费，或是根据健康管理的效果来付费，付费的标准是什么？对企业健康管理的效果或服务质量如何量化评价？参考员工参与度、满意度、病假率，或血糖、血脂、血压、超重的知晓率、控制达标率？这些事关企业健康管理服务的付费标准与付费机制仍需探索。

（四）企业健康管理与保险的结合模式有待创新

除了企业本身为健康管理服务付费外，企业通过购买商保团险，使保险成为付费方也是企业健康管理实施的可行路径，但目前针对企业用户的商保团险产品，多为保障程度较低的医保补充产品，这类产品虽然有理赔和用户互动，但因为依托医保和公立服务体系，难以调动服务人员资源，尚无好的服务模式出现[①]。而目前保障程度较高的重疾类产品由于与用户互动少，在如何加载健康管理服务方面仍需探索。2020年银保监会发布《关于规范保险公司健康管理服务的通知》，将健康管理服务成本占净保费的比例提至20%，有助于企业健康管理与保险付费模式方面的创新与探索。险企通过自建服务板块或与有资质的第三方合作，成为企业健康管理的重要参与方，未来应发挥更为重要的作用。

三 企业健康管理发展趋势与典型案例

（一）数字化、智能化趋势日益凸显

企业员工分布分散、需求多样，工作时间与服务时间交织，导致服务时

---

① 《缺乏支付方下的健康管理困局》，《健康界》2020年6月18日，https://www.cn-healthcare.com/articlewm/20200618/content-1123048.html? appfrom=jkj。

间碎片化，加之企业健康管理要求成本可控、效益优良，而移动互联网、大数据、人工智能辅助技术、可穿戴设备的发展进步，为数字化平台或工具结合人工智能等技术手段高效响应健康管理服务需求成为可能，通过数字化健康档案、智慧化健康管理系统赋能线下服务，极大提升了服务效能，优化了服务供给。数字化、智能化企业健康管理呈现良好的发展势头，市场发展空间巨大。近年来，涌现出一批提供数字化、智能化企业健康管理服务的代表性企业。

1. 乐荐科技——企业健康数字化服务平台

通过构建健康管理模型库和专业知识库，构建智能医学引擎，建立风险模型分析，基于体检数据、医疗数据、日常监测、生活行为，对客户进行健康画像，实现分类建档、分类管理，并基于多年体检数据、生活方式数据、智能可穿戴设备数据、保险赔付数据等多维数据，生成健康管理效果量化评估分析，将线上的优势与线下服务结合，为企业提供健康管理服务。

2. 欧姆龙公司——企业健康驿站

针对企业员工慢病健康管理需求，推出了企业版"MMC 健康驿站"，帮助企业建立员工健康管理服务平台。企业健康驿站依托国家标准化代谢性疾病管理中心、智慧化高血压诊疗中心、咳喘管理中心三大专业医疗项目，以"智慧化医疗硬件+医院级体验服务"的集成创新模式，实施员工眼底病变预警、智慧血压管理、动脉硬化预警等项目，结合检测数据和 AI 智能分析，出具专业检测报告，便于员工及时了解自身健康状况，报告同时也可作为医院诊疗的参考依据。通过线上健康管理平台，员工还可获得就诊预约、线上问诊、用药管理等一站式服务。

3. 平安健康——易企健康

平安健康推出"易企健康"产品，以医生资源为基础，为企业打造定制化团体体检和健康管理项目。推出员工体检、EAP（员工帮助计划）、企业医务室等；接入员工在健康管理服务中产生的保险理赔数据、体检数据等，并与员工的基本医疗保险数据、医院数据、药品服务数据、健康商城数

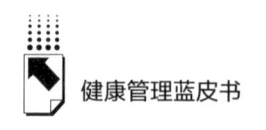

据等产生交互,为企业提供个性化健康管理方案。

4. 京东健康——E企健康

通过"E企健康"App、小程序、网页等多个入口,提供健康体检、在线健康评估、在线问诊、在线购药、在线购健康产品等服务。

(二)从医疗需求向健康需求扩展趋势显现

目前,很多企业健康管理主要围绕就医的绿色通道、在线问诊、医务室建设或托管、中医康复理疗、健康体检等内容开展,偏重医疗的服务居多,近年来一些企业逐步围绕员工的健康需求,如健身、营养、睡眠、心理、生活方式、健康素养等,发展全方位的健康管理服务,探索出了一批特色创新模式,如中海油能源发展股份有限公司历经十年探索出的企业健康管理模式。

中海油能源发展股份有限公司"启明星"企业健康管理模式:

其一,以健康为中心,以中医传统文化引领企业健康管理,开展大健康宣教,如饮食有节"五宜五不宜""1+N+静"的运动模式;

其二,单位一把手重视,健康总监推动,在年度重要会议上都要对各下属单位员工健康情况和健康管理开展情况进行总结讲评,发布《海油发展健康年度报告》,分析员工健康变化,提出对策,形成全员重视健康的氛围;

其三,充分发动群众,健康管理的落实需要一支队伍,队伍从哪里来呢?中海油通过在企业的各个班组、车间、部门选拔人才,建立了一支上千人的健康督导员队伍,通过培训,统一认识,提升技能,使其承担健康文化输出、健康宣教、督导、健康活动组织等任务,并对优秀的健康督导员给予年度表彰激励;

其四,积极探索健康管理常态化机制,健康行为或生活方式靠几次健康讲座或健康活动很难养成,需要探索常态化管用有效的健康管理措施,如对厨师进行健康培训,科学控盐、控糖、控油,建设健康食堂。根据员工特点，设计建设不同类型的企业健康角，为职工提供"看得见、摸得着、用得上"的健康活动园地；常年开设心理热线，将热线电话号码张贴于醒目位置，建设心理减压室，重视对心理压力的疏导；

其五，科学体检、重视检后管理，体检不但有西医的检查，还有中医体质和心理健康的评估，对重点风险人群进行分类专项管理，指导随访。员工健康综合异常指标从最开始的17.89%降至10.34%，探索出企业开展健康管理的有效模式，树立了行业标杆。

（三）围绕压力相关的员工心理健康管理越来越受关注

员工健康体现在生理、心理及社会适应三个方面。近年来，由于工作模式的改变、工作节奏的加快，员工心理问题凸显，这越来越受到企业管理者的重视。开展员工心理健康管理既是落实"以人为本"经营理念的需要，也是激励员工工作热情、实现员工"幸福工作"与企业"良性发展"共赢的需要。《2022企业员工健康调研报告》显示，超过90%的员工需要心理健康管理[1]、期望有便捷可及的心理干预工具。建设企业心理服务中心或心理健康室的需求高达65.99%，员工对日常心理健康测评与自动分析报告的需求较大，另有线上、电话或者面对面心理咨询，及相关心理干预服务等需求。

EAP（员工帮助计划）及心理健康服务是目前企业心理健康管理服务的主要模式，主要服务内容包括：①对员工心理特征和工作—生活质量状况进行系统的评估。②在评估的基础上提供解决方案。通过在企业内部建立心理健康支持性的工作环境，改善工作流程，树立文化导向，消除问题的诱因。③对需要心理干预和疏导的人群提供心理咨询服务。④心理教育培训：培训员工自我压力管理、应对挫折、保持积极情绪等方面的基本方法与技能。中关村新智源健康管理研究院对开设心理服务热线的企业的调研结果显

---

[1] 《京东健康调研报告：超90%企业员工需要心理健康管理》，https：//baijiahao.baidu.com/s？id=1735619049534489264&wfr=spider&for=pc。

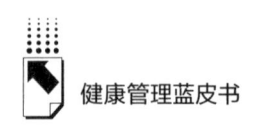

示，2022年度心理热线的使用率普遍在5%左右，很多人仍不习惯就自己心理、情绪方面的问题向专业人员求助，但热线使用率近几年呈现逐年增长的态势，表明接受度在逐步提升。

四 企业健康管理发展的对策建议

（一）围绕健康企业建设目标，因企制宜探索模式路径

每个企业都有不同特点、不同的企业文化，应结合不同企业特点、员工的特点、不同的应用场景，将健康管理融入企业生产经营全过程，从健全制度、专人专责、优化流程、效果评估等方面探索企业健康管理的适宜模式与路径，确保可操作、可落地、可持续、有效果。

示范案例 中车株洲电力机车研究所针对员工科技人员多、脑力劳动强度大的特点，与中南大学湘雅三医院健康管理专家陈志恒主任团队合作打造"优化大脑项目"，设立了"员工大脑充电站"，运用国际前沿脑健康技术与方法，通过饮食干预、营养补充、认知训练、深度排毒、减压抗焦虑、冥想放松等为全所专家及员工缓解脑疲劳，修复和优化大脑，提高工作效率，项目实施一年来，深受该所专家及员工欢迎。

（二）企业健康管理要在"标"，更要在"本"上下功夫

有的企业领导者一面给员工开设心理健康服务热线，一面深夜给大家发工作邮件，强调自己早上四点就起来工作，这种一边加压、一边心理减压的健康管理，治标不治本，治标的效果也不会好。开展企业健康管理，不能"头疼医头，脚疼医脚"，需要对员工的健康问题进行梳理，从源头和相关危险因素入手，从管理体系、管理思想、企业文化上加以解决。健康文化作为企业文化的重要组成部分，是企业健康管理的有力支柱，企业应梳理总结

需要倡导的健康理念，使员工首先在思想上对健康形成统一的认知，在此基础上，将健康行为、健康干预措施与健康思想统一起来，贯彻下去，把健康文化融入企业制度、环境、工作流程的方方面面，如立白集团倡导"快乐工作，健康生活"的企业文化，兖矿能源集团股份有限公司鲍店煤矿倡导基于"健康同行、发展共赢"理念的和美健康文化。

（三）用好体检这个重要抓手和入口，做强企业健康管理服务

传统套餐式的体检缺乏针对性，导致健康预警价值打了折扣，目前有一些企业可通过线上检前问卷，结合既往体检报告数据，根据体检预算，出具个性化体检建议方案，如燕鑫康达推出的检前问卷系统。

体检后通过智能化报告解读、健康评估、重要指标的变化趋势，辅助企业健康管理服务人员开展分类分层的健康管理。目前市场上出现了一些对体检报告提供智能化解读的科技公司，如吾征智能等。通过建立员工电子健康档案，对体检发现的健康风险、疾病苗头给予分类分层的健康干预指导。北京金隅将职工体检报告作为制定企业健康管理方案的依据，发挥了很好的导向作用。

（四）聚焦企业健康管理效果，提高员工参与度和主动性

企业健康管理目标的核心是改善员工健康状况，提升企业健康生产力。企业员工健康管理效果的发挥往往需要员工在生活方式等方面做出改变，如戒烟、减盐、减重、增加运动量、调整饮食结构与生活起居等，改变需要动力，需要持续的支持鼓励、评估反馈与指导管理。如成立运动协会或组织健康活动，往往报名参加的都是喜爱运动的，运动不足的人还是很少参与、没有改变。提升企业健康管理效果，需要从全人群和重点风险人群两个角度入手，从改变健康理念、警示健康风险、设计环境提示、建立健康制度、提供适宜技术和数字化管理工具等方面增强改变动力、提供改变支持，增强员工参与健康管理的积极性与主动性。如有的企业，电脑会定期弹窗建议休息，在办公区设置站立办公桌和站立电话台等，建立工间操制度，办公区全面禁烟等，使临时性、间歇性活动向常态化、制度化、持续性活动转变。

B.3
2021~2022年中国慢病健康管理数字化发展报告

郭谊 魏林岩 吴敬妮 宋震亚*

摘 要： 本报告首先概述了中国慢病健康管理发展历程，经历了概念初步形成、政策体系逐渐完善、高质量发展三个阶段；其次，从慢病健康管理惠民举措、国家慢病综合防控示范区建设、特殊人群的慢病健康管理和中医药的作用等多方面展示了中国慢病健康管理主要成绩与进步。报告第二部分基于中国慢病数字化发展的现状和趋势，探讨中国慢病健康管理数字化赋能与创新实践，并通过"互联网+"慢病健康管理、慢病管理医联体建设、医药险闭环服务、人工智能赋能、智慧养老和数字疗法等多方面进行案例阐述，就慢病管理数字化进程中面临的挑战提出相应对策。

关键词： 慢病 健康管理 数字化

慢病（慢性非传染性疾病）是指不构成传染、长期积累形成疾病形态损害的一类疾病的总称，主要包括心脑血管疾病、癌症、慢性呼吸系统疾病、糖尿病和口腔疾病，以及内分泌、肾脏、骨骼、神经等疾

---

* 郭谊，博士，浙江大学医学院附属第二医院健康管理中心副主任，博士生导师，主要研究方向为慢病健康管理；魏林岩，博士，浙江大学医学院附属第二医院健康管理中心住院医师，主要研究方向为慢病健康管理；吴敬妮，博士，浙江大学医学院附属第二医院健康管理中心住院医师，主要研究方向为慢病健康管理；宋震亚，博士，浙江大学医学院附属第二医院院长助理、健康管理中心主任，硕士生导师，主要研究方向为慢病健康管理。

病[①]。在我国，人口的快速老龄化对慢病相关医疗服务体系造成了一定冲击，环境污染、不健康生活方式等影响因素的叠加，也导致慢病人群逐年增加并呈年轻化趋势。慢病不仅严重威胁人民健康、加重疾病负担，同时也成为影响我国经济社会发展的重大公共卫生问题和健康中国建设面临的严峻挑战。

习近平总书记在党的二十大报告[②]中指出："要推进健康中国建设，把保障人民健康放在优先发展的战略位置，实施积极应对人口老龄化国家战略，建立标准慢性病管理预防体系"，"促进优质医疗资源扩容和区域均衡布局，坚持预防为主，加强重大慢性病健康管理，提高基层防病治病和健康管理能力。"从党的十九大报告提出"预防控制重大疾病"到党的二十大报告提出"加强重大慢性病健康管理"，我国将进一步推动慢病防控与治疗政策体系的完善，全力助推健康中国建设。

一 2021年中国慢病健康管理主要发展与进步

（一）中国慢病健康管理发展历程

近年来，我国针对慢病健康管理行业的发展规划、服务标准、体系建设等方面密集出台了一系列政策，其发展历程大致可分为三个阶段（见图1）。

1. 2009~2016年：慢病健康管理概念初步形成

2009年11月，专家首次提出"慢病健康管理"概念：慢病健康管理指对慢病及其危险因素进行定期检查、连续监测、评估与综合干预管理的医学行为及过程，是健康管理医学服务的重要内容，其目的是以最小的投入获取最大的慢病防治效果。[③]

[①] 《中国防治慢性病中长期规划（2017~2025年）》，2022年9月20日，http://www.gov.cn/zhengce/content/2017-02/14/content_5167886.htm。

[②] 习近平：《高举中国特色社会主义伟大旗帜　为全面建设社会主义现代化国家而团结奋斗——在中国共产党第二十次全国代表大会上的报告》，2022年11月14日，http://www.gov.cn/xinwen/2022-10/25/content_5721685.htm。

[③] 白书忠：《中国慢病管理的目标与对策》，《第6届中国健康产业论坛暨中华医学会健康管理学分会第三届年会论文集2009》，第1~9页。

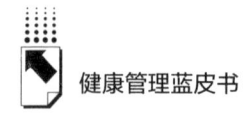

2012年8月，卫生部组织数百名专家讨论形成《"健康中国2020"战略研究报告》[①]，提出了"健康中国"这一重大战略思想，并首次将慢病管理防治列入政府工作规划。

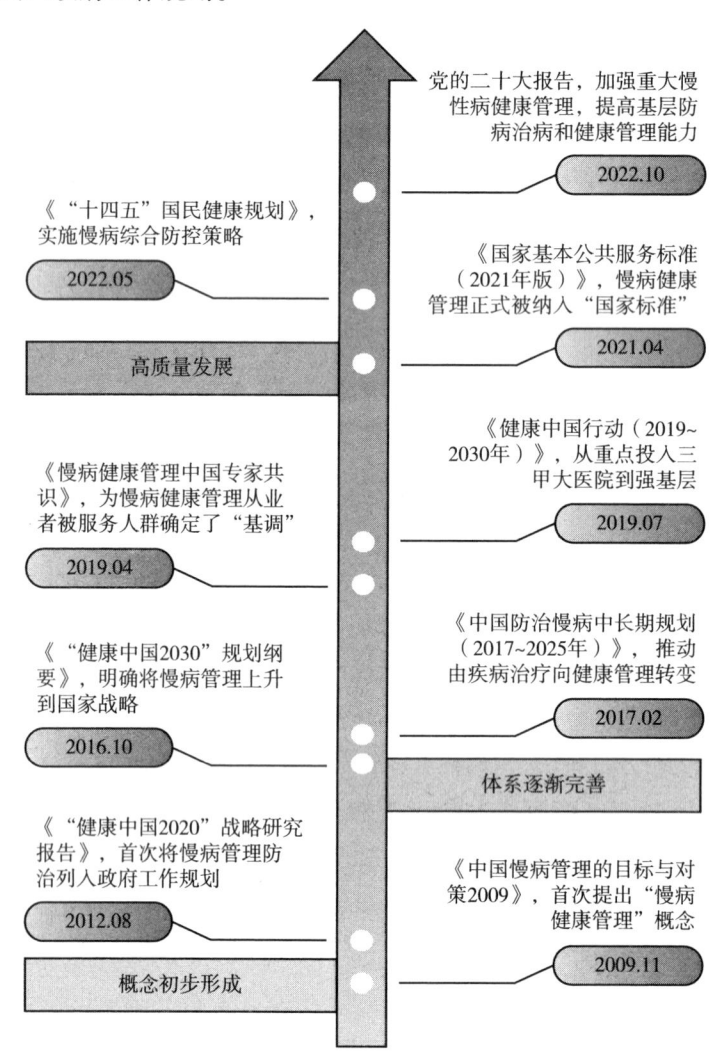

图1 中国慢病健康管理发展历程

时间轴内容：

- 2009.11 《中国慢病管理的目标与对策2009》，首次提出"慢病健康管理"概念（概念初步形成）
- 2012.08 《"健康中国2020"战略研究报告》，首次将慢病管理防治列入政府工作规划
- 2016.10 《"健康中国2030"规划纲要》，明确将慢病管理上升到国家战略
- 2017.02 《中国防治慢病中长期规划（2017~2025年）》，推动由疾病治疗向健康管理转变（体系逐渐完善）
- 2019.04 《慢病健康管理中国专家共识》，为慢病健康管理从业者被服务人群确定了"基调"
- 2019.07 《健康中国行动（2019~2030年）》，从重点投入三甲大医院到强基层
- 2021.04 《国家基本公共服务标准（2021年版）》，慢病健康管理正式被纳入"国家标准"
- 2022.05 《"十四五"国民健康规划》，实施慢病综合防控策略（高质量发展）
- 2022.10 党的二十大报告，加强重大慢性病健康管理，提高基层防病治病和健康管理能力

---

① 中华人民共和国国家卫生健康委员会：《〈"健康中国2020"战略研究报告〉解读》，http://www.nhc.gov.cn/wjw/zcjd/201304/f70f8fc52d6a422494789f65c7ad134d.shtml，最后访问日期：2022年9月20日。

2. 2016～2019年：慢病健康管理政策体系逐渐完善

2016年8月，全国卫生与健康大会对"健康中国"建设做出全面部署。习近平总书记在大会上强调，"把以治病为中心转变为以人民健康为中心"，"把人民健康放在优先发展的战略地位"①。

2016年10月，中共中央、国务院印发《"健康中国2030"规划纲要》②，这是我国首次在国家层面提出的健康领域中长期战略规划。规划提出到2030年实现全人群、全生命周期的慢病健康管理的目标，慢病管理上升为国家战略，以预防为主、防治结合的慢病健康管理理念也逐步渗透到每一个家庭。

2017年2月，国务院办公厅发布《中国防治慢病中长期规划（2017—2025年）》③。规划强调健康中国的重中之重在于对慢病的有效防控，慢病有效防控的重中之重在于慢病健康管理。规划指出要以控制慢病危险因素、建设健康支持性环境为重点，以健康促进和健康管理为手段，提升全民健康素质；将降低重大慢病过早死亡率作为核心目标，并从防治效果、早期发现和管理、危险因素控制、支持性环境建设等方面提出了16项具体工作指标。

2019年4月，《慢病健康管理中国专家共识》④发布，对慢病健康管理的初始概念进一步深化和完善。慢病健康管理是指运用健康管理学的理论、技术和手段对个体或群体的慢病风险实施筛查、评估、干预和动态跟踪；针对全人群开展全生命周期的慢病危险因素预防和慢病高危人群及患者的综合管理。共识在慢病健康管理意义、策略、方法与技术工具、服务体系与实施

---

① 《全国卫生与健康大会19日至20日在京召开》，http：//www.nhc.gov.cn/mohwsbwstjxxzx/s8555/201608/15147da8aedc4b4794d35c4644a5bb0b.shtml，最后访问日期：2022年11月14日。
② 《中共中央 国务院印发"健康中国2030"规划纲要》，http：//www.gov.cn/xinwen/2016-10/25/content_5124174.htm，最后访问日期：2022年9月20日。
③ 《中国防治慢性病中长期规划（2017—2025年）》，http：//www.gov.cn/zhengce/content/2017-02/14/content_5167886.htm，最后访问日期：2022年9月20日。
④ 中关村新智源健康管理研究院：《慢病健康管理中国专家共识》，第四届中国慢病健康管理与大健康产业峰会，2019年4月。

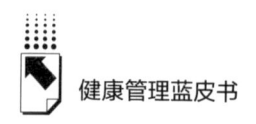

场所、实施主体与人员职责、面临的学科问题与展望方面，为慢病健康管理从业者被服务人群确定了"基调"。共识确定的慢病健康管理策略包括：①四级预防。其中慢病健康管理的重点范畴在于"零级预防"（无风险阶段，改变危险因素赖以产生和发展的自然和社会环境，从而避免或消除慢病危险因素发生及流行）和"一级预防"（疾病风险阶段，针对已形成的慢病危险因素以及慢病高危人群采取针对性的干预控制措施，预防或延迟疾病发生）。②人群分层管理策略。包括全人群策略（主要强调慢病的零级预防）、高风险人群策略（主要强调慢病的一级预防）、慢病患者策略（主要对应慢病二级预防和三级预防）。③特殊人群策略。针对儿童、青少年、妇女、老年人开展的综合健康管理策略。④心血管病和恶性肿瘤的相关危险因素健康管理策略。⑤常见慢病，包括心血管代谢疾病、常见恶性肿瘤、慢阻肺、精神心理疾病的早期筛查与管理策略。

2019年7月，为加快推动从以治病为中心转变为以人民健康为中心，由国家卫健委制定的《健康中国行动（2019—2030年）》[①]开始实施。从全方位干预健康影响因素、维护全生命周期健康和防控重大疾病三个方面明确了15个专项行动，并为心血管疾病、癌症、慢性呼吸系统疾病、糖尿病等慢病的防控提供了详细实施方案，我国针对慢病的防控与治疗开始形成政策体系。

3. 2020~2022年：慢病健康管理高质量发展

2021年4月，国家发改委会同国家卫健委等20个相关部门共同起草《国家基本公共服务标准（2021年版）》[②]，慢病健康管理正式被纳入"国家标准"。标准明确了由医疗服务体系免费为辖区内35岁及以上常住居民中的原发性高血压患者和2型糖尿病患者提供筛查、随访评估、分类干预、健康体检服务。

2021年7月，国家卫生健康委、财政部、国家中医药局联合发布《关

---

① 《健康中国行动（2019—2030年）》，http://www.gov.cn/xinwen/2019-07/15/content_5409694.htm，最后访问日期：2022年9月20日。
② 《关于印发〈国家基本公共服务标准（2021年版）〉的通知》，http://www.gov.cn/zhengce/zhengceku/2021-04/20/content_5600894.htm，最后访问日期：2022年9月20日。

于做好 2021 年基本公共卫生服务项目工作的通知》（国卫基层发〔2021〕23 号）①。提出深入推进基层慢病医防融合，继续以具备医、防、管等能力的复合型医务人员为核心，以高血压、2 型糖尿病等慢病患者健康服务为突破口推进基层慢病医防融合。

2022 年 5 月，国务院办公厅发布《"十四五"国民健康规划》②，要求实施积极应对人口老龄化国家战略，实施慢病综合防控策略。加强国家慢病综合防控示范区建设，提高重大慢病综合防治能力，强化预防、早期筛查和综合干预，逐步将符合条件的慢病早诊早治适宜技术按规定纳入诊疗常规，逐步建立完善慢病健康管理制度和管理体系，推动防、治、康、管整体融合发展。

2022 年 7 月，在"2022 健康中国发展大会"上，中华医学会健康管理学会、中国疾控中心慢病中心、中国健康促进基金会共同发起建立"全国防控重大慢病创新融合试点项目"，首批 35 家单位入围。项目首批开展"体重管理""5G+三早全周期健康管理""三高共管""肺结节管理"4 个专项，总结推广规范管理的技术路径以及扩大与专科医生、基层医疗卫生机构的合作，探索有利于健康管理的政策和工作机制，对探索适合我国国情的重大慢病防控模式，促进实现"以疾病治疗为中心"向"以人民健康为中心"转变具有重大意义。

（二）中国慢病健康管理主要成绩与进步

以习近平同志为核心的党中央把保障人民健康放在优先发展的战略位置，做出实施健康中国战略的决策部署。慢病健康管理是全面推进健康中国建设过程中的关键环节，各地各有关部门认真贯彻落实，取得显著成效。

---

① 《关于做好 2021 年基本公共卫生服务项目工作的通知》，http://www.gov.cn/zhengce/zhengceku/2021-07/14/content_5624819.htm，最后访问日期：2022 年 11 月 4 日。
② 《"十四五"国民健康规划》，http://www.gov.cn/zhengce/content/2022-05/20/content_5691424.htm，最后访问日期：2022 年 9 月 20 日。

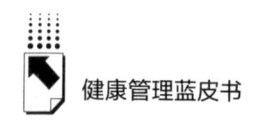

1. 慢病健康管理惠民举措"遍地开花"

各地优先将慢病患者纳入家庭医生签约服务范围，积极推进高血压、糖尿病、心脑血管疾病、慢性呼吸系统疾病等慢病的分级诊疗。高血压和2型糖尿病的健康管理已被纳入国家基本公共卫生服务项目，相应患者可在辖区内免费获得筛查、随访评估和分类干预、健康体检等服务。从高血压、糖尿病等门诊用药纳入医保报销，到推动国产降压、降糖药降价提质；从推行慢病长处方制度，到逐步扩大医保对常见病和慢病"互联网+"医疗服务支付的范围；从医生通过电话随访等多种方式加强对患者用药的远程指导，到全民传播健康知识、提高患者自我用药管理能力和用药依从性，慢病管理既让患者减少病痛，也有效降低了医疗成本。

2. 国家慢病综合防控示范区有序建设

为建立健全我国慢病防控体系，以县（区）级行政区划为单位的国家慢病综合防控示范区建设工作于2010年启动[①]。通过政府主导、全社会参与、多部门行动综合控制慢病社会和个体风险，开展健康教育和健康促进、早诊早治、疾病规范化管理以减少慢病负担，形成带动效应，推动全国慢病防控工作的深入开展。目前，全国31个省（自治区、直辖市）和新疆生产建设兵团共分五批建成488个国家级慢病综合防控示范区，覆盖全国17.1%的县（市、区）[②]。示范区建设工作的开展，对于辐射带动全国慢病综合防控工作起到了积极作用，各地区逐步形成了与居民健康需求相匹配、体系完整、分工明确、功能互补、密切合作的整合型医疗卫生服务体系，疾控机构—医院—基层医疗卫生机构三位一体的慢病防治专业体系初步形成，卫生系统的功能得到进一步强化。其中，医院承担了技术指导、早诊早治、疾病监测、健康教育等慢病防治职能；疾控机构承担着制定计划、组织协调、社会动员、信息收集与利用、督导评估等慢病防控职责；基层医疗卫生机构承

---

① 《国家慢性病综合防控示范区：国家慢性病综合防控示范区建设》，http://www.ncdshifanqu.cn/workintro，最后访问日期：2022年9月20日。
② 《国家慢性病综合防控示范区：国家慢性病综合防控示范区建设》，http://www.ncdshifanqu.cn/workintro，最后访问日期：2022年9月20日。

担了慢病高危人群的发现与干预、患者管理工作,成为慢病防治和管理的主战场。

3. 以老年人群为重点加强慢病健康管理

第七次全国人口普查数据显示,我国60岁及以上人口为2.6亿,占总人口的18.70%(其中65岁及以上人口为1.9亿,占13.50%)①,与2010年相比占比上升5.44个百分点,人口老龄化的速度明显加快。老年人是慢病高发人群,78%以上的老年人至少患有一种以上慢病②,推进健康老龄化是积极应对人口老龄化的长久之计。

2021年10月13日,习近平总书记对老龄工作做出重要指示,要求"把积极老龄观、健康老龄化理念融入经济社会发展全过程","加快健全社会保障体系、养老服务体系、健康支撑体系"③。2021年10月,全国老龄工作会议召开,对推动老龄事业和产业高质量发展做出全面部署。国家卫生健康委等三部门联合发布《智慧健康养老产业发展行动计划(2021~2025年)》④,鼓励应用健康管理类智能产品开展信息采集、体征监测、趋势分析、风险筛查、健康计划、预防保健、慢病管理、紧急救助、康复指导等服务。2021年11月,《中共中央国务院关于加强新时代老龄工作的意见》⑤印发。2021年12月,国务院印发《"十四五"国家老龄事业发展和养老服务体系规划》⑥。上述重要指导性文件都对推进健康老龄化工作提出了具体要

---

① 国家统计局:《第七次全国人口普查公报(第五号)——人口年龄构成情况》,http://www.stats.gov.cn/tjsj/zxfb/202105/t20210510_1817181.html,最后访问日期:2022年9月20日。
② 中华人民共和国国家卫生健康委员会老龄健康司:《关于印发"十四五"健康老龄化规划的通知》,http://www.nhc.gov.cn/lljks/pqt/202203/c51403dce9f24f5882abe13962732919.shtml,最后访问日期:2022年9月20日。
③ 王建军:《把积极老龄观健康老龄化理念融入经济社会发展全过程》,http://www.crca.cn/index.php/13-agednews/702-2022-05-11-01-54-13.html,最后访问日期:2022年11月14日。
④ 《工业和信息化部 民政部 国家卫生健康委关于印发〈智慧健康养老产业发展行动计划(2021~2025年)〉的通知》,http://www.gov.cn/zhengce/zhengceku/2021-10/23/content_5644434.htm,最后访问日期:2022年9月20日。
⑤ 《中共中央 国务院关于加强新时代老龄工作的意见》,http://www.gov.cn/gongbao/content/2021/content_5659511.htm,最后访问日期:2022年9月20日。
⑥ 《"十四五"国家老龄事业发展和养老服务体系规划》,https://www.mca.gov.cn/article/xw/mtbd/202202/20220200039833.shtml,最后访问日期:2022年9月20日。

求。在各项政策指导下，老年健康与医养结合服务被纳入国家基本公共卫生服务，老年人基本医疗保障不断加强，老龄健康产业规模不断扩大，智慧健康养老、中医药养生养老等新模式、新业态不断涌现。老年人新冠肺炎疫情防控工作成效显著，充分体现了中国特色社会主义制度的优越性。

2022年8月，第十二届中国慢病管理大会围绕"科学防治慢病，助力老龄健康"召开[①]。此次大会上，老年非酒精性脂肪性肝病、消化性溃疡、冠心病、缺血性脑卒中共四项慢病管理指南发布。作为中国老龄健康事业产业的首批指南，规范了老年慢病人群的评估、干预、管理流程，强调了中西医协同慢病管理的临床实践；特别明确医务人员和患者家属应根据实际情况，在充分尊重患者意愿情况下协商制定适合老年人群的慢病管理策略。

4. 重视儿童、青少年慢病健康管理

儿童、青少年慢病主要包括肥胖、高血压、高血脂、2型糖尿病等。《儿童蓝皮书：中国儿童发展报告（2021）》指出，2019年中国中小学生超重肥胖率为24.2%，各年龄组学生、男女生及城乡学生超重肥胖率均呈现逐年持续上升的趋势，1岁以内、5~6岁、青少年期为肥胖的高发期。肥胖是导致儿童青少年过早患上高血压、2型糖尿病及代谢综合征等慢病的重要危险因素。

儿童青少年期是重大慢病防治的关键窗口，开展儿童、青少年疾病的早期预防对提高整个人群的健康水平有深远意义。2019年4月《慢病健康管理中国专家共识》指出，针对儿童青少年主要通过健康教育提高其健康素养；促进其养成健康生活方式，确保营养平衡，适度开发儿童青少年体格机能，提高其心理健康和社会适应能力，预防代谢性疾病的发生，减少其成年后的心脑血管风险。2021年《国家基本公共服务标准（2021年版）》[②] 要求为0~6岁儿童提供13次免费健康检查，包括：新生儿访视、

[①]《第12届中国慢病管理大会在京召开》，http://www.rmzxb.com.cn/c/2022-09-02/3193655.shtml，最后访问日期：2022年9月20日。
[②]《国家基本公共服务标准（2021年版）》，https://www.ndrc.gov.cn/xxgk/zcfb/tz/202104/t20210420_1276841.html?code=&state=123，最后访问日期：2022年11月2日。

新生儿满月健康管理，开展体格检查、生长发育和心理行为发育评估，听力、视力和口腔筛查，进行科学喂养（合理膳食）、生长发育、疾病预防、预防伤害、口腔保健等健康指导；为0~3岁儿童每年提供2次中医调养服务，向儿童家长教授儿童中医饮食调养、起居活动指导和摩腹捏脊穴位按揉方法。

5. 发挥中医药在慢病健康管理中的独特优势

中医药在慢病的防、治、康、管中均具有重要作用。《中医药健康服务发展规划（2015—2020年）》[①]将开展中医特色健康管理作为重点任务，提出将中医药优势与健康管理结合，以慢病管理为重点，以治未病理念为核心，探索融健康文化、健康管理、健康保险于一体的中医健康保障模式。"十三五"期间，中医药发展顶层设计加快完善，国家将中医药健康管理等纳入基本公共卫生服务项目，覆盖范围不断扩大，补助标准不断提高，服务规范流程不断完善，居民获得感不断增强。

2022年3月，中华中医药学会慢病管理分会主委，全国人大代表、全国名中医庞国明在第十三届全国人民代表大会第五次会议上提交了"关于国务院办公厅牵头制定《中国中医药防治慢性病中长期规划（2023—2035年）》的建议"。2022年9月，健康中国行动推进委员会办公室、国家卫生健康委办公厅、国家中医药局办公室通过《健康中国行动中医药健康促进专项活动实施方案》[②]，详细部署开展慢病中医药防治活动：在二级以上中医医院广泛开展脑中风、高血压、糖尿病等慢病门诊服务，支持与基层医疗卫生机构组建慢病防治联盟，构建"医院—社区—个人"慢病管理模式，对慢病患者进行全周期中医药健康管理。支持中医医院对慢病患者建立中医健康档案，开具中医健康处方，从营养膳食、传统运动方式、情志调养等方

---

① 《中医药健康服务发展规划（2015—2020年）》，http：//www.gov.cn/zhengce/content/2015-05/07/content_9704.htm，最后访问日期：2022年9月20日。
② 《国家中医药管理局：关于开展健康中国行动中医药健康促进专项活动的通知》，http：//www.satcm.gov.cn/yizhengsi/gongzuodongtai/2022-09-23/27744.html，最后访问日期：2022年11月4日。

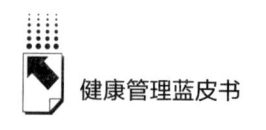

面指导慢病患者进行自我健康维护。

通过深入实施中医治未病健康工程，推动中医医院完善治未病科建设，持续推进中医药健康管理项目落实，提升目标人群覆盖率，逐步增加慢病中医药健康管理项目内容。全面实施基层中医药服务能力提升工程，持续扩大基层中医药服务覆盖面，并逐步提升服务质量和内涵。通过中医药健康文化推进行动，加强中医药防治慢病的科普宣传，引导人们运用中医药的知识、方法改变生活方式，减少导致慢病发生的高危因素。依托基层医疗机构中医综合服务区（国医堂、中医馆），对慢病人群开展中医医疗保健服务，推广应用中医药防治慢病的适宜技术和方法，提高慢病防治效果。加强中医医疗机构各类慢病、老年病专科建设，落实高血压、糖尿病分级诊疗服务中医技术方案，开展中医药慢病防治研究，针对中医药具有治疗优势的慢病病种，研究提出中医药防治技术方法[1]。中医药防控心脑血管疾病、糖尿病等重大慢病及重大传染性疾病临床研究取得积极进展。

二 中国慢病健康管理数字化趋势与成功实践

（一）中国慢病健康管理数字化发展现状与趋势

据弗若斯特沙利文报告，中国慢性病市场规模近年来增长较快，支出总额从2017年的28369亿元增长至2021年的46788亿元，年均复合增长率达到13.32%。预计2022年中国慢性病市场支出总额将达到53806亿元。同时，中国慢性病处方量占医疗行业全部处方量的比例不断增加，预计2022年占比将达到61.1%[2]。随着慢性病患者基数的不断扩大，传统的慢病管理模式难以满足我国的现实需求，打通就诊服务全流程等政策正推动数字化慢

---

[1] 陈计智：《全方位发挥中医药防治慢性病作用》，《中国中医药报》2017年9月25日第1版。
[2] 《2022年慢病管理市场规模 慢病管理行业市场趋势分析》，https://www.chinairn.com/hyzx/20220627/170152302.shtml，最后访问日期：2022年6月27日。

病健康管理领域进入拓展期。

自2016年以来，数字化慢病健康管理市场规模不断扩大。在包括人口老龄化、医疗资源下沉、医保政策变动、互联网生态圈普及、居民健康管理意识增强在内的多种因素助推下，互联网慢病管理行业快速发展，以大数据、人工智能、物联网等技术为核心的各种软硬件工具开始渗透到慢病管理的各个环节中。随着互联网医疗体系建设的逐步完善，用户规模及其相关的医疗服务和医疗产品销售也呈现稳定增长的趋势，中商产业研究院数据显示，2020年我国互联网医疗用户规模达到6.61亿人，同比增长13.6%，预计2022年将达8.28亿人。

为实现长程慢病健康管理，同时进行院内和院外管理，慢病管理数字化产业链连通医院、药店、保险公司和其他参与者，通过健康管理平台和医药电商平台依托大数据技术长期为用户提供健康监测并提供服务，包括慢病就诊（线下首诊、导诊、线上复诊）、健康管理（指标监测、慢病指导、健康档案）、医药电商（药品、医疗器械）三大医疗场景。在大量健康数据的基础上为患者制定个性化生活干预方案，帮助其形成良好的生活方式并降低发病率。因此，慢病健康管理数字化的发展趋势如下。

（1）院内、院外医疗卫生资源趋向整合：由于互联网医疗无法开展有效首诊，线上与线下协同已经基本成为慢病数字化管理行业的共识。也与院内诊断和日常治疗分开的传统慢病管理不同，数字慢病管理解决方案将只有医院才有的医疗资源与院外医疗卫生资源整合起来，增加了综合医疗服务的应用场景。

（2）诊疗过程的规范化及高效率趋势：在慢病数字化管理的诊中服务中，医生是服务管理的核心，健康管理平台通过人工智能结合软硬件设备的支持，为其提供线上诊疗的辅助手段。同样，线上诊疗服务的规范化也可以通过管理平台实现。

（3）以患者为中心的闭环管理模式：慢病管理的数字化简化诊治、处方开具和治疗过程，打通线上诊疗、线上购药与线下配送，为用户打造一站式解决方案。形成以患者为中心的管理模式，加强对更多医疗资源的获取，

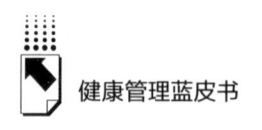

对提高医疗卫生系统的服务质量有重大价值。

（4）行业相关者的合作趋势：慢病管理的数字平台构建了相应的生态系统，医院、药店、制药公司、患者及医生等都参与其中，有利于系统间的沟通和互动。

（5）技术端对慢病管理行业的影响逐渐加深：数字化慢病管理的发展依托于大数据、人工智能、5G 相关技术的不断改进。例如，可穿戴设备是慢病管理的重要设备之一，其监测的数据是否能作为临床决策的依据是当前面临的关键问题，随着大数据算法的升级和芯片的迭代，这类设备将有效降低采集数据与临床数据的误差率，保证医疗数据的真实完整性；另外，随着大数据与区块链技术的深度融合，将实现对慢病管理医疗人员的有效监督与考核，并发展出更合理的激励机制，实现慢病管理全流程可追责、可监管。数字疗法借助人工智能、物联网、云计算及大数据、虚拟现实、增强现实及混合现实（XR）、低代码开发等一系列数字技术，通过智能化设备对慢病患者日常健康管理进行监控，并在数据交互及软件支持下进行一定干预，作为传统治疗手段的补充和优化，实现慢病数字化管理。

（二）中国慢病健康管理数字化赋能与创新实践

传统的慢病管理模式以"诊断、治疗、康复、随访"的流程为主，大医院及基层医疗机构的医务人员作为慢病管理流程中的主要执行者，承担起慢病管理中的诊前、诊中、诊后包括预防、诊疗、康复在内的多项工作。在医疗政策驱动、互联网技术进步、慢病患病人数不断增多而医疗资源分布不均等背景下，医药险等多方创新合作，迈出了坚定的创新实践步伐，涌现出多种落实到细节、成效明显的大胆探索。

1. "互联网+"慢病健康管理新模式的探索

（1）"互联网+"医疗服务。2020 年 12 月 10 日，国家卫生健康委、国家医疗保障局、国家中医药管理局三部门联合发布《关于深入推进"互联网+医疗健康""五个一"服务行动的通知》①，持续推动"互联网+医疗健康"便民惠民服务向纵深发展。2020年以来，线下问诊受限，线上诊疗需求日渐增大，助推了卫生领域对于互联网医疗的重视，进一步推动互联网医疗领域发展，以平安好医生为例，其月活人数在2020年迎来了新高峰，达到72900万人。在数字化医疗冲击下，互联网医疗服务和疾病预防变得更加个性化和精准化。目前，互联网医疗已经成为我国医疗服务体系的重要组成部分，与互联网融合形成线上与线下医疗并行的服务体系，提高我国医疗健康水平。医疗服务商纷纷利用大数据、云服务、智能设备结合慢病管理，打造"互联网+慢病管理"新模式。例如，百度打造了AI医疗智慧平台——灵医智惠；京东健康在以家庭为单位的慢病管理领域进行了创新性探索；字节跳动小荷医疗，提供在线问诊、医疗咨询、病情记录、健康测评等多种服务。新技术解放了以"人"管理为主的慢病生态，同时也帮助资源匮乏的基层医疗机构提高管理效率，其带来的变化将持续良性发展。全国多家公立医院也纷纷对互联网医疗服务进行探索，山西省阳泉第一人民医院提出"互联网+"居家舒适化医疗模式，在疫情期间打破地域限制，以居家医疗为基础，把三级医院的专业专科医疗资源通过互联网平台高效配置到患者家中，解决了慢性病患者居家无法实现即时医疗的问题。新疆医科大学第一附属医院重点关注了封控区、管控区和防范区不同人群的就医需求及对慢性病治疗的需求，在做好常态化疫情防控的前提下，对慢性病患者从健康教育、日常问诊、拿药取药、临床检测、化验单和报告单的调取到对治疗的满意度等方面，实施了全方位全周期的关注，为这些患者打造了新的就医模式。

（2）"互联网+"家庭医生签约服务。"互联网+"家庭医生签约服务是将互联网与家庭医生签约服务相结合，在互联网上构建社区居民与医生医疗互动的平台，以家庭医生签约服务综合管理系统为基础，为签约居民提供在线医疗、慢病随访、用药指导和健康状况评估等服务。2020年2月，上海

---

① 《关于深入推进"互联网+医疗健康""五个一"服务行动的通知》，http://www.nhc.gov.cn/guihuaxxs/s7788/202012/15029c3f5e3f4dc78d6a7596567367c6.shtml，最后访问日期：2022年12月10日。

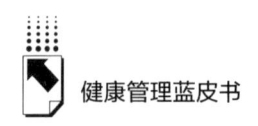

静安区在微信"健康静安"平台推出区域卫生+互联网的服务,通过微信平台连接静安区居民与区域基层卫生机构,提供导诊、预约、线上问诊和家庭医生签约服务。目前全国多地已开展"互联网+"家庭医生签约服务模式的试点,为家庭医生签约服务提供了新思路和新模式,具有良好的应用和推广前景[1]。

(3)"互联网+"慢病智慧管理。随着市场需求增加,底层技术逐渐完善,元器件、操作系统及开发平台等技术发展,在全球人工智能、5G、大数据等新型基础设施的普及应用下,数字化智慧化慢病管理逐渐步入正轨。2020年,华为WATCH GT 2 Pro成为首款获得国家药监局Ⅱ类医疗器械注册证的智能穿戴医疗设备,它可以测量ECG,应用于心律失常的风险提示。2021年智云健康推出"健康社区2030"计划,通过入驻小区的社区健康服务站及配套智能化诊疗设备方便慢病患者及时进行自助式日常健康管理,真正实现让数字化健康管理融入居民日常生活,助力推动居民健康水平和生活质量提升。不仅如此,数字化信息平台的使用,为慢病筛查提供了更便捷、及时的信息捕捉途径,切实有效地提高家庭医生慢性病管理的日常工作效率。截至2022年9月,杭州市临安区通过卫生院、村卫生室、居民三级健康管理平台,向全区高血压、糖尿病等患者投放智能穿戴设备3580台,配备"三合一"自助监测终端,由家庭医生实施线上监测和管理,同步建立卫生院、村卫生室、患者三级监测平台,并与线上终端链接,实行"全天候健康监测、全过程异常报警、全时段远程诊断"服务。

2. 慢病健康管理互联网医联体建设蓬勃发展

近年来,在"以基层为重点"医改方针的指引下,紧密型县域医共体建设成为践行"以人民健康为中心"理念的关键抓手。以糖尿病等慢性疾病为例,医共体作为慢病防控的主要战场,其核心在于整合区域内医疗资源优势,探索切实有效的慢病医防融合发展路径,构建从医院到社区、到居家

---

[1] 宋锐、郁敏杰、马龙飞、董蔚青、沈芸、乐嘉宜:《上海某社区基于"互联网+"家庭医生签约服务实践研究》,《智慧健康》2022年第9期。

一体化的连续性医疗服务新体系。

2022年国家标准化代谢病疾病管理中心（MMC）"1+X"工作启动，并在北京、上海、浙江等多地展开试点，由一个区域中心联动3个以上的基层医院。MMC通过包括大数据、AI、物联网在内的多种信息技术，连接医院、社区、家庭三个与糖尿病管理密切相关的重要场景，以规范化、标准化为基础、打造一站式解决方案。MMC"1+X"模式是MMC整体布局中的重要一部分，旨在将MMC的经验扩展到市、县等基层医疗服务机构，打造慢病智慧管理综合防控网络。

嘉兴市嘉善县大力推进健康嘉善心脑血管疾病、糖尿病、慢性呼吸系统疾控防治专项行动，推进"健康大脑+智慧医院"建设项目，以嘉善县域数字医共体为基础，将医疗流程和检验检查数据与区域平台的结果数据进行县域资源共享，实现数据的互联互通，构建居民全生命周期个人健康档案。同时结合中国慢病协同项目建立以患者为核心、家庭医生团队为管理诊疗主体力量、医共体牵头单位为医疗技术支撑、疾控中心为健康管理指导的新型医防融合体系，形成预防、筛查、诊断、治疗、随访与康复的健康闭环网络。丽水市遂昌县人民医院与浙大二院建立对接帮扶关系，下沉常驻专家，同时通过医疗机构之间的远程医疗服务，包括远程会诊、远程教育、远程医疗信息服务完成质量安全的规范化控制以及双向转诊的规范化。目前，遂昌县人民医院正在探索建立完善"互联网+"分级诊疗、移动随访、移动签约机制，为签约居民提供健康教育与咨询、预约和转诊等服务，并开展"两慢病"患者在线服务管理，通过建立高效的信息化诊疗服务，实现全程健康管理模式。

3. 人工智能赋能慢病筛查与管理

传统慢病管理的弊端和现阶段慢病管理的需求，迫切需要借助技术的手段来改变慢病易发高发、防控难度大的现状。人工智能智联网的应用使健康手表、手环，家用血糖仪等设备中的监测数据联动到慢病管理平台中，在机器学习、知识图谱技术的辅助下，不同设备终端中的数据相互联动建模，形成对患者多病种、全方位的疾病画像，实现对慢病及其风险因素的监测、评估并进行综合干预管理。技术与具体诊疗场景相互融合，形成了诊前筛查预警、诊中管理，以及诊后综合干预和慢病管理的效果评估。例如，数坤科技首创的非门控钙化积分在普通胸部低剂量CT平扫的基础上即可自动识别冠状动脉的钙化，自动计算冠状动脉钙化积分，准确度与传统门控钙化积分一致，实现肺癌和冠心病风险双筛查，高效助力健康管理体检机构无症状人群冠心病风险的普筛。数坤科技研发的数字医生产品已经在全国2000多家医院高黏性日常使用，其中冠心病风险筛查评估系统、肺结节人工智能辅助诊断及随访系统已在全国800余家体检机构落地使用，极大地赋能医疗和健康场景。心肺联筛定量评估冠心病风险，实现钙化程度分级展示，并提供历年检测数据随访对比，支持3D数字人体报告生成、云胶片、随访等数字化健康管理功能，用智慧科技助力健康管理（体检）机构开展冠心病风险管理服务。各年龄段的异常检出率详见图2，对筛查出的风险人群开展健康管理服务已经让很多人受益。

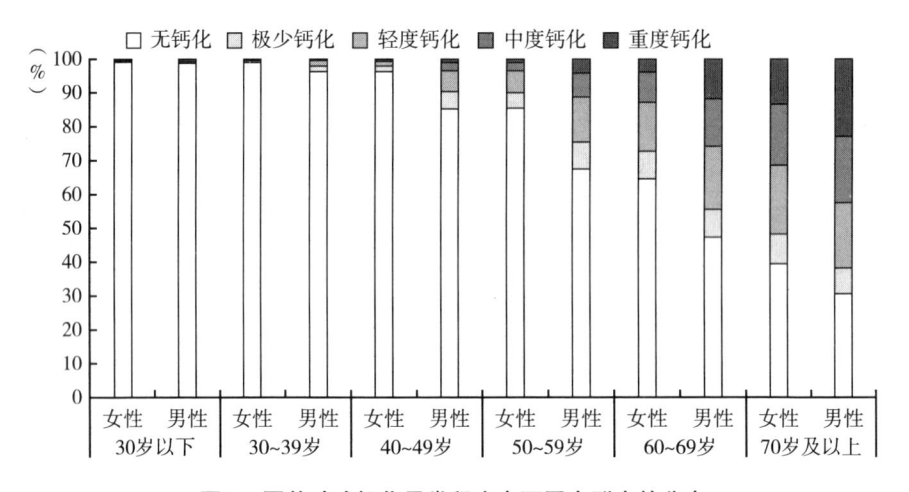

图2 冠状动脉钙化异常程度在不同人群中的分布

资料来源：数坤科技抽样数据。

4."医+药+险"闭环服务，实现慢病健康管理一体化

2020年"惠民保"将健康险从百万医疗时代真正推进到医药行业，

同时也将医和药串联起来。兼具市场性和公益性的惠民保在经历了爆发性增长之后，产品已陆续进入保障期。针对线上慢病管理，上海、四川成都、浙江宁波和温州的医保局，率先落地了医保账户的线上支付方案。而后在支付改革驱动下，为深化医疗供应体系再造，数字化成为医疗服务体系升级的重要引擎。一些地区和行业主体正借鉴"三明医改3.0阶段"构建新时代健康保障体系的经验，以紧密型医联体等组织形式整合区域医疗服务资源，在"供应侧"实现线上线下服务同质化，在"支付侧"探索医保"按人头/按病种付费"等支付形式改革。尽管有医保"保基本"和商保"作补充"，但民众在遭遇重大疾病之后，依然容易出现"因病致贫、因病返贫"现象。保险介入，连同电商流通、AI、大数据、院外App终端、线下药店、健康管理中心等，加入慢病管理，形成了宏大的慢病管理全景队伍。

目前，已有企业着力打造包含以上要素的闭环生态服务，一端连接医院，通过医院帮助相关的科室做标准化的流程管理、数据的自动采集，以及建设跨科室的系统；另一端为医生提供远程的病患监控、在线互动以及在线处方。从医院医生到药店，为患者打造了一个完整的闭环，也为所有的患者提供远程复诊、处方更新以及整体慢病管理。2021年泰康在线以构建"保险新生态"为目标，通过与全国超过1800名三甲医院医生合作，搭建线上问诊平台，并打通"问诊—开药—购药—送药"全流程，打造完善"医+药+险"服务闭环。阿里健康推出"慢病福利计划"，提供疾病教育、用药情况跟进、用药指导、复诊提醒等服务，与药企和物流公司密切合作，并通过对不同慢病人群提供多种慢病保险产品，以"保险+药品"双重保障减轻患者负担，通过从线上到线下场景的覆盖渗透，实现高效院外管理。

5. 安吉余村智慧健康养老创新模式

为切实解决乡村老年人医疗服务面临的困境、推动农村健康老龄化，安吉余村在乡村养老场景下的数字化健康管理方面进行了创新探索。2020年，安吉余村5G+智慧健康驿站成立。健康驿站以现有医共体为依托，以

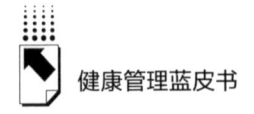

余村日间照料中心为基地,个人或家庭终端与区域智慧健康平台数据互联互通,打造"智慧医养"新模式。驿站内包含展示区、自助检测、储物区、线上及线下问诊区、智能药箱、中医适应技术治疗室、宣传资料展示区、处置室。基于5G网络和智能设备,余村居民可实现自动测量血压、智慧取药、远程问诊,并由家庭医生团队与社区健康管理师团队为社区居民提供持续、可及、高质量的膳食、运动、行为、心理、环境等综合健康干预服务。设立5G+智慧健康驿站,以家庭医生为核心构建网格化健康管理团队,打通健康管理技术系统、医保系统和医疗信息系统间的信息壁垒,为居民提供数字化、亲情化、协同化的健康管理服务,完善并形成"医、养、护"紧密结合型"智慧医养"服务新模式的闭环式生态圈。截至2022年5月底,驿站平均每月数据监测量达450余人次,对当地老年人开展健康管理的覆盖率达到了87.94%,已成为县域居家和社区康养服务新样板。

6. 数字疗法助力慢病管理

从2020年开始,数字疗法在国内迎来加速发展,陆续有符合数字疗法定义的软件医疗器械在国内获批。2022年1月,海南省卫生健康委员会发布《海南省数字健康"十四五"发展规划》[1],其中将"探索数字疗法先行试用"列入海南省"十四五"数字健康发展的主要任务之一。截至2022年4月,共有25款数字疗法通过了NMPA审批。

数字疗法重视多维数据收集与监测,尤其是生活方式数据的采集与分析,这使其在单纯依靠药物无法治愈的疾病领域具有优势。数字疗法产品通过互动设计及激励机制等多维度提高患者依从性,能够有效跟踪和激励使用者开展健康促进,无障碍地帮助使用者养成良好的健康行为习惯,并且由于数字疗法产品基于软件,相较于传统人工服务或药物干预,长期使用性价比更高,慢性病患者可以在家中接受治疗与干预,比去医疗机构或

---

[1] 海南省卫生健康委员会:《关于印发〈海南省数字健康"十四五"发展规划〉的通知》,https://wst.hainan.gov.cn/swjw/xxgk/gfxwj/202201/t20220130_3138124.html。

健康管理中心更为方便。英国朱尼普研究公司发布的报告显示，数字疗法的最佳应用领域是糖尿病和肥胖，其他应用可能包括慢性阻塞性肺疾病、创伤后应激障碍等[1]。目前，针对糖尿病前期人群、确诊糖尿病人群，已形成部分数字疗法产品。福州康为公司利用皮下植入探针对糖尿病患者进行血糖监测，并通过5G智能传输设备将动态血糖数据实时发送至患者本人及其家属和医生，实现风险预警。在行为方式上，患者可通过应用程序中的"游戏化学习"普及糖尿病相关知识，通过"AI营养师"拍摄每餐食物并识别，进行血糖智能跟踪干预。

三 中国慢病健康管理数字化面临的问题、挑战与对策建议

（一）主要问题与挑战

1. 数据互联互通的挑战

慢病管理数字化的实现有赖于分级诊疗和院内外协同管理的实施，而基本在于数据的"互联互通"。在"互联网+"医疗领域，医疗大数据的数据孤岛问题由来已久。医疗信息化发展至今，各个医院都存储海量数据，并分散在信息管理、影像、实验室、临床、电子病历等各个不同系统。除不同医院系统间存在的信息壁垒外，在实现数据互通方面，医疗大数据整体仍有较大的提升空间，医院内部的横向协调与信息整合有待加强，基层医疗机构也需要与上级医院形成高效稳定的纵向沟通。部分地区基层医疗卫生机构已通过与上级医院建立医联体形成互联互通，但因数据采集和管理结构的差异，大多数基层及社区医疗机构与上级医院尚不能完全实现信息交换。目前已有相应政策推行，国家正大力推动建设互联互通的国家、省、地市、县四级人

---

[1] 王晓迪、罗晓斌、郭清：《数字疗法在慢性病健康管理中的应用及发展趋势》，《中华健康管理学杂志》2022年第1期。

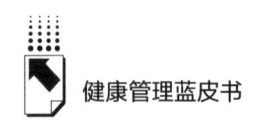

口健康信息平台，建立完善的智慧管理信息系统以对患者进行更好的健康管理。对于慢病全生命周期管理模式的构建，数据互联互通的信息化建设仍是当务之急。

2. 数据安全与规范性挑战

线上诊疗方便快捷，在补齐线上医疗的就医服务短板的同时，也有一系列问题随之而来，包括新场景下的流量运作问题、数据安全风险、患者的信任度问题。数据安全问题是与数字化并存的一大挑战，如何应对风险并实现数据的安全储存是数字化进程中亟待解决的难题之一。数据安全不是孤立的，是系统性的，囊括智能系统安全、网络安全、信息安全等，涉及平台、用户以及医疗机构人员。慢病管理数字化牵涉广泛，人工智能"辅助"诊疗，运营、医院资质、医生信息备案，以及在线问诊、开具处方、病历书写、药品配送等核心业务都需要在监管下开展。监管主体、监管规则、服务标准、申诉机制、惩处措施等方面存在的不足，导致数字化医疗在诊疗中依然存在过度诊疗、医疗安全责任主体等问题，规范性问题亟待解决。

3. 数字化慢病健康管理的费用分担机制挑战

"互联网+"医疗在慢病管理领域的规模逐步扩大，当前应用模式可分为以互联网方式销售药械、提供新的医疗服务和提升既有服务的效率和水平三种。而目前的盈利模式太多是以付费问诊、电子处方、在线购药为主要服务形式的从院内场景衍生出的互联网医院模式。在"互联网+"医疗健康和分级诊疗制度建设的推动下，互联网医院和远程医疗平台迅速发展；另外，基于电商平台出现了医药电商、O2O药品服务模式。但对于数字化慢病管理，信息系统加持和具体功能开发往往具有不确定性，管理进程中出现需要提升既有服务效率和水平的应用，如可穿戴设备等终端（智能血压计、血糖仪等），收益在服务主体和服务对象之间难以划分清楚的问题往往影响着费用分担机制的建立。辅助管理设备效果难以定量分析，个人用户支付意愿不明确，医保控费同样处于数字化转型期，数字化慢病管理服务仍存在诸多考验。

4. 数字疗法发展面临的挑战

国际数字疗法联盟对数字疗法的定义为"数字疗法提供基于循证医学的治疗干预措施,由高质量软件程序驱动,用以治疗、管理或预防医学问题或疾病。可以单独使用或与药物、设备、其他疗法一起使用,以优化患者护理和健康结果"[1]。伴随老龄化而来的慢性病流行以及新冠肺炎疫情的催化为数字疗法提供了巨大的市场需求,人工智能、5G、云计算、VR、物联网、大数据等新技术的更迭为数字疗法提供了技术支撑,医保控费的需求为数字疗法干预带来了发展机遇,同时数字疗法也面临不少挑战。目前市场存在的数字疗法产品有效性均已通过临床试验验证,但因大部分临床试验干预持续时间较短,引入的临床样本是否充分、得到的证据是否足以支持长期安全性尚未可知,仍需足够的样本量及持续性证据验证。数字疗法与其他疗法相互作用,由于数字疗法在慢病管理中通常需与传统药物、医疗器械或其他疗法联合使用,其相互作用对干预结果的影响及可能的风险也需要进一步观察研究。软件程序是数字疗法的驱动力与核心,数字疗法审批流程、周期等与传统疗法不同,数字疗法相关数据安全性保护需要加强,医护人员对数字疗法的认知与接受需要一个过程。

(二)主要对策与建议

1. 数字化改革推进数据互联互通

数据互联互通的目的是无缝对接各级医疗机构的基卫系统、公卫系统、诊疗系统、检查检验系统、智能监测终端等,多维度整合慢性病患者的健康数据。2018年4月,浙江省政府办公厅出台《浙江省医疗卫生服务领域深化"最多跑一次"改革行动方案》[2],随着信息化改革全面铺开,检查检验

---

[1] 李宇欣、高向阳、李斯琦、曾强:《数字疗法的应用现状及未来展望》,《中国数字医学》2022年第7期。

[2] 浙江省人民政府办公厅:《浙江省人民政府办公厅关于印发〈浙江省医疗卫生服务领域深化"最多跑一次"改革行动方案〉的通知》,2022年4月28日,https://www.zj.gov.cn/art/2018/5/11/art_1229019365_61696.html。

数据共享平台建设同步推进，并于2021年9月正式上线"浙医互认"平台。"浙医互认"作为全省范围内的检查检验数据互通互认平台，截至2022年9月已汇聚省、市、县、乡四级共计1856家医疗机构的检查检验数据，并对使用高频、技术稳定的93项检验项目和180项影像检查项目实现结果互认[1]。同时浙江"健康云"项目在一体化智能化公共数据平台架构下，打造面向卫生健康系统与行业的公共服务云，通过对全省各地信息系统升级优化，统一规范数据口径，加强数据管理，进一步实现慢性病一体化管理信息系统的数据实时同步与共享。同时，数字化改革为健康体检赋能，打通线上医疗服务各个环节，形成院后报告查询、线上互联网诊疗等全周期健康服务生态圈，辅助医生全面掌握患者的情况，为后续的服务方案提供判断依据。

2. 完善网络安全、数据安全，电子病历的质控，对互联网诊疗信息流转的全过程进行规范

最重要的是从监管上明确底线，严格准入标准，加强法律制度监管。涉及的平台应遵循医学伦理原则，做好隐私保护及信息安全工作，提供安全的信息访问获取渠道，从技术层面保护数据传输安全，确保慢病健康管理信息系统访问者的权限在管控范围内，并在出现行为风险时可实现访问后追溯。对于相应算法和产品，应从法律伦理方面进行科学评估，对于医务人员，应坚守职业道德，明确相应界线，对于用户提供的健康数据若有需要用于诊疗以外的目的，如科研或教学场景时应征得用户的知情同意。现阶段互联网平台与医疗机构需要共同完善网络安全、数据安全，完善对电子病历的质控，对互联网诊疗信息流转的全过程进行规范，以互联网诊疗相关监管细则为约束，做好产品和管理服务的优化。2022年2月8日，国家卫生健康委和国家中医药局联合发布的互联网医疗政策《互联网诊疗监管细则（试行）》正式印发，并从医疗机构、人员、业务、质量安全、责任五个方面进一步规范了互联网诊疗活动，加强互联网诊疗监管。

---

[1] 柳王敏：《浙江搭建数据共享平台 医学检查检验结果全省互认》，新华社，2022年9月2日，https://baijiahao.baidu.com/s?id=1742854141197228723&wfr=spider&for=pc。

3. 数字化慢病管理与商业保险结合

数字化慢病管理潜在支付方包括商业保险、社保、患者、服务提供方。医保部门可为慢性病管理提供资金支持，从而引导医疗卫生机构提供慢性病管理服务项目。纯市场化运作的商业健康保险存在逆向选择问题，惠民保作为普惠型补充医疗保险形成了以"政府推动、商保承办、公益化运行"为代表的制度新形态[①]，在惠民保试点当中涌现出了"保险+公益""保险+准公益"两种主流模式。2022年"龙江惠民保"作为黑龙江省第一款覆盖全省的惠民型商业健康医疗保险，在健康险基础上开展了10项健康增值服务，包括图文就诊和线上药品折扣、重大疾病早筛、在线慢病管理、"健康拍"非接触式健康监测4项关爱型服务，和着眼于恶性肿瘤诊治的6项就医型服务，将服务内容延伸到以"提前预防"为宗旨之一的全生命周期健康管理。未来需要从适合进行健康管理的慢性病病种开始，探索合理的支付方式，明确商业保险的应用场景，重视对慢性病健康管理项目的考核评估。在有效分析和利用临床数据进行个性化健康管理服务的基础上，商业健康险也可以与药械企业进行深度合作，实现结果导向的健康管理。

此外，在前期对数字化健康管理项目有效性的验证和卫生经济学评价的前提下，政府部门或医疗机构也可以向企业采购互联网医疗相关的公共服务。如微医"流动医院"，整合了公卫体检车、检查检验设备、互联网医院平台，由县级卫生健康部门或基层医疗机构采购，用于基层医疗卫生服务。

4. 数字疗法的审批和监管法规不断完善，基于数字疗法的科研快速发展

审批和监管法规的不断发展完善，为数字疗法的合法运用提供了保障。Pear Therapeutics公司应用于药物滥用治疗的reSET ®于2017年9月获取美国FDA批准，成为首款数字疗法产品。2017年，国际数字疗法联盟成立，并提出了数字疗法的定义、行业标准、规范准则，随后被广泛应用。2017年，美国推出了数字健康预认证计划，帮助随技术飞速发展而迭代的数字疗

---

① 于保荣、贾宇飞、孔维政、李亦舟、纪国庆：《中国普惠式健康险的现状及未来发展建议》，《卫生经济研究》2021年第4期。

法产品进入快速审批流程。2019年，德国联邦卫生部提出了数字医疗保健法案，规定数字疗法可以进入医保支付范围。在国内，2017年12月，中国国家药品监督管理局公布了《移动医疗器械注册技术审查指导原则》，明确指出所有用于患者管理的移动医疗独立软件或软件+硬件都属于医疗器械，在没有明确监管流程或者颁布相关指导原则的情况下，应依照医疗器械软件的相关政策和流程进行审批[①]。2020年11月，中国国家药品监督管理局批准了第一款数字疗法产品，术康App通过评估制定个性化运动处方，将FITT-VP运动康复体系与可穿戴智能设备结合，实现远程居家康复治疗，获得国家药品监督管理局批准的三类医疗器械注册证，揭开了中国数字疗法的序幕。截至2021年9月，国内已经获批二类及三类医疗器械注册证的数字疗法产品超过17款。未来，随着数字疗法产品的开发，国家针对数字疗法的审批和监管政策还将更为细分和完善。数字疗法产品需要真实世界数据和相关临床研究的支撑，国家药品监督管理局发布多个真实世界数据指导原则，如2020年1月的《真实世界证据支持药物研发与审评的指导原则（试行）》和2021年4月的《用于产生真实世界证据的真实世界数据指导原则（试行）》等。

越来越多互联网企业开始利用平台优势与医院合作发展数字疗法，基于数字疗法的临床研究也不断涌现，例如：2021年权威期刊 *European Heart Journal* 上发表过一项数字疗法产品用于原发性高血压治疗的研究成果。研究人员开发了一款新的交互式智能手机应用程序（HERB-DH1），这个应用程序可以评估每个高血压患者的个性与行为特征以及高血压决定因素，帮助用户结合经医学验证的非药物干预措施（包括限制盐摄入、控制体重、定期锻炼和限制酒精摄入）促进生活方式的改变。美国杜克大学医学中心研究团队在 *The Lancet Digital Health* 发文报道了他们利用一款游戏应用程序进行了一项为期4周的随机、双盲对照试验，结果表明数字干预可能有助于

[①] 国家药品监督管理局：《〈移动医疗器械注册技术审查指导原则〉解读》，https://www.nmpa.gov.cn/xxgk/zhcjd/20171229135401582.html。

ADHD儿童提升注意力,且副作用极小。数字疗法临床科研的快速发展,将为数字疗法提供有力的循证依据,也必然会提升广大临床医生的认同水平。借助信息技术和互联网医疗的快速发展,以及大规模移动智能设备的广泛覆盖,数字疗法的发展前景广阔、未来可期。

B.4 2021～2022年中国脑科学/类脑与脑健康研究数字化发展报告

赵琳琳　刘蕾*

摘　要： 脑科学已经成为生命科学的"终极疆域",是世界各国竞相角逐的主要赛道之一。数字技术与脑科学/类脑、脑健康研究相融合,在其原有的技术轨道上实现数字化跨界创新发展。本报告采用定性与定量相结合的研究方法,通过文献研究、专家访谈、数据计量、案例研究等方式,对脑科学/类脑与脑健康研究数字化进行背景界定、现状分析,并对其发展机遇和挑战、对策等进行阐述。目前,我国脑科学计划调整升级,新技术持续更新,重大成果随之涌现。脑科学数字化发展贯穿于疾病风险评估、早期检测与筛查、健康干预与随访效果评价中,可促进健康产业数字化转型。现阶段脑科学与类脑研究处于历史发展窗口期,我国后发赶超成绩显著,然而,面对脑科学与类脑研究的巨大需求,相关成果转化不足,需国家整体布局,加大产学研投入,重视前沿核心技术的基础研究,加强人才队伍建设,发挥中医药优势,提升脑科学与类脑研究的国际竞争力。

关键词： 脑科学　类脑　脑健康　健康管理　数字化

---

* 赵琳琳,博士,中南大学湘雅三医院健康管理科,主管技师,研究方向：慢性病健康管理；刘蕾,博士,中南大学湘雅三医院健康管理科,助理研究员,研究方向：脑健康管理。

一 中国脑科学/类脑与脑健康研究数字化的界定与背景

（一）脑科学/类脑研究与脑健康的界定

1. 脑科学

脑科学是一个研究大脑的新兴领域，是对人及动物的认知进行研究并探讨智能的本质与规律的科学。脑科学有狭义和广义之分。狭义的脑科学即神经科学，研究神经系统内分子、细胞水平的变化过程，探讨其中枢神经机制。广义的脑科学是对脑结构和功能进行研究，其核心问题是人类认知、智力和创造力的本质以及意识的起源等。脑科学的研究目的主要包括"脑探知、脑保护和脑创造"。"脑探知"，是研究大脑的结构、功能及工作机理，主要包括大脑的生理构成、生物机理和工作机理。"脑保护"，是治疗大脑相关疾病。"脑创造"，是开发大脑功能或借鉴大脑功能开发智能技术。

2. 类脑研究

类脑研究[①]是以打造"超级大脑"为目标，模拟人脑对信息的处理方式，借鉴人脑思考和计算方式，打造以数值计算为基础的虚拟超级大脑，或通过脑机交互，将计算与人脑融合，构建以虚拟脑和生物脑为基础的"脑机一体化"的类脑，最终构建新型的计算结构与智能形态。类脑研究的主要内容包括脑认知基础、类脑模拟、脑机互联，其主要特征包括：以信息为主要手段，以超级人造大脑为核心目标，以学科交叉汇聚为建构方式。

脑科学和类脑研究是关系尤为密切的两个重要的前沿科技领域；二者相互借鉴、相互融合，对于促进产业升级、社会进步和人民健康等具有重大战

---

① 吴朝晖：《类脑研究：为人类构建超级大脑》，《浙江大学学报》（工学版）2020年第3期。

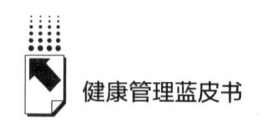

略意义①，因此脑科学与类脑研究在国际上掀起了研究热潮。

3.脑健康

脑健康是指大脑结构完整无损，生理学指标处于相对平衡状态，心理和认知功能符合社会要求，并对人体内外环境变化具有良好的调控能力。脑疾病的早期诊断和干预是脑健康领域的重大问题。

（1）脑健康与认知健康。

认知健康是指个人的认知功能正常，能够满足日常生活的要求。美国精神病学协会出版的《精神疾病诊断和统计手册》中提到，认知功能包含执行功能、学习和记忆、知觉运动功能、语言、复杂的注意力和社会认知六个方面。

除了认知功能外，脑功能还包括：运动功能，即人可以做出和控制动作的能力；情绪功能，即一个人对情绪的解释和反应的能力，以及感官功能，用于评估人对触摸的感觉（例如压力、疼痛和温度）和反应程度。因此，认知健康是脑健康重要的组成部分。

（2）脑健康与中医药。

中医药在维护脑健康方面积累了几千年的丰富经验，中医脑病理论可追溯至《五十二病方》和《黄帝内经》，形成"毒损脑络""肾精虚衰，元气亏虚，形神耗损""五脏虚衰，痰瘀相兼"等脑病相关病机学说，"醒脑开窍""益髓醒神""补养五脏，调和六腑"等治法。在中医药促进脑健康的长期临床实践中，已经逐步形成并发展出简廉效佳且独具特色的技术方法，如方剂、针灸、推拿等多种治疗手段，以及八段锦、五禽戏、太极拳、药膳等行之有效的养生保健方法。

（3）脑健康与健康管理。

脑健康与健康管理关系密切，脑健康管理是健康管理的重要组成部分。脑健康管理包括早期筛查脑疾病高危人群、检测和监测脑健康指标和干预手

---

① 《"十四五"规划〈纲要〉名词解释之16丨脑科学与类脑研究》，中华人民共和国国家发展和改革委员会，https://www.ndrc.gov.cn/fggz/fzzlgh/gjfzgh/202112/t20211224_1309265.html?code=&state=123。

段等方面。影响脑健康的因素主要包括保护因素和危险因素两方面,保护因素包括健康饮食、适量运动、良好睡眠、认知训练等,危险因素包括高血压病、压力、缺乏社交、过量饮酒等。

脑健康管理主要研究方向包括:①早期认知功能障碍筛查;②血压管理与老年痴呆预防;③健康饮食促进大脑健康;④主动老龄化脑健康管理;⑤肠道修复与脑健康管理。随着多组学研究、多模式影像重构、人工智能大数据等新技术的运用,我们不断增进对脑功能或失能状态机制的了解,促进了脑健康管理的发展与应用。

4. 脑科学/类脑研究与脑健康研究数字化

数字化创新广泛渗透于各个行业,融合性是其鲜明特点。脑科学/类脑研究与脑健康研究数字化是指通过人工智能、传感技术、通信技术、大数据与云计算、虚拟与仿真等数字基础设施将数字技术与脑科学/类脑、脑健康研究相融合,在其原有的技术轨道上实现数字化跨界创新发展。例如,在脑科学领域,利用以人工智能技术为导向的数字心理疗法,可促进脑疾病和精神心理障碍的数字化诊断与评估、心理疾病的数字预防与治疗、数字心理康复等发展。可通过数字技术手段精准预防网络与游戏成瘾等常见问题。另外,在人脑智能与潜能的开发等领域,可通过人工智能赋能于人脑并促进大脑智能进化。在提升大脑工作效率、挖掘和开发人脑的智能潜力等方面进行开创性的研究。

(二)中国脑科学/类脑与脑健康研究数字化发展背景

1. 人口老龄化和疾病谱改变推动脑科学/类脑研究与脑健康研究数字化发展

目前,我国进入了老龄化社会,脑血管疾病、阿尔茨海默病等老年人最常见的疾病,是导致老年人认知功能损害的主要原因。据世界卫生组织研究报告,在全球疾病负担中,精神疾病占22.8%[1]。而在我国,脑疾病患者接

---

[1] GBD 2013 DALYs and HALE Collaborators. Murray C. J., Barber R. M., Global, Regional, and National Disability-adjusted Life Years (DALYs) for 306 Diseases and Injuries and Healthy Life Expectancy (HALE) for 188 Countries, 1990-2013: Quantifying the Epidemiological Transition. *Lancet*. 2015; 386: 2145-2191.

近1.3亿人,其中阿尔茨海默病达到983万例,12岁以下自闭症患儿超过200万人,抑郁症患者已经超过5000万人[1]。对人类脑功能网络和疾病相关神经环路的检测非常困难,这严重阻碍了对脑疾病病理机制的理解。对这些脑疾病病理机制的完全理解仍有赖于阐明脑认知功能的神经生物学基础[2]。而大脑这个由上千亿神经细胞组成的器官和脊髓组成的中枢神经系统以及周围神经系统与人体的关系至今还未被完全研究清楚。例如,虽然已有研究发现30余种阿尔茨海默病的致病基因,但仍不能达到利用基因检测手段精准地对阿尔茨海默病进行预测。近年来高速发展的数字技术与脑科学的融合研究受到高度关注,以期应对随人口老龄化发病率大幅提高的脑疾病。

2. 脑计划上升为国家科技战略重点和核心科技发展领域

自2012年由欧盟率先发起后,美国、日本等发达国家也逐步开展了与"脑计划"相关的研究工作,展开科技角逐。整体来看,美国在脑科学研究领域处于第一梯队,成果显著。欧洲、加拿大、澳大利亚、俄罗斯、日、韩等为第二梯队,后来者居上。中国作为新兴力量已崭露头角,发展迅速。围绕脑科学/类脑研究及脑健康研究的国际竞争日趋激烈。各国脑计划实施情况见表1。

2012年,中科院启动了B类先导专项——"脑功能联结图谱计划",每年投入经费大约为6000万元。脑功能联结图谱研究被视为脑科学研究的战略制高点,探索脑的工作原理、揭示脑疾病的发病机制是发展脑式计算的必由之路。我国的脑计划于2016年正式启动,旨在探索大脑的秘密、攻克脑疾病和开展类脑研究等。"十四五"规划高度重视数字技术的应用,数字技术将与医疗健康项目深度融合。

---

[1]《4个国家重点实验室、115位研究人员,脑科学研究的星辰大海》,https://www.sohu.com/a/584559830_121286957?spm=smpc.sub-channel.fd-news.3.1663038241880741VpmC。

[2] Insel T. R., Landis S. C., Twenty-five Years of Progress: the View from NIMH and NINDS. *Neuron* 2013, 80 (3): 561-567.

表1 各国脑计划实施情况

国家/地区	时间	脑计划及相关大事件	主要内容
美国	2004年	神经科学研究蓝图	重大脑疾病、大脑多样性、神经科学等
	2013年	通过推动创新型神经技术开展大脑研究计划(BRAIN)	
	2020~2026年	BRAIN2.0	
日本	2008年	脑科学研究战略研究项目	3D狨猴大脑图谱、神经技术研究、动物模型建立、脑基智能
	2014年	"脑智(Brain/MIND)计划"	
欧盟	2013年	人脑计划(Human Brain Project,HBP)	六大信息技术平台
加拿大	2017年	"加拿大脑战略"	核心脑原则
韩国	2008~2017年	第二轮脑科学研究推进计划	大脑图谱、创新神经技术、AI研发、信息技术融合
	2017年	韩国脑科学计划	
中国	2006年	《国家中长期科学和技术发展规划纲要(2006—2020年)》将"脑科学与认知科学"列入基础研究8个科学前沿问题	脑与认知、脑机智能和脑健康。大脑对外界环境的感官认知、人类及灵长类动物自我意识的认知和对语言的认知
	2016年	《中华人民共和国国民经济和社会发展第十三个五年规划纲要》确定"脑科学"为重大科技创新项目和工程之一	
	2021年	《中华人民共和国国民经济和社会发展第十四个五年规划和2035年远景目标纲要》提出脑科学成为前瞻性、战略性的国家重大科技项目;科技部下发《科技创新2030-"脑科学与类脑研究"重大项目2021年度项目申报指南》,中国脑计划进入实际落地阶段	

3. 科技创新将脑科学/类脑与脑健康研究数字化发展推向前所未有的新高度

基因技术、遗传学技术、光学技术、电信号检测技术、数字技术等新兴技术逐渐应用于脑科学/类脑研究与脑健康研究领域,这些新兴技术极大拓展了脑科学研究的疆界,也将脑科学/类脑研究与脑健康研究数字化热潮推向了前所未有的高度。

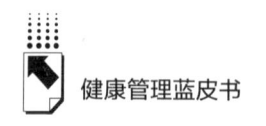

4. 脑科学研究机构纷纷成立

北京脑科学与类脑研究中心和上海脑科学与类脑研究中心是我国最先成立的脑科学研究机构，也是中国"脑计划"的前期工程。中科院下属各机构，例如脑科学与智能技术卓越创新中心、模式识别国家重点实验室、脑与认知科学国家重点实验室、脑功能与脑疾病重点实验室等在脑科学研究中也产出了诸多成果。

与此同时，各地政府及高校也纷纷成立了相关脑科学研究统筹机构。例如，广东省由广东省科技厅牵头，依托南方医科大学，并联合香港科技大学、香港大学、香港中文大学、香港城市大学、澳门大学等共16家大学和研究所联合共建了粤港澳大湾区脑科学与类脑研究中心。2018年，教育部启动了高等学校基础研究珠峰计划（简称珠峰计划），开始在高等学校布局建设前沿科学中心，逐渐实现构建世界一流创新大团队、建立世界领先科研大平台、孵化抢占制高点科技大项目和持续产出引领性创新性大成果的任务。

二 中国脑科学/类脑与脑健康研究数字化新进展、新趋势

（一）脑科学计划调整升级，新技术持续更新

1. 脑科学计划战略规划进入新阶段

脑科学的发展历程可分为混沌阶段（16世纪之前）、萌芽阶段（16世纪初到19世纪初）、开拓阶段（19世纪初至20世纪60年代）、大发展阶段（20世纪60年代至今）[①]。进入21世纪后，全球脑科学研究呈现百花齐放、百家争鸣的态势。美国、欧盟、日本等相继实施脑科学计划国家战略；中国也在2016年全面启动"脑计划"，并在脑科学领域取得了惊人成果。

---

① 中国电子学会：《2021年全球脑科学发展报告》，2021年5月。

(1) 国际脑科学计划战略规划概况。

2013年,美国时任总统奥巴马启动了由美国国立卫生研究院(NIH)主导的"先进创新性神经技术大脑研究计划"(Brain Research Through Advancing Innovative Neurotechnologies,BRAIN),标志着"BRAIN1.0时代"开启,资助金额高达30亿美元①。2019年6月提交的《美国脑科学计划2.0》,开启了美国"BRAIN2.0时代"(规划期限为2020~2026年)②。

2013年,欧盟启动"人脑计划"(Human Brain Project,HBP),旨在通过计算机技术模拟大脑,建立一套革命性的生成、分析、整合、模拟数据的通信技术平台,促进研究成果的应用性转化③。设计思路是使用一台超级计算机模拟人脑的运行架构、神经连接机制和整合原则④⑤。

2014年,日本科学家发起"整合神经技术用于疾病研究的脑图谱"计划(Brain Mapping by Integrated Neurotechnologies for Disease Studies,BRAIN/MINDS),通过研究灵长类动物(狨猴)建立脑发育及脑疾病发生的动物模型⑥。同年9月启动"人脑计划"(Brain/MINDS Beyond),研究对象从狨猴大脑拓展到人类大脑⑦。

(2) 中国脑科学计划战略规划概况。

中国脑计划的启动较上述发达国家晚,但仍赶上了世界脑科学研究的步伐。2014年香山科学会议探讨了中国脑科学计划的目标、任务和可行性⑧。2016年3月国家发布了"十三五"规划纲要,将"脑科学与类脑研究"列为"国家重大科技创新和工程项目",标志着"中国脑计划"

---

① Thomas R. Insel, et al.: Research Priorities. The NIH BRAIN Initiative, *Science*, 2013, 340 (6133), 687-688.
② John Ngai: BRAIN 2.0: Transforming Neuroscience, *Cell*, 2022, 185 (1): 4-8.
③ https://humanbrainproject.eu/en.
④ 王东辉等:《人类脑科学研究计划的进展》,《中国医学创新》2019年第7期。
⑤ 陆林等:《中国脑科学计划进展》,《北京大学学报》(医学版) 2022年第5期。
⑥ https://brainminds.jp/en.
⑦ 中国电子学会:《2021年全球脑科学发展报告》,2021年5月。
⑧ 《香山科学会议第500次学术讨论会在京举行》,https://www.cas.cn/hy/xshd/201406/t20140609_4133299.shtml, 2022-06-01。

的开始。2018年，中国脑科学"地区性计划"启动，于3月和5月在北京和上海成立脑科学与类脑研究中心。2021年9月，科技部《科技创新2030——"脑科学与类脑研究"重大项目2021年度项目申报指南》的发布标志着"中国脑计划"（China Brain Project，CBP）正式启动，拨款经费概算近32亿元，整体规模预计可达到百亿甚至千亿级[1]。"CBP"以"脑认知功能解析"为核心，以"理解脑、修复脑、模拟脑"为目标，确定了"一体两翼"的发展战略（见图1）[2]。总之，"CBP"在脑疾病领域的布局涉及全生命周期，对常见的脑疾病都设立了从机制研究到临床干预的全方位研究项目。

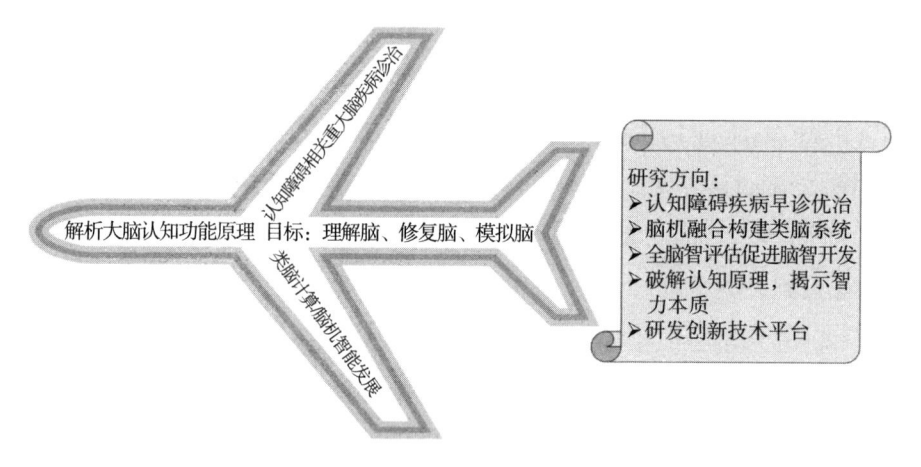

图1　中国脑计划整体布局及研究方向

2. 脑科学与类脑研究技术不断更新

神经电极与探针、光遗传与声遗传等技术的发展驱动神经科学研究方法的变革；单细胞测序技术、新型显微成像等技术的广泛应用促进脑的基础与

---

[1] 中华人民共和国科学技术部：《科技创新2030——"脑科学与类脑研究"重大项目2021年度项目申报指南》，https://service.most.gov.cn/kjjh_tztg_all/20210916/4583.html，2022-06-01。

[2] Poo M. M., Du J. L., Ip N., et al. China Brain Project: Basic Neuroscience, Brain Diseases, and Brain-Inspired Computing [J]. *Neuron*, 2016, 92 (3): 591-596.

应用研究，推动相关研究成果的转化；神经科学与计算科学的交叉融合，推动着脑机融合、类脑智能技术的发展。当今功能性磁共振成像技术被广泛应用于神经科学领域，可对活体大脑的神经元活动区域进行成像，成为活体无创性脑成像研究的重要手段。

此外，"神经信号新型检测技术"、"新型显微成像技术"、"神经环路形态追踪和功能操控技术"和"全脑尺度上神经环路重构技术"等关键技术亟待研发。在全脑尺度上解析结构和功能神经连接图谱，是揭示脑工作原理的关键，也是全面理解认知功能神经基础的必由之路①。利用人工智能技术实现脑内信息的全自动识别将是未来重要的研究发展方向②。

3. 我国脑科学与类脑智能技术优势领域

北京、上海脑科学与类脑研究中心已具有在全球脑科学尖端领域竞争的能力。我国在脑科学研究方面拥有独特条件：脑疾病患者数量庞大；拥有大量可研究的灵长类动物③。

在我国，脑卒中已成为国民第一大死因，阿尔茨海默病、帕金森病等神经退行性疾病的患病率也逐年上升④；常见精神疾病的患病率高达16.6%，其中抑郁症患病率为7.4%、孤独症患病率为0.7%⑤。基于庞大的人口基数，通过建立大规模自然人群及患病人群队列，收集临床及随访大数据，建立大规模生物样本库平台，探索患病风险因素并建立预测模型，阐释脑疾病发病机制和发展轨迹，开发脑疾病早诊、优治与康复新技术，将成为我们区别于发达国家脑计划的独特优势。

中国科学院昆明动物研究所为中国最大的灵长类动物研究基地；其灵长类生物医学重点实验室拥有大量的转基因灵长类动物，可用作杜氏肌营养不

---

① 顾泳：《国际脑科学计划盼由中国主导》，《解放日报》2019年10月31日第6版。
② 杜久林等：《脑科学研究新技术》，《中国科学院院刊》2016年第7期。
③ 《我国"脑科学计划"即将启动——重点研究神经发育疾病、精神类疾病等的预防治疗》，https://www.neuro.uestc.edu.cn/neuro/html/trends/14.html。
④ 国家心血管病中心：《中国心血管健康与疾病报告2021》，科学出版社，2022。
⑤ Yueqin Huang, et al., Prevalence of Mental Disorders in China: a Cross-sectional Epidemiological Study. *Lancet Psychiat*, 2019, 6 (3): 211-224.

良、孤独症、帕金森病等的动物模型；中国科学院上海神经科学研究所是我国东部最大的灵长类动物研究所，共10个实验室，致力于灵长类动物的生殖生物学、转基因模型、系统神经生理学、认知行为方面的研究[①]。

（二）脑科学与类脑研究重大成果不断涌现

1. 全球研究论文发表情况及专利申请情况

在基础研究方面，研究阵营逐渐由美欧两极向美欧亚三极转变，中日韩三国成为亚洲最具实力的脑科学研究国家。全球脑科学领域发表论文数量的增长率在1991~1995年、2011~2015年出现过两个峰值；在2016~2020年虽有下滑，但仍达到了19.2%（见图2）。在应用研究方面，全球脑科学相关专利申请量不足5000份且呈逐年下降趋势，说明脑科学并未进入广泛应用阶段。2016~2020年，申请的专利总量近2万份。美国以8000余份专利申请量居全球首位（见表2）。

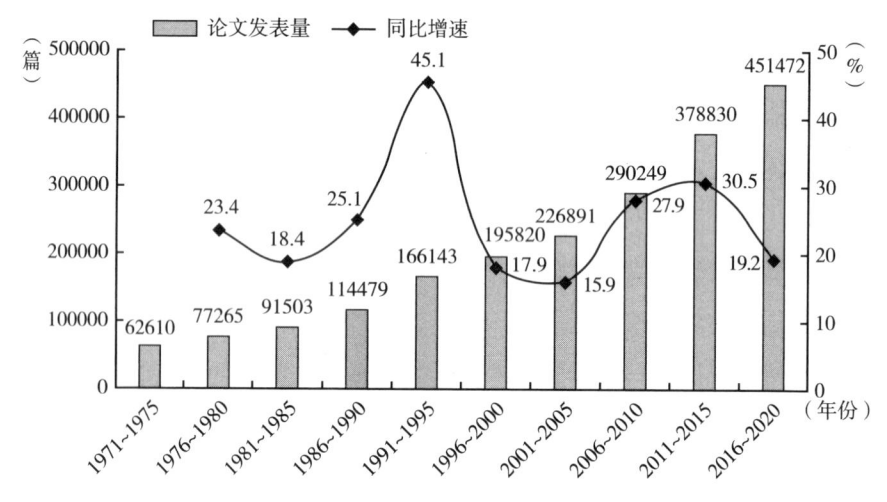

图2 1971~2020年全球在脑科学领域发表论文的数量及增长情况

资料来源：中国电子学会《2021年全球脑科学发展报告》，2021年5月。

[①] 王东辉等：《人类脑科学研究计划的进展》，《中国医学创新》2019年第7期。

表2 2016~2020年主要国家在脑科学领域专利申请情况

单位：份

国家	美国	中国	澳大利亚	加拿大	日本	英国	德国	法国
申请专利量	8675	1730	729	634	362	28	7	2

资料来源：中国电子学会《2021年全球脑科学发展报告》，2021年5月。

2. 中国研究论文发表情况及专利申请情况

中国脑科学领域发表论文数量的增长率在2001~2005年、2011~2015年出现过两个峰值，在2016~2020年仍达到了41.2%（见图3），远超同期全球19.2%的水平。但中国脑科学研究在专利申请等领域仍然有较大差距（见表2）。

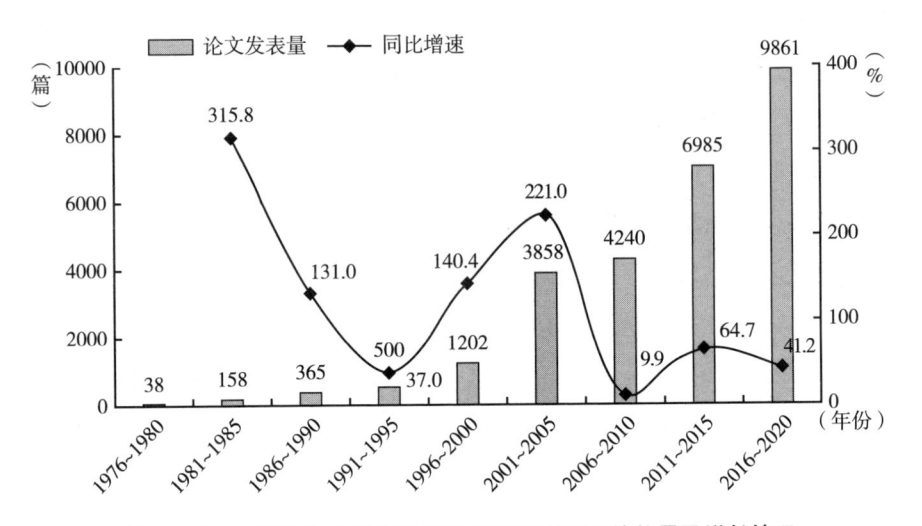

图3 1976~2020年中国在脑科学领域发表论文的数量及增长情况

资料来源：中国电子学会《2021年全球脑科学发展报告》，2021年5月。

3. 我国脑科学/类脑研究与脑健康研究重大成果列举

2017年，北京大学成功研制仅2.2克的新型微型双光子荧光显微镜，它可佩戴在头部颅窗上，实时记录数十个神经元、上千个神经突触的动态信号，性能优于美国脑科学计划核心团队研发的微型化宽场显微镜。2018年，

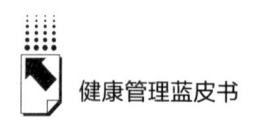

清华大学研制出新型超宽视场、高分辨率实时显微成像仪器（RUSH），具有1厘米×1.2厘米宽视场、30帧/秒高帧率、800纳米高分辨率、1.69亿像素/帧的高时空分辨率多维连续成像能力，可将活体脑神经观测数据通量由1000万像素/秒提升至50亿像素/秒，实现了"全局形态"和"细节特征"的多尺度观测。2021年天津脑科学中心研发出国内首款8通道24位模数转换芯片——"脑语者"D系列，核心性能达到国际领先水平。

2017年体细胞克隆猴"中中"和"华华"在中国诞生，使中国成为首个实现非人灵长类动物体细胞克隆的国家[①]。2021年，中国科学院深圳先进技术研究院自主研发的高通量三维荧光成像VISoR技术和灵长类脑图谱绘制SMART流程，实现了猕猴大脑的微米级分辨率三维解析，理论上也最有可能实现在人脑图谱的突破[②]。

4. 重点高校及重要上市公司的脑科学核心技术

脑机接口（Brain Computer Interfaces，BCI）技术的应用主要集中在医疗健康领域，包括各类脑疾病治疗，如脑卒中、阿尔茨海默病、帕金森病、癫痫及其他神经退行性疾病等。2019年天津大学研制"脑语者"芯片，为无创脑-机接口的微型化和实用化提供了可能。2020年浙江大学对高位截瘫患者植入犹他电极，通过意念控制机械臂实现饮水、进食等动作，实现中国临床侵入式BCI零的突破。2022年，脑虎科技公司研发的高通量柔性微电极阵列产品通过将可控降解的生物材料包裹在电极外作为植入载具，成为国内首家开展侵入式柔性脑机接口临床试验的公司。2019年，浙江大学发布了"达尔文二代"神经拟态类脑芯片；同年，清华大学成功研制出国际首款异构融合的类脑芯片"天机芯"；天津大学发布首款拥有完全自主知识产权的国产BCI模拟芯片；2021年，复旦大学研制出国内首款无线脑机接口芯片。

---

① Liu Z., Cai Y., Wang Y., et al. Cloning of Macaque Monkeys by Somatic Cell Nudear Transfer [J]. *Cell*, 2018, 172 (4): 881-887.

② https://new.qq.com/rain/a/20210821A04Y1W00.

（三）脑科学与类脑研究赋能健康管理与健康产业数字化转型

21世纪最具挑战性的前沿科学问题之一就是理解大脑的结构和功能，揭示认知、意识、思维和语言的神经基础，这对神经亚健康人群早期筛查、脑疾病早期诊断、药物靶向治疗和新疗法开发有重要意义。神经科学前沿研究与会聚技术取得的进展和突破有望持续改善人类脑健康，推动社会发展。Yole Développement 于2018年发布的报告预测，神经技术相关市场2023年的市值将达74亿美元，2035年可达384亿美元[1]。随着成像技术的改进和人工智能的应用，预计到2024年，全球医学影像的市场价值将达461.8亿美元[2]。预计2026年全球神经技术产品的整体市场将达到171亿美元[3]。2019年，全球脑机接口市场规模为12亿美元，预计2020~2027年将以15.5%的复合年增长率（CAGR）增长[4]。

脑科学技术将有望用于脑保护及脑创造、脑疾病早期筛查、脑疾病预测模型构建、亚健康人群智能随访、疾病进展评估、靶向药物研发、生物标志物筛选、改善疾病治疗和预后等。总体来看，神经技术产业大致有三个重点发展方向：监测与检测（神经监测与成像等），治疗与调节（神经精神类疾病药物研发、神经调节、神经反馈、认知评估与增强等），控制与模拟（神经操控、神经假体与模拟、脑机接口、类脑计算等）。脑科学技术可贯穿健

---

[1] Yole Développement. Neuroethologies and Brain Computer Interface: Market and Technology Analysis. 2018 [EB/OL]. https://www.i-micronews.com/products/neurotechnologiesand-brain-computer-interface/.

[2] Infinium Global Research. Medical Imaging Market: Global Industry Analysis, Trends, Market Size and Forecasts up to 2024 [EB/OL]. [2018-05].

[3] Neurotech Reports. The Market for Neurotechnology: 2020-2024 [EB/OL]. [2020-01]. https://www.neurotechreports.com/pages/execsum.html; QYR Research. Global Neurofeedback Market Size, Status and Forecast 2020-2026 [EB/OL]. [2020-01-01]. https://www.qyresearch.com/index/detail/1421288/globalneurofeedback-market-size-status-and-forecast.

[4] Grand View Research. Brain Computer Interface Market Size, Share & Trends Analysis Report By Product (Invasive, Partially Invasive, Non-invasive), By Application (Healthcare, Communication & Control), By End Use, And Segment Forecasts, 2020-2027 [EB/OL]. [2020-02]. https://www.grandviewresearch.com/industry-analysis/brain-computer-interfaces-market.

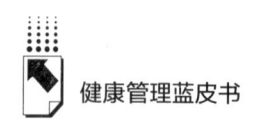

康管理的方方面面，促进健康产业数字化转型。

1. 风险评估与疾病预测

基于我国庞大的人口基数及各类脑疾病患者数量，利用自然人群或患病人群的生物信息大数据，建立大规模队列研究及生物样本库，从基因到脑网络、从个体到群体多角度阐释脑疾病的发生发展过程，揭示全生命周期的脑疾病生物学和影像学基础，探索各类常见神经精神类疾病的风险因素，构建风险评估模型，预测患病风险，筛查高危人群并结合人工智能技术进行统一高效管理，降低此类疾病的发病率。例如，2019年5月，上海联影医疗科技有限公司推出世界上首台名为"探索者"的全景动态扫描PET-CT，它能在一个床位上快速完成人体全身扫描，实现超高速、超高清成像和超高灵敏度、超低辐射剂量，通过其独一无二的4D全身动态成像技术可以清晰看到药物注射后在全身转移、分布、代谢的全过程。脑科学技术的变革和创新为健康管理领域提供了新的技术平台。

2. 早期检测与健康干预

在大规模队列研究及生物样本库基础上，利用可穿戴设备（如无线脑血氧头带和无创脑血氧监护仪等），基于磁共振成像（MRI）、正电子发射断层成像（PET）、电脑断层扫描（CT）、脑电图（EEG）和脑磁图（MEG）等研发的全新脑成像技术和人工智能测算系统等，研发各种发育疾病、心脑血管疾病、脑退行性疾病、精神疾病早期的生物标志物，在疾病早期进行科学的健康干预或调节，延缓脑疾病的发生。结合深度学习等技术，构建疾病发生发展变化轨迹模型，促进实现认知障碍相关脑疾病的早期识别和早期预防。认知评估与增强的相关产品和活动、设备可以帮助人们改善大脑和认知发展、促进社交认知及提高相关职业能力的实践，包括冥想、视频游戏、智能药物、营养补品、脑部刺激、运动、音乐、认知训练等，可以帮助健康人群提高相关身体机能。美国Neuralink公司研发植入人类大脑皮层的脑机接口技术（侵入式），以提高人类的智能水平。此外，脑肠轴的发现、肠道菌群与脑疾病发生发展的相关研究也为脑保护、脑促进及脑健康提供了新的思路。

3. 随访管理与效果评价

通过大数据计算建模，类脑智能借鉴大脑神经运行机制和认知行为机制，利用软硬件协同实现机器智能。脑机接口的研发为智能语音随访和意想随访的实现提供了可能性。此外，利用5G+大数据平台，构建心脑血管疾病三级协同诊疗网络，最终实现高危人群、亚健康人群、患病人群的自动化识别、分层分级管理及智能化效果评价。

三 中国脑科学与类脑研究发展：机遇与挑战

（一）脑科学与类脑研究处于历史发展窗口期

脑科学和类脑智能技术是当前国际重要科技前沿，正处于历史发展窗口期，是国际科技界必争的重要战略领域。我国脑科学和类脑人工智能研究正处于国际脑科技大变革前夜，已到必须有所作为、不进则退的关键期。

（二）中国脑计划后发赶超成绩显著

中国脑计划虽起步较晚，但成绩显著，在神经高分辨率成像技术等方面达到了国际领先水平，形成了多支在国际上具有影响力的脑机接口研究团队，在脑机接口专用芯片、深部脑刺激、稳态视觉诱发电位脑机接口、脑波音乐脑机接口系统等领域达到了国际"并跑"水平。在非人灵长类动物基因编辑和克隆方面，中国以"黑马"的姿态领先。

（三）我国现阶段对脑科学与类脑研究发展需求巨大

我国科技、经济、社会发展对脑科学和类脑研究提出了巨大的需求，脑疾病覆盖了各年龄层，给国家、社会和家庭带来了沉重负担。加快脑科学研究，开展重大脑疾病的预防、诊断和治疗新技术的研究及应用，发展神经计算、仿真记忆存储、智能机器为代表的类脑研究技术，将成为智能社会和超智能社会发展的关键。

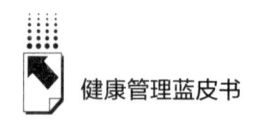

（四）脑科学与类脑研究成果转化不足

目前，我国正身处脑科学发展热潮中，但成果真正实现转让、许可转化的比例较低，促进脑科学基础科研的临床转化、技术产出，发挥其对疾病诊疗的实际效用显得尤为重要。

四 对策与建议

（一）国家整体布局，从科研、技术、产业多维度，保持优势领域创新发展

加强脑科学/类脑与脑健康研究创新发展的顶层设计和规划，优化国家战略科技力量布局，强化国家科技创新的体系化发展能力。优化科技资源的配置和共享，发挥科技创新对产业创新的引领带动作用，加强脑科学重大科技基础设施、国家重点实验室、国家重大科技项目等与产业技术创新的有效对接。借助国家创新体系下的科研基地，统筹安排脑科学研究，聚焦我国脑科学与类脑研究的优势项目，保持优势领域创新发展。

（二）加大产学研投入，形成国际科技合作新策略

加大产学研投入，建立有利于研究成果转化应用的创新合作机制，促进多方数据共享，积极参与国际基础科研平台的共建与共享，借鉴欧美等国的脑科学/类脑研究的成功经验及技术，形成国际脑科学/类脑研究合作新策略。与此同时，充分发挥自己的优势资源，设计具有自身特色的发展路径，掌握脑科学研究的核心竞争力。

（三）重视前沿核心技术的基础研究，促进技术转化与产业应用

我国与美国等发达国家相比，脑科学/类脑基础科学研究相对薄弱。国家应多方式、多渠道加大对脑科学/类脑基础科学研究的支持力度，优化科

研院所、高校、企业科研力量配置，打造先进的基础技术共享平台。促进脑科学技术转化，特别是提升脑健康和脑疾病治疗的研究成果转化率。

（四）加强人才队伍建设，提升国际竞争力

加强脑科学与智能技术复合型人才培养，以提高脑计划国际竞争力。通过国家重点实验室建设、重大脑科学科技项目实施，打造脑科学与类脑智能的学科创新基地，培养高层次、复合型、研究型人才。

（五）发挥中医药脑保护与脑健康优势

中医药维护脑健康积累了几千年的丰富经验，中医药在早期预防、干预脑损伤、延缓神经退行性病变中可发挥独特优势。利用多组学技术等，可以更好地将脑结构与功能评价相结合，开展脑疾病早期预警研究，形成相应早期干预策略，减少及延缓脑功能衰退。在全生命周期维护、重点人群健康管理、重大疾病防治等方面进一步发挥中医药脑保护和促进脑健康的优势。

B.5
2021~2022年国民健康素养数字化发展趋势与挑战

林艳辉 陈滋*

摘　要： 健康素养是一项有利于健康决策的个人技能。随着数字媒介的日益普及，越来越多的国民通过网络途径寻找健康信息，进行自我健康管理，预示着健康素养数字化时代的到来。数字健康素养涵盖了健康素养和数字技能。我国老年人群数字健康素养滞后于智慧养老需求，青少年人群数字健康素养呈两极分化且受父母学历层次影响，孕妇数字健康素养颇高且受益良多。此次蔓延全球的新冠肺炎疫情，是检视民众数字健康素养的特殊情境，"数字难民"在社会发展潮流中举步维艰。我国处于数字医疗的起步阶段，提升国民数字健康素养，需要政策引导、多部门协作，以科普教育为工具，以适宜技术为支撑。

关键词： 数字健康素养　健康素养　数字化　数字医疗

一　健康素养和数字健康素养界定和发展意义

（一）相关概念与界定

1. 健康素养与技能的概念与界定

健康素养（health literacy）最早在1974年美国学者S. K. Simonds《健康

---

* 林艳辉，医科学博士，中南大学湘雅三医院健康管理中心主治医师，主要研究方向为健康管理政策研究和眼健康管理；陈滋，内科学博士，中南大学湘雅三医院健康管理中心主治医师，主要研究方向为慢病健康管理。

教育和社会政策》中提到①。世界卫生组织（WHO）、美国医学会及美国健康与公众服务部围绕"健康素养是一项有利于健康的决策的个人技能"分别对健康素养进行了描述与界定。美国健康与公众服务部对健康素养的定义最为国内外广泛接纳和应用。健康素养是指个体获取、理解及利用基本的健康信息和服务，以做出合适的健康决策，保持和促进自身健康水平的能力。健康素养强调一种维护健康的综合能力，除具备基本健康知识，还要求批判地思考分析健康信息并加以运用的能力。健康素养不仅反映个人维护健康能力，也被视为卫生服务需求和个人技能之间的相互作用相互促进的重要纽带。一方面，健康素养被视为医疗环境背景下影响疾病预后、诊疗、康复等的重要因素；另一方面，健康素养还是在社会环境中对整个人群健康水平的长期发展发挥效用的一个因素。

2. 数字素养与技能的概念与界定

数字素养（Digital Literacy）是指利用信息技术，高效发现、获取、评价、整合及交流信息的综合能力。数字素养是信息素养在数字时代的升华与拓展，是关乎全民基本生活能力、具有整合性及跨领域的重要技能，包括数字生存能力、安全能力、思维能力、生产能力及创新能力。随着数字时代的到来，数字素养的角色实现了从专业技能到全民素养的转变。数字素养是积极接纳与学习更是学会辨别。数字素养的水平决定着是否能更好地面对生存方式和生活方式的数字化。国民数字素养是促进人的全面发展、建设数字人才强国的重要举措。

3. 健康素养数字化与数字健康素养

健康素养数字化是指利用数字技术，对个体或群体获取、理解及处理健康信息和服务的模式和方法进行系统化、整体性的变革，从而对个体及群体维护和促进自身健康的能力进行重塑和赋能。随着数字时代的高速发展，健康素养数字化进程也被疾速推进，逐渐引起全球学者们的关注。学者们就针

---

① S. K. Simonds. Health Education as Socialpolicy [J]. *Health Education Monographs*, 1974, 2 (1): 1-25.

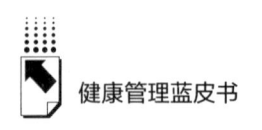

对这一现象提出了数字健康素养的概念,它被描述为在不同文化、情境、语言素养等环境下与互联网的交互作用,批判性地运用知识解决健康问题,提高全生命周期生活质量的一种能力。数字健康素养包括传统素养、信息素养、媒体素养、健康素养、科学素养和计算机素养六项核心技能或素养。

(二)国民数字健康素养的特点

1.通过网络获取健康信息的意识日益提高

随着科学的发展,传统信息渠道如医疗卫生服务机构、广播、报纸、电视等已不能满足人们对健康的需求,越来越多的人开始尝试从各类数字媒介平台寻求健康指导,提升维护健康的能力。尤其是在新冠肺炎疫情防控常态化后,人们主动关注疫情形势、践行防控方法、提高自身防疫能力、配合防控政策,健康意识快速提升。此外,随着健身理念日益深入人心以及全民自媒体时代的到来,越来越多的人选择在直播、社交、短视频、健身类App等线上平台获取、分享健身知识及经验。

2.高效获取健康信息的能力不够

国民对健康信息的需求日趋多元化,他们通过获取网络上的相关健康信息来应对健康危机、参与医疗决策、认识自身健康行为以及探索预防保健途径等。然而,数字健康素养不高,检索工具有限,检索方式单一,判别健康信息的能力不足,制约国民高效获取健康信息资源。此外,在这个信息爆炸的时代,网络信息系统根据我们的检索习惯,常常为我们展示量身定做的健康信息。我们希望看、常看的内容,系统越会把这些东西推送给我们,这严重影响大众获取健康信息的效率,禁锢着人们的信息获取能力。

3.科学评判健康信息能力不足

互联网的飞速发展促进了健康产业的壮大,为国民利用互联网获取健康资源奠定了基础,但数字信息参差不齐,大家面对海量信息往往不知如何取舍。国民对数字媒介信息的态度大致分为三类:一类人群批判性接受,会进一步求证和反思信息的真实性,不轻易受媒介影响;一类人群高度信任,以老年人为主,朋友圈养生帖、抖音养生小视频是其获得养生信息的重要窗口，认真践行并传播各种健康养生保健知识，易成为健康谣言的传播者和受害者；一类人群全盘否定，因恐惧电子化信息科技，从而抵触数字媒介。

4. 运用数字媒介参与健康管理的动力不足

数字健康的发展为使用者提供了丰富的健康资源，也对使用者提出了更高的要求。人们不仅需要具备获取和运用健康信息进行健康决策，维护健康，还应掌握各种交互技术，如健康信息的交流、自我健康监控管理、线上咨询/就医等。目前数据显示，部分人群由于不能熟练运用数字媒介，不能与互联网形成有效互动；部分人群虽具备运用数字媒介的能力，但主动健康意愿不足，使用移动医疗App等智慧医疗手段进行健康管理参与度不够。

5. 国家大力倡导提升居民健康素养，推进健康素养数字化

居民健康素养越来越受到政府和相关部门的关注，提升健康素养已经成为健康中国建设的主要内容和重要指标。顺应数字时代要求，健康信息也日趋数字化，提升数字健康素养已成为提高全民健康素养水平的关键。因此，国家出台一系列提高居民数字健康素养相关的政策和文件（见表1）。

表1 数字健康素养相关政策、文件

发布时间	发布单位	政策名称	政策内容
2008年	原卫生部	《中国公民健康素养——基本知识与技能（试行）》	界定了我国公民应具备的66条基本健康知识和技能
2016年	中共中央、国务院	《"健康中国2030"规划纲要》	强调加强健康教育，提高全民健康素养
2017年	国务院办公厅	《中国防治慢性病中长期规划（2017—2025年）》	指出加强健康教育，提升全民健康素质是实施慢性病防治重要策略与措施
2018年	国务院办公厅	《国务院办公厅关于促进"互联网+医疗健康"发展的意见》	强调利用互联网途径普及健康生活方式，提高居民自我健康管理能力和健康素养
2019年	全国人民代表大会常务委员会	《中华人民共和国基本医疗卫生与健康促进法》	明确提出提升健康素养已经成为健康中国建设的主要内容和重要指标
2019年	国家卫生健康委	《健康中国行动（2019—2030年）》	提出把提高健康素养作为增进全民健康的前提，实现健康素养人人有

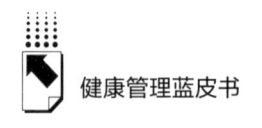

续表

发布时间	发布单位	政策名称	政策内容
2021年	中央网络安全和信息化委员会	《提升全民数字素养与技能行动纲要》	对提升全民数字素养与技能作出全面部署，明确提出提升全民数字素养与技能的发展目标
2021年	十三届全国人大四次会议	《中华人民共和国国民经济和社会发展第十四个五年规划和2035年远景目标纲要》	强调加强全民数字技能教育与培训，普及提升公民数字素养
2021年	中央网络安全和信息化委员会	《"十四五"国家信息化规划》	强调提高全民数字健康素养是实施数字健康的关键，是践行健康中国的必由之路

资料来源：作者整理。

（三）健康素养数字化的意义

1. 推动健康素养数字化是顺应时代的必然要求

互联网、大数据、人工智能等信息技术的快速发展给传统医疗服务模式带来了巨大变革，数字化医疗保健服务中的在线健康信息和移动应用程序在此过程中起着重要作用。医疗卫生服务的质量与效率得到了极大的提升，显著提高了卫生服务的可及性及健康和福祉的公平性。在此背景下，数字健康素养对于提高个体自我健康管理能力乃至改善健康结局的重要作用日益凸显，已成为当前健康教育与健康促进领域重要内容。随着主动健康观念的普及，人们主动通过数字媒介寻求健康生活方式，并营造有利于健康生活方式的社会环境与网络环境。数字健康素养逐渐成为公众维持健康水平，提高全生命周期质量的必备素养。

2. 健康素养数字化引领健康素养水平大幅提升

我国自2008年开始在全国范围内开展居民健康素养监测，我国居民健康素养水平稳步提升（见图1）。一方面是因为国民对健康问题越来越关注；另一方面归功于健康教育、健康促进工作者顺应数字时代的发展，为国民提供更多更好的服务。对健康信息的分析、评判能力即健康素养的水平将影响人们的健康决策能力。而健康素养的数字化通过信息技术手段促进个人和社会获取、应用、分享和创造健康信息及保持健康的能力，维持和改善全生命周期的生活质量。因此，健康素养数字化势必推动居民健康素养水平的提升。

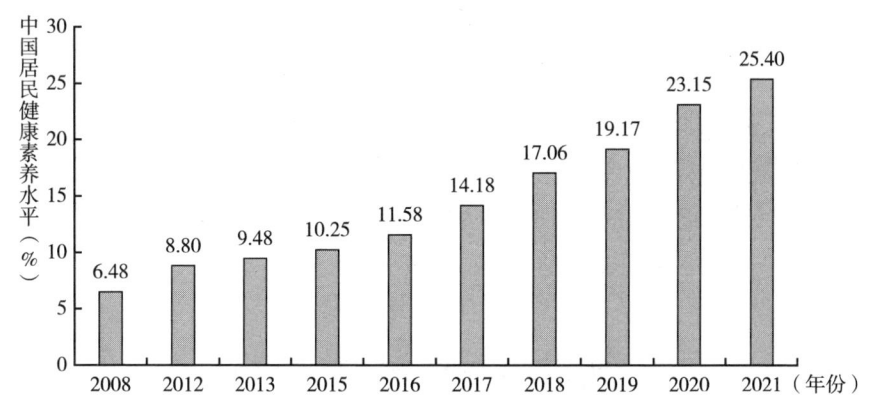

图 1　中国居民健康素养监测报告（2008~2021 年）

资料来源：作者自行整理。

3. 数字健康素养是疫情防控常态化时代对人们的基本要求

突如其来的疫情让国民意识到免疫力才是最重要的竞争力，良好的生活习惯是维持机体免疫力的关键。公众对健康的需求也在逐步扩充，由疾病治疗、疾病预防到健康管理，再到生活质量的提升，促使健康服务需求激增。然而在疫情防控常态化时代，医患的直接接触增加感染风险。数字健康的发展及普及一方面避免医患直接接触，降低感染风险；另一方面，更高效更个性化更广泛地覆盖人群，促进群体健康水平的提升。如越来越多的医疗机构利用互联网医疗资源开展线上诊疗服务，这就要求居民必须具备一定的数字健康素养。此外，在新冠疫情常态化防控背景下，基于大数据的行程信息管理以及实时更新的新冠肺炎健康信息均与居民的生活息息相关，一定的数字健康素养成为疫情防控常态化时代人们生活中必备的生存技能。

4. 提升全民数字健康素养是践行健康中国战略的必由之路

随着我国老龄化进程加快，慢性病患病率持续攀升，给传统医疗健康行

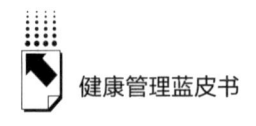

业带来巨大挑战。同时人们对健康的认识也越发深刻，对于健康有着更高的要求与更多期待。大量研究证实，在诸多影响健康的因素中，生活方式对于健康的影响最大，而居民健康素养的水平决定了健康生活方式是否能被正确持续地践行。健康素养数字化即通过开发和使用数字技术重塑健康素养，为健康素养赋能，被视为解决健康问题的关键。健康问题不单指个体的健康水平，更是强调社会群体的健康状况。健康素养数字化可高效地提高群体健康素养水平，促使个人、家庭、社区乃至整个社会都参与进健康行动，持续推进八类健康细胞建设。此外，健康素养数字化促使群体对健康关注的重点不仅限于疾病的诊断与治疗，而是得到疾病的早期预防、精准干预及健康管理，实现全方位、全周期的健康。

二 健康素养数字化发展趋势

2019年4月，WHO发布全球第一份数字健康干预指南，提出通过平板电脑、计算机和移动电话使用数字卫生技术，改善人民健康和基本服务等10种方式的新建议，随后发布《数字健康全球战略（2020~2024）》，明确数字健康战略在世界各国医疗卫生行业发展中的优先地位。提高国民数字健康素养和技能是加快数字健康技术发展应用的必要手段。各国政府先后实施了相应策略来提升数字健康素养，学者也在数字健康素养领域进行了相应研究。

（一）数字健康素养发展趋势

1. 研究领域先行先试，推动评价体系快速进展

数字健康素养评估工具的开发已有近20年。健康素养的评估内容因其定义和范畴改变而随之变化。数字健康素养评估工具以评估量表为主，经有效性和信效度检验，能够灵敏地反映个体的数字健康素养水平，为准确评估、全面调查与制定合适的干预措施提供支持，引导个人良好的健康促进行为，使之更好地受益于数字医疗。

评估数字健康素养最常用的量表是 Norman 和 Skinner 在 2006 年发表的电子健康素养量表（the eHealth Literacy Scale，eHEALS）[1]。该量表主要评估个体获取信息和健康决策的能力，包含 8 个条目（见表 2）。量表设计之初主要针对年轻人，随后，面向不同的目标群体和应用领域开发出各种测量和评估工具。欧盟健康素养评估内容更广泛，量表内容更丰富[2]，包含各类知识、技能、自我效能、动机、行为改变、医疗保健可及性、服务使用、健康状况、护理成本等。因而，他们的评价量表内容丰富、条目繁多。

编者经过整理汇总了各类普适性健康素养评估工具内容及特点（见表 3），以及适用于不同场景的特异性数字健康素养评估工具的内容及特点（见表 4）。各类量表包含 8~35 个条目不等，大多按照 4 级或 5 级评分法评定，从多个维度评估测试者的健康素养和数字化技能。特异性评估工具多用于慢性病人群或各类特定人群，慢性病数字健康素养量表包含内容更广泛，除基本的健康素养和数字化技能测评外，还包含信心、焦虑、与医生沟通等方面内容。随着数字医疗、大数据、人工智能和物联网等数字应用技术的发展，数字健康素养的评估内容越来越广泛。

表 2 eHEALS 量表及因子分析结果

条目	因子负荷	相关系数
1. 我知道如何上网查找有用的卫生资源信息	0.77	0.68
2. 我知道如何利用网络来解答自己的健康问题	0.79	0.70
3. 我知道从网络上可以获取的卫生资源信息有哪些	0.77	0.68
4. 我知道从网络上哪里可以获取有用的卫生资源信息	0.84	0.76
5. 我知道如何利用获取的卫生资源信息帮助自己	0.81	0.73

---

[1] Norman C. D., Skinner H. A., eHEALS: The eHealth Literacy Scale [J]. *J Mecical Internet Res*, 2006, 8 (4): e27.

[2] Visscher B. B., Steunenberg B., Heijmans M., Hofstede J. M., Devillé W., van der Heide I., Rademakers J., Evidence on the Effectiveness of Health Literacy Interventions in the EU: A Systematic Review. *BMC Public Health*. 2018 Dec 29; 18 (1): 1414. doi: 10.1186/s12889-018-6331-7.

续表

条目	因子负荷	相关系数
6. 我具备评价网络卫生资源信息好坏的技能	0.72	0.63
7. 我能够区分网络上高质量和低质量的卫生资源信息	0.65	0.55
8. 我对应用网络信息做出健康相关决定充满自信	0.60	0.51

解释变异性 = 56%

Cronbach's α = 0.88

资料来源：Norman C. D., Skinner H. A., Eheals: The eHealth Literacy Scale。

2. 各国竞相出台政策，提升国民数字健康素养

数字健康素养是造成健康不平等的重要决定因素，从长远来看，提升数字健康素养可以有效降低医疗保健成本。各国通过调整医疗保健政策和提供教育机会来改善数字健康素养。

2010年，美国实施《改善健康素养国家行动计划》，该行动计划包括7个目标：①发展和宣传准确的、可理解的、可操作的健康安全信息；②促进医疗卫生系统改革，改善健康信息、交流、知情决策、健康服务的使用情况；③将准确的、有循证依据的健康信息融入儿童保健以及高校教育；④支持在社区中开展成人教育、英语语言指导以及与之相适应的健康信息服务；⑤建立合作伙伴关系，发展领导才能，改变政策；⑥加强基础研究，调查、干预、评价国民健康素养；⑦大力宣传以循证为基础的健康素养实践。美国CDC（Centers for Disease Control）、ANA（American Nurses Association）、IOM（Institute of Medicine）等卫生相关组织积极开展健康素养相关促进活动。

欧盟提升数字健康素养的措施可分为两方面：一是针对不同的健康素养水平量身定制干预措施，旨在提高个体健康素养；二是旨在改善总体健康效果，从而对不同健康素养水平的人产生不同的影响。欧盟的干预措施有以下三个特点：①根据健康素养偏低的参与者制定方案；②内容不只是知识传播，还着重技能提升和互动；③以适当的方式呈现，多使用动画语音，易于理解，以达到最佳效果。

总之，国外提升数字健康素养的干预包括团体干预、个人干预、基于网

表3 普适性健康素养评估工具一览

序号	量表名称	内容	条目	评分法	一致性系数	相关系数	来源
1	电子健康素养量表 the eHealth Literacy Scale, eHEALS	电子健康技术与其预期用户的技能相匹配,考评用户对计算机(或特定语言或技能)的工作知识能够达到实现与健康相关目标的水平	8个	Likert5级评分法	0.88	0.49~0.68	加拿大
2	数字健康素养工具 the Digital Health Literacy Instrument, DHLI	评价公众电子健康技术与电子健康素养相匹配程度	21个	4分制评分法	0.87	0.57~0.70	荷兰
3	电子健康素养评估工具包 the eHealth Literacy Assessmen, eHLA	使用7个小量表(功能性健康素养、健康素养自我评估、健康和自我保健熟悉度、健康和疾病知识、技术熟悉度、技术自信、技术和电子健康激励)评价公众电子健康技术与电子健康素养相匹配程度	44个	各量表评分方式不同	—	0.59~0.94	丹麦
4	电子健康素养问卷 the eHealth Literacy Questionnaire, eHLQ	从7个维度(使用技术处理健康信息、理解健康概念和语言、积极参与数字服务能力、安全感和控制感、积极参与数字服务、访问有效的数字服务、适合个人需求的数字服务)评估大众的数字健康技能	35个	4分制评分法	—	0.77~0.86	丹麦
5	移动版电子健康素养量表 the Mobile eHealth Literacy Scale, m-eHealth	从信息获取、自我知觉、互动评判3个维度编制量表,评价手机客户端用户的电子健康素养水平	12个	Likert5级评分法	0.91	良好	中国
6	数字健康素养评估工具 Digital Health Literacy Assessment, DHlA	从3个维度(数字健康素养、对医学信仰、民间疗法信仰)评估个体可能错判各类健康信息的风险	10个	Likert5级评分法	0.87	—	中国台湾

资料来源:编者整理。

表4 特异性健康素养评估工具一览

序号	量表名称	针对人群	内容	条目	评分法	一致性系数	相关系数	来源
1	病人健康信息技术参与度工具 Patient Readiness to Engage in Health Information Technology,PRE-HIT	慢性病人	从8个维度（健康信息需求、计算机/互联网经验、计算机的关系、与医生的关系、手机专业知识、互联网隐私、没有消息是首选消息）评估病人健康素养水平	28个	Likert4级评分法	0.57~0.87	0.60~0.85	美国
2	沙特慢性病电子健康素养量表 Saudie-Health Literacy Scale, SeHL	慢性病人	从4个维度（技术/媒体的使用、寻找信息、理解/有用性、信心/需要帮助）评价沙特慢性病患者的电子健康素养水平	19个	—	—	—	沙特
3	高校学生电子媒介健康素养量表	高校学生	从3个维度（健康信息获取能力、健康信息评价能力、健康信息实践能力）评价	20个	Likert5级评分法	0.915	0.836~0.895	中国
4	大学生电子健康素养问卷	大学生	评估大学生基于网络的健康信息寻求和电子健康素养，评价学生在各领域的技能和知识	7个	Likert4级评分法	0.78	—	伊朗
5	网络健康素养量表 E-health Literacy Scale, EHLS	网民	从3个维度（互动性、功能性、批判性）评估市民众网络健康素养	12个	Likert5级评分法	0.84	0.70~0.83	中国

资料来源：编者整理。

络的干预、单组干预和多组合作干预,方式有聊天、讲座、培训课程、在线指导、测评和传单发放等。

3. 我国加快步伐,大力推进数字健康素养提升

我国引入数字健康素养概念的时间较短,理论体系薄弱,以借鉴国外为主。研究多为现况调查,理论研究、评价工具的研究和影响因素的研究都处于初始阶段,在健康素养和健康结局的相关性研究,以及干预研究方面几乎处于空白。2021年,国务院印发《全民科学素质行动规划纲要(2021—2035年)》,提出:实施老年人科学素质提升行动,以提升信息素养和健康素养为重点,提高老年人适应社会发展能力,增强获得感、幸福感、安全感,实现老有所乐、老有所学、老有所为。2022年,中央网信办等四部门印发《2022年提升全民数字素养与技能工作要点》,明确提出:到2022年底劳动者数字工作能力加快提升,人民群众数字生活水平不断提高,全民数字素养与技能发展环境不断优化。尤其要加强老年人、残疾人、农民数字技能培训。我国《义务教育课程方案和课程标准(2022年版)》第一次确立了义务教育信息科技课程需要培养的四大核心素养(信息意识、计算思维、数字化学习与创新、信息社会责任),以促进学生数字素养与技能的提升。

(二)我国不同群体数字健康素养现状

1. 老年人群数字健康素养滞后于智慧养老需求

"数字化"和"老龄化"交汇形成新的时代特征。数字化信息与智慧化手段结合以解决老年人问题是全球积极应对老龄化的表现。智慧养老是社会养老服务发展的大方向。养老服务信息的查询和利用、老年人健康信息的监测和传输,这些都将借助智慧养老终端平台实现。作为养老服务对象,老年人应具备选择性使用在线健康信息和医疗保健相关的数字应用的基本技能,根据自己的健康需求,主动选择和正确利用健康信息或数字媒介。但是,老年人群数字健康素养技能还远远滞后于这一主流趋势,主要表现在三方面。一是老年人群高效获取健康信息的能力不够。智能手机、数字电视、可穿戴设备等是老年人接触较多的数字媒介，检索信息表现出工具依赖性和思维定式，获取的有益健康信息资源相对有限。二是老年人群科学判断健康信息的能力偏弱。互联网的高速发展让老年人基本认同从互联网获取健康资源，并形成一定行为倾向，但是科学评判和正确取舍数字信息的能力不够，容易成为健康谣言的传播者和受害者。三是老年人群主动参与数字化健康管理的动能不足。医疗App 2.0技术不仅搭建了知识共享、专家咨询和病患交流平台，也为使用者提供了信息交流、健康监测以及自我管理的可能。老年人利用数字医疗平台与医护沟通、自主健康管理的意愿偏低。

2. 青少年人群数字健康素养呈两极分化且受父母学历层次影响

青少年健康是国家进步、民族兴旺的根本体现，是社会文明进步、国家综合实力的重要组成。我国教育体系中，数字技能教育开展较早，而数字素养教育远远落后于数字技能教育。很长一段时期里，我们更关注数字技能，如打字、办公软件、简单编程等操作训练层次；忽略了数字思维、解决问题能力、批判思维、创新精神、数字社会责任等数字素养内容。调查显示，青少年数字健康素养水平处于中等偏上，存在"两极分化"现象，数字健康知识水平较高，活动习惯和数字沉溺存在问题，自控力不足。同时，城乡差异较大，受父母学历层次影响明显。

3. 孕妇数字健康素养颇高且受益良多

调查显示，孕妇群体相较于其他人群数字健康素养相对更高，全球90%的孕妇通过互联网或智能手机参与健康相关活动，主要表现为以下三方面。一是孕妇通过穿戴设备与智能手机应用程序连接，实现动态监测基本生命体征以及胎心和宫缩的追踪，及时了解自身健康状况，及早发现异常；二是孕妇通过网络和各种应用程序了解健康知识，监测健康指标，制定目标，通过改善生活方式提升健康水平并有显著效果；三是孕妇通过数字社交平台分享妊娠感受或交流经验，她们认为数字媒介获取信息更加便利、信息更加丰富翔实，而且，通过数字社交媒介能获得多方面的社会支持和情感支持，能在孕期健康管理中掌握更多的主动权，能提升孕期健康相关决策能力。

三 数字健康素养与技能提升面临的机遇与挑战

（一）机遇

1. 知识的网络化，网民的快速增长，为数字健康素养与技能提升提供了沃土

通信技术的发展，给知识结构带来了翻天覆地的变化。知识网络化发展意味着知识技能不仅存在于书籍中，还存在于网络沟通和交流中，这种网络属性标志着数字化时代已经到来。

第50次《中国互联网络发展状况统计报告》显示，截至2022年6月，我国网民规模达10.51亿人，较2021年12月新增网民1919万人；农村地区互联网基础设施建设明显加强，互联网普及率达58.8%；我国在线医疗用户规模达3亿户，较2021年12月增加196万户，占网民整体的28.5%。随着数字媒体的日益普及和广泛应用，越来越多的国民尝试通过网络途径查找健康信息，进行自我健康管理，数字健康素养的概念逐渐普及。

2. 新冠肺炎疫情防控促使决策者关注数字健康素养

新冠肺炎疫情防控进展提示，提升国民应对突发公共卫生事件能力具有重要意义，这促使决策者们更加重视对国民数字健康素养的培养。

在新冠肺炎疫情的阻击战中，各国政府相继采取封闭式防控策略，利用数字技术收集、更新疫情信息，开发社区健康档案（健康码、场所码）管理，发展远程医疗和人工智能辅助诊疗等数字疗法，这一系列举措引发了各层决策部门和领导对数字健康素养更进一步的思考，越来越多的机构、决策者认识到数字健康领域的价值。数字医疗技术的使用有效提升了医疗保健服务的可及性和工作效率，为疫情防控做出了不可忽视的贡献。数字技术有潜力重构传统医疗保健服务领域，数字疗法概念应运而生，基于数字媒介对疾病进行全流程规范管理，将为增进人类健康与福祉做出不可估量的贡献。

3. 新冠肺炎疫情提前激发民众主动提升数字健康素养

新冠肺炎疫情突如其来，是一个检视民众数字健康素养的特殊情境，凸显了民众具备一定数字健康素养的重要性。大众对新冠病毒普遍易感，是疫情期间的重点健康教育对象。首先，民众对于新冠病毒的认识、防控，对于疫情信息的辨识，面对疫情的心理调适，都明显影响着疫情防控效果的巩固。同时，信息共享和大数据的使用，为疫情防控带来了助力；但是在疫情防控早期，对于数字健康素养低下的人，尤其是网络信息搜索技能差的人，生活突然变得无所适从，"健康码"和"行程码"成为出行必需品，"采样码"也成为生活必备，无法熟练使用智能手机可能导致"寸步难行"。

（二）挑战

1. 评估工具不统一的挑战

数字健康素养的评估因其定义的设置和范围改变而变化。目前各国都有相应的数字健康素养测评量表，但全球范围内没有能够通用的"黄金标准"。由于数字健康素养测评工具的标准不统一，无法对众多研究进行比较。研究数字健康素养测评体系，开发适用于我国国民的测评工具，尤其是开发适用于特殊情境、针对特殊人群的测评量表是目前的迫切需要，也是我国数字健康素养领域需要不断探索的重点。

2. 水平低下的挑战

研究专家[1]认为，部分人群的数字素养偏低是制约我国公共数字文化服务均等化发展面临的严重挑战。这些群体包括老年人群、农民工和其他留在非城市地区工作的工人、农村居民等。数字健康素养低下影响我国的整体健康状况，给国家卫生系统带来了很大的负面影响，使之日益成为重大的公共卫生难题。疫情的发展和持续让国民的生活发生了很大变化，同时也为国民数字健康素养的评估提供了特殊的考察视角。学界开始探索如何提升"数字难民"在社会生活场景中的数字素养。世卫组织称赞电子健康是为服务

---

[1] Wanyan D. D., Dai Y. Q., Promoting Equal Access to Public Digital Cultural Services in China: Efforts and Challenges [J]. *Libri*, 2019, 69 (3): 229-239.

不足的人群提供安全、经济、可及护理的一种手段,其中移动医疗有望发挥重要作用。目前,健康素养有限的个人在数字领域将面临更大的障碍,在数字化时代,差异将持续存在甚至进一步扩大。

3. 社会发展的挑战

数字化浪潮席卷全球,提升数字素养是国民适应社会转型的必备技能。国民的生活方式发生了重大改变,健康素养的内容不断丰富更新,数字健康技能需要不断提升以适应发展的需要。当下,信息爆炸,文化日益多元,"知乱行难",民众不具备基本的数字健康素养,不能甄别良莠,在数字化浪潮中将无所适从。在信息社会的转变中,各类学习机会以数字媒体形式出现,变得触手可及。但数字鸿沟被证明是一个大问题:老年人和教育程度低或社会地位低的人获得和使用数字媒体的机会较少,有必要开发推广不需要数字应用程序的教育产品。其次,在日益数字化的医疗保健环境中确定哪些能力是必要的至关重要。

4. 人才缺乏的挑战

提升数字健康素养和技能,需要各类复合型人才。高端数字人才的缺乏,不仅是数字教育人才缺乏,更是创新型数字人才、复合型数字人才、数字技术工程师、数字医学研究者等的缺乏。我国复合型人才的培养刚刚起步,人才缺乏的痛点将在很长一段时期内制约我国民众数字健康素养与技能提升。

四 加快提升国民数字健康素养与技能的对策建议

(一)政策引导,推动数字健康素养举措落地

提升公民数字健康素养是一项系统工程,需要决策者高度重视。从知识性、行为性、信念性、功能性等多维度引导,并规划目标任务。为了尽快提升全民数字健康素养,要坚持政府主导、多部门协作,号召全社会参与,明

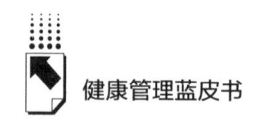

确工作目标和各级责任主体。鼓励各级卫生部门以及利益相关单位将数字健康素养教育纳入日常例行工作中，切实发挥教育专业机构的作用，将数字健康素养的教育效果纳入考评指标，建立良好的体制和机制，完善问责制度，与考评结合。

同时，政府鼓励数字健康素养基础理论研究和技能提升的应用研究，如健康信息素养、健康素养技能等领域，为提升我国数字健康素养提供切实的理论基础和技术支持。持续拓展研究视角，加强交叉学科融合研究，如将其与临床医学、教育学、心理学等学科相结合，丰富数字健康素养研究内容。不断扩展研究对象，加强对老年人、青少年、少数民族、农民工等重点人群的研究。加强对数字健康素养与健康信念、健康态度、健康行为、健康结局等关系的调查研究和实证干预研究，为制定有效的改进措施提供参考依据。卫生健康组织在设计数字健康服务时必须基于低素养人群，以便提升其对所有患者的可及性。

（二）加强宣教，促进数字健康教育融入生活

提升大众健康素养是项长期的工作，离不开宣传教育。开展数字健康素养教育，不仅需要注意内容的科学性，还需要提高教育材料的可读性，探索新的传播手段。国外经验显示，针对低文化素养人群，简单易懂、以图片为主的宣传材料更容易获得良好的教育效果。

增加数字健康教育机会，非正式学习领域已经存在各种数字产品，从社交媒体中的非结构化产品（例如 Instagram）到主题专家的教育视频，再到全面的电子学习产品（例如大规模开放在线课程）。目前，患者健康教育这一方面成绩较好，比如通过慢性病学校或类似的患者学院，提供疾病和治疗方面的教育，支持医生和患者之间的参与式交流。然而，要通过教育提升社会整体数字健康素养，首先必须教授大众基本数字技能，并且以低水平数字健康素养的人群可以理解和访问的方式呈现健康信息，消除因数字健康信息不平等所致吸收差异。

数字健康素养与技能提升是一个长期的、渐进性的工程，必须从青少年

开始，形成系统的、可持续的学科课程教育体系。加快信息化教育变革，不断完善数字教学基础设施建设，促进教育信息化技术支撑，实施教育信息化2.0行动计划，建设智慧校园，利用大数据、互联网、人工智能等数字技术，形成数字化、智能化、个性化、终身化的教育模式，积极发展"互联网+教育"，实现教与学互动、信息技术与人才培养兼顾、文化传承与创新融合，全面提升学生数字健康素养。

（三）技术支持，强化数字健康素养技能提升

随着通信技术的迅猛发展、信息传播方式的日新月异，开发适宜技术以提升国民数字健康素养的需求越来越迫切。无论是数字健康素养评价工具的开发，还是数字健康的发展以及智慧校园的建设，都离不开相应的技术支持。

移动和数字健康工具越来越多地应用于医疗保健服务和及时提供医疗卫生信息。数字健康素养需要与一般素养和健康素养相辅相成的技能。高校和职业院校与企业共建联合学院、实习基地、实验室等，推动职业院校人才培训与行业联合、与企业联盟、同园区联合，探索中国特色学徒制，加快构建规范化数字技能教学、实践体系。

数字健康正在改变医疗体系、就医模式和健康管理方式，全面提升国民健康素养、积极迈进数字化时代是健康强国的必由之路。

专题篇
Special Topic Reports

B.6
中国健康科普数字化发展趋势与挑战

武留信 王雅琴 邓淑文*

摘　要： 只有全民健康素养普遍提高，才能实现健康中国建设伟大目标，这是新发展阶段健康科普事业发展的最大动力和意义所在。本报告对标新时代健康中国与数字中国对健康科普工作的使命要求，提示当前健康科普工作还存在较大差距，如科普作品有效供给不足，科普从业人员参与科普的积极性和能力不高，科普评价和治理体系亟须完善。"十四五"时期，随着数字化、网络化、智能化的深入发展，健康科普实现从"传统媒体走向新媒体""平面走向立体""整体走向碎片化"的转变，数字健康科普将成为主流科普形式。本报告对我国当前数字健康科普的发展趋势及创作发布、传播、治理中存在的问题进行全面梳理和

---

* 武留信，中关村新智源健康管理研究院院长，长期从事心血管病临床、军事飞行员医学选拔与健康鉴定、健康管理与健康产业研究工作；王雅琴，中南大学湘雅三医院健康管理科，博士，副主任医师，中南大学健康管理研究中心骨干，主要研究方向为慢性病风险筛查与管理；邓淑文，中南大学湘雅三医院健康管理科，博士，中南大学健康管理研究中心青年骨干，主要研究方向为心脑血管疾病风险评价与健康管理。

总结，并以问题为导向，从"入国家科技支撑规划"、"入国家发展工程"、"入国家健康细胞"、"入国家宣教平台"和"入国家人才评价体系"等方面，对未来数字健康科普的高质量发展提出优化对策和建议，以期为满足人民群众日益增长的健康科普需求提供科学参考和依据。

关键词： 健康素养　科普　健康科普　数字化

一　健康科普与健康科普数字化的界定

（一）科学普及概念与界定

在2002年颁布的《中华人民共和国科学技术普及法》中，科普是指国家和社会采取公众易于理解、接受、参与的方式，普及科学技术知识、倡导科学方法、传播科学思想、弘扬科学精神的活动①。从人文社科的角度来看，科普除了广泛传播自然科学知识以外，还包括对社会科学知识的普及。社会科学知识的普及是指采用公众易于理解、接受和参与的方式，传播人文社会科学知识、弘扬人文精神的活动②。总的来说，科学普及是为提高公众科学技术素养，采用公众易于理解的方式进行的非学科的科学教育与传播③。

（二）健康科普概念与界定

健康科普是指与人的健康相关的科学知识的生产制作与传播推广过程。

---

① 刘新芳：《当代中国科普史研究》，中国科学技术大学博士学位论文，2010。
② 龙艳：《社会科学普及信息化的问题与对策研究》，《湖南社会科学》2018年第4期。
③ 钱贵晴：《对"科学技术普及"定义的研究》，《中国科普理论与实践探索——公民科学素质建设论坛暨第十八届全国科普理论研讨会论文集》，2011年。

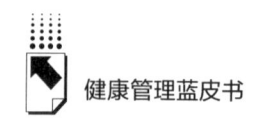

2022年5月国家卫生健康委等九部门联合印发《关于建立健全全媒体健康科普知识发布和传播机制的指导意见》，该指导意见明确健康科普知识是以健康领域的基本理念和知识、健康的生活方式与行为、健康技能和有关政策法规为主要内容，通过易于理解、接受、参与的方式向公众呈现和传播的信息。开展健康科普的目的在于整合专家力量和媒体资源，传播普及健康知识，提高公众的健康素养和健康文化水平。健康科普是科学普及工作的重要组成部分，包括健康科普作品、健康科普宣传教育、健康科普网络与新媒体平台等。健康医学科普工作是连接医学专业知识和大众的桥梁，将精深的医学专业知识以通俗易懂、形象生动的语言传递给大众，从而使医学科学发展的最新成果和信息不独为医学专业人员所知，而是飞入寻常百姓家，更好地应用于社会、服务于社会①。

（三）健康科普数字化概念与界定

健康科普数字化是以互联网为载体，使用数字化技术对科学知识进行普及，以提升大众健康素养。健康科普数字化是利用5G、大数据、云计算、人工智能、物联网等数字化技术，对健康科普知识进行数字化转化。健康科普数字化转化主要体现在两个方面：内容以及传播方式的转变。内容上的数字化转变是除了对传统纸质内容做出改变，使之更贴近新媒体用户的阅读偏好外，还融入了数字化技术，加入可视化内容、音频、动态内容等，使原本枯燥的文字更加生动有趣②。传播方式上的转变即生产更适合互联网用户的内容和利用数字化技术提升科普传播的有效性，促进内容传播者/生产者与互联网用户之间的交流与互动。

（四）健康科普作品/产品分类界定

健康科普作品是健康科普工作的重要载体。健康科普作品是以健康领域

---

① 常静、雍伟哲：《打造中国健康科普与健康教育的主流平台》，《中华医学信息导报》2007年第20期。
② 鲍盈含：《传统科普杂志数字化转型的反思与探索》，安徽大学硕士学位论文，2021。

的科学技术知识、科学观点、科学方法、科学技术为主要内容，通过易于理解、接受、参与的方式向公众呈现，达到广泛传播的效果①。通过健康科普作品的普及，帮助公众形成健康观念，采取健康行为，掌握健康技能，提高健康素养，从而维护和促进自身健康②。

健康科普作品/产品主要包括六种类型：①表演类作品/产品，包括舞台剧（歌舞、相声、小品等）或者演讲；②视频类作品/产品，包括公益广告、微视频、动漫、长视频、电视栏目等；③音频类作品/产品，包括健康科普专题音频、广播剧、有声书等；④图文类作品/产品，包括科普图书、科普文章、手册折页、海报等；⑤互联网类作品/产品，借助微博、微信公众号、抖音账号等平台，提供科普知识和健康资讯等；⑥新闻类作品/产品，如通过电台、电视节目对科普知识进行传播。

互联网的普及与新媒体的出现为健康科普创造了新形式，以新媒体为主要传播途径的科普作品形态不断裂变与分化，定制化、可视化、数据化、移动化已成为媒体发展的大方向。但无论传播形式如何变化，优秀的健康科普作品都应具备科学性、专业性、原创性、实用性、传播有效性、引领性的特点③。

（五）数字健康科普及分类界定

数字健康科普是利用数字技术对健康科普内容与资源进行处理和存储，形成图文并茂、声像结合的健康科普作品与传播平台，并利用数字技术进行广泛传播的智慧科普形式。可将其内涵理解为面向卫生健康高质量发展要求，以数字或知识作为关键要素资源，以5G、大数据中心、人工智能、区块链、云计算等新型基础设施作为重要载体，具备数字化升级、智能化应用、技术融合与创新等特征的一系列卫生健康服务与管

---

① 杨艺：《我国传统媒体与新媒体健康科普报道研究》，西南政法大学硕士学位论文，2018。
② 李新华：《打造高质量"科普之翼"助力健康中国建设》，《中国出版》2022年第5期。
③ 黄如意、井淇：《数字化时代的数字健康：内涵、特征、挑战与治理路径》，《卫生经济研究》2022年第6期。

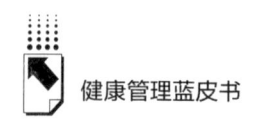

理活动[1]。加快发展高质量数字健康科普是普及健康生活方式和提升国民健康素养的基础性、长期性、战略性工作，对建成健康中国和数字中国具有重大意义。

随着全媒体移动互联、大数据等新兴技术的发展和健康管理新兴交叉学科的出现，传统的健康科普模式正向数字科普模式转型。在互联网时代，新媒体已成为大众获取信息的主要方式。从数字健康科普出版物的形态构成来看，目前主要有电子图书出版、互联网期刊出版、网络动漫出版、手机出版（微信、抖音等）、博客与播客出版（微博等）等新样态。它们使大众可直接选取自己所需要的信息和服务，也为大众提供了与科学信息传播者进行沟通交流的平台。因此，通过数字阅读进行健康科普势在必行[2]。但是，传统媒体并不会被淘汰，而是将成为全媒体传播体系中的一个组成部分。

当前，健康科普仍存在优质健康知识或信息生产资源短缺，面向国民的优秀健康科普作品供给不足，国民健康科普与数字健康科普水平低，健康科普尤其是数字健康科普队伍缺乏，传播理念落后和传播渠道混乱等短板弱项，明显制约了新发展阶段全民科学普及工作与健康生活战略行动的深入和高质量发展。

（六）数字健康科普与传统健康科普的异同点

学者从报道形式、报道内容、报道来源等方面比较分析了传统媒体和新媒体健康科普报道的异同。在数字化时代，充分将这二者的优势进行融合，将更进一步促进健康科普的发展[3]。

---

[1] 李韬、冯贺霞、冯宇坤：《数字技术在健康贫困治理中的创新应用研究——以甘肃省临夏州数字健康扶贫实践为例》，《电子政务》2021年第9期。
[2] 王晓斐、张冰：《数字阅读与大众健康知识传播》，《科技与出版》2019年第6期。
[3] 郝阳：《浅谈大众健康科普出版数字化转型中的"融合观"》，《中国出版》2015年第17期。

表1 传统媒体与新媒体的异同

	传统媒体	新媒体
差异性		
• 文章形式	使用纯文字形式	重视图文结合
• 报道主题	偏重医护卫生	重视健康生活方式
• 标题制作	强调完整	有缺略的特点
• 报道视角	专业视角	民众视角
• 灵活性及传播性	稍弱	强
相同点	在报道篇幅上,主要使用中长篇幅; 在报道来源上,更加重视原创性; 在报道信源上,多引用专家学者的信息; 在报道语气上,主要使用中性语气; 在报道主题上,重医护卫生、健康生活方式,轻食品药品安全、心理健康、环境健康	

二 发展健康科普面临的新机遇与新挑战

（一）发展健康科普面临的新机遇

1. 党的卫生健康工作方针对健康中国提出的新目标

党的十八大以来，我国始终把保障人民健康放在优先发展位置，我国卫生健康事业取得阶段性发展成绩，健康中国建设驶上"快车道"。党的十九大进一步提出"实施健康中国战略"，并将之纳入国家整体战略层面进行统筹部署，健康中国建设迈出了坚实步伐[①]。党的十九届五中全会进一步展望，提出了"全面推进健康中国建设"的重大任务，要求2035年实现建成"健康中国"的远景目标，并明确在"十四五"时期实现人民身心健康素质

---

① 习近平：《决胜全面建成小康社会 夺取新时代中国特色社会主义伟大胜利——在中国共产党第十九次全国代表大会上的报告》，2017年10月27日，http://www.xinhuanet.com/2017-10/27/c_1121867529.htm。

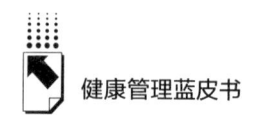

明显提高、卫生健康体系更加完善[①]。2019年发布《国务院关于实施健康中国行动的意见》，对15个专项行动进行部署，其中第一个就是健康知识普及行动。《健康中国行动组织实施和考核方案》的26项健康指标考核框架中，有三项涉及健康科普，分别为第6项"居民健康素养水平"、第11项"建立并完善健康科普专家库和资源库，构建健康科普知识发布和传播机制"和第12项"建立医疗机构和医务人员开展健康教育和健康促进的绩效考核机制"。2022年《"十四五"国民健康规划》发布，要求增强全民健康教育与提高全民健康素质，构建国家健康科普专家库和资源库，完善全媒体健康科普知识发布和传播机制，鼓励医疗机构和医务人员开展健康教育活动，以期促进全民健康。2022年出台《关于建立健全全媒体健康科普知识发布和传播机制的指导意见》，目的是显著扩大全社会健康科普数字化知识的高质量供给。因此，强调普及健康知识，着力加强健康教育，加大健康科普力度，强化国民健康理念，是建设健康中国的途径之一。

2. 新冠肺炎疫情常态化防控下居民健康科普新需求

在"战疫"斗争中，健康科普是强有力的"武器"。面对突发公共卫生事件，积极开展全民健康科普教育，把新冠肺炎疫情预防、保健等健康促进相关知识和技能准确高效传播给大众，对提高公众突发公共卫生事件应急能力具有重要意义。2020年我国居民健康素养水平达到23.15%，相比2019年提高了3.98个百分点，增长幅度为历年最大。在六大类健康素养（安全与急救素养、科学健康观素养、健康信息素养、传染病防治素养、慢性病防治素养和基本医疗素养）中，传染病防治素养增幅最大。由此可见，面对突如其来的新冠肺炎疫情，及时普及防控科普知识，极大地推动了民众健康素养水平的提高。疫情防控常态化时期，我国居民对健康的关注达到了前所未有的新高度，且当下我国仍面临传染病和慢性病双重威胁、多种健康影响因素交织叠加的复杂局面，因此健康科普在卫生健康工作中面临更多的机遇。

[①] 孙春兰：《全面推进健康中国建设（学习贯彻党的十九届五中全会精神）》，《人民日报》2020年11月27日第6版。

3. 健康中国背景下落实公共健康伦理责任的新要求

公共健康伦理是指个人、团体、国家对公共健康应该遵守的行为准则和道德规范。在全球化时代，面对全球公共健康危机，培育公共健康意识已成为当前社会情境下的应急之需和长远之计①。2020年世界卫生组织联合德国设立"大流行病和流行病信息中心"，旨在联通世界各地相关领域的实践群体，推动全球对流行病的预测、识别、评估和应对。在人类"卫生健康共同体"这一发展理念和价值取向下，个体、团体和国家不仅是公共健康的推动者，也是公共健康的构建者，更是公共健康的受益者。因此，对全民进行健康科普教育，普及健康知识，使全民做到"人人参与，人人健康"，是健康中国背景下的公共健康伦理责任和道德要求。

4. 健康管理——新时期下医疗卫生行业与从业人员的新职责

新时期随着居民健康素质的提高、医学模式的变革和医院服务功能的扩展，医院已经不仅是给患者提供医疗、急救、护理的场所，也是促进全民健康并提高全民健康素质的场所之一；医疗卫生实践活动也不仅是单一的临床诊治，医学科普已成为其不可或缺的重要组成部分，也是医疗卫生人员的基本素养和必备技能。2022年国家卫生健康委、中宣部等联合签发的《关于建立健全全媒体健康科普知识发布和传播机制的指导意见》中指出，卫生健康行政部门应当加大健康科普知识供给力度，支持并鼓励医疗卫生行业及相关从业人员创作和发布健康科普作品；组建国家级和省级健康科普专家库；在各医疗卫生机构网站上开设特色健康科普专栏；开设三级医院微博微信等新媒体健康科普账号。因此，新时代需要医疗机构和医务工作者扮演多种角色，承担起诊疗和科普"一岗双责"的重任。

（二）发展健康科普面临的新挑战

1. 科普相关机制建设受限，经费投入不足

首先，目前健康科普主观上存在重视程度不够，科普意识淡薄，相应的

---

① 纪慧、单雪晴：《健康科普在后疫情时代心理保健中的人文思考》，《中国医学伦理学》2020年第9期。

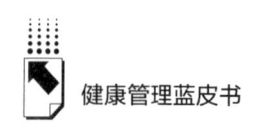

科普工作制度、机制不健全。其次，我国健康科普财政投入不足，经费增幅与科技教育增长需求相比不相匹配。此外，科普激励制度不完善，经费来源单一，不能有效吸引社会资源投入健康科普事业中。

2. 科普人才短缺

据科技部发布2020年度全国科普统计数据，科普人员队伍结构不断优化，科普专职人员数量维持增长。2020年全国科普人员总规模达181.30万人，虽然比2019年总人数下降3.08%，但人员结构持续优化，已基本形成纵横交错、上下贯通的科普人才网络布局。虽然科普人才队伍建设发展取得一定成效，但其发展现状仍不能满足健康科普事业的发展需求，与健康中国战略的要求还存在较大差距，主要表现在健康科普专职、兼职人才面临供需失衡，专职科普人才数量不足、水平不高；兼职科普人才队伍不稳定；健康科普创作与设计、科普研究与开发、科普传媒、科普产业经营、活动策划与组织等方面的人才匮乏；健康科普人才队伍选拔、培养、使用、评价和激励等方面缺乏相应的机制体系，严重制约了科普人才队伍建设。

3. 科普治理供给失衡，矛盾突出

当下大众对健康科普的认识存在偏颇，健康科普主体泛化且作品发布门槛低，制作"粗糙"，传播链混乱，导致健康知识参差不齐情况严重；其次，信源水平和可靠性参差不齐，"伪科普"问题突出；最后，科普受众因为健康素养不一，无法对科普信息的真假和权威性进行辨别，以致一味盲从，延误治疗时机。

4. 优质健康科普作品有限，触达率低

健康科普内容方面，普及的健康知识与群众需要不匹配，从而导致健康科普实用水平不高、触达率低；健康科普表达形式，目前为止大多是以文字为主，语言与文字不够亲民，面对尖端深奥的医学研究结论等，大众的理解、接受和参与度较低；健康科普传播渠道仍主要集中在电视和报纸等，在信息时代中，由于人们生活模式改变，很多人对传统媒介的使用效率降低，健康科普受众相对有限，很多民众无法及时了解和掌握健康知识。

三 健康科普数字化面临的转机与问题

(一)绘制数字中国战略规划蓝图的要求

党的十八大以来,以习近平同志为核心的党中央战略谋划、整体布局数字中国建设。党的十九大报告明确提出"建设网络强国、数字中国、智慧社会"的战略目标,并在《中华人民共和国国民经济和社会发展第十四个五年规划和2035年远景目标纲要》中设立专篇,将"加快数字化发展,建设数字中国"作为重大战略任务。2021年4月人力资源和社会保障部发布《提升全民数字技能工作方案》,该方案聚焦加强全民数字技能教育和培训,普及提升公民数字素养;2021年11月,中央网络安全和信息化委员会发布了《提升全民数字素养与行动技能纲要》,提出要把提升全民数字素养与技能作为建设网络强国的重要举措。2021年12月中央网络安全和信息化委员会印发《"十四五"国家信息化规划》,提出到2025年,数字中国建设取得决定性进展,信息化发展水平大幅跃升,并绘制了我国信息化发展新蓝图。2022年初,中央网信办、教育部、工业和信息化部、人力资源和社会保障部联合印发《2022年提升全民数字素养与技能工作要点》,提出新增"基础教育精品课程"资源数量、电子商务培训、重点网站和移动应用程序适老化及无障碍改造数量等8项主要指标。2022年中共中央办公厅、国务院办公厅印发《关于推进实施国家文化数字化战略的意见》,明确到"十四五"时期末,基本建成文化数字化基础设施和服务平台,形成线上线下融合互动、立体覆盖的文化服务供给体系。因此,加快健康科普数字化建设,深化数字便民惠民,是坚持以人民为中心、让亿万人民共享互联网发展成果的现实需要。

(二)满足稳步增长的网民获取健康知识的诉求

2022年中国互联网络信息中心(CNNIC)发布的第49次《中国互联网

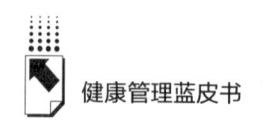

络发展状况统计报告》显示，截至2021年12月，我国网民规模达10.32亿，较2020年12月增长4296万，互联网普及率达到73.0%；其中，60岁及以上老年网民规模达1.19亿人，互联网普及率达43.2%；在线医疗用户规模达2.98亿人，短视频用户规模达9.34亿人（占网民整体的90.5%）。以上数据表明，我国已然形成全球最为庞大、生机勃勃的数字社会。应用模块中，在线医疗用户规模同比增长38.7%，成为增速最快的应用类型。丰富的信息知识、生动的表现形式、平等的社交互动、便捷的检索引导，让新媒体和互联网作为科普信息传播媒介的作用日益凸显，也让公众号、短视频等传播形式的价值与效果越来越获得广泛认可。

受新冠肺炎疫情影响，在线教育以跨越时间和地域限制，以粉丝活跃度高、传播迅速、互动性强等优势被大众更为广泛地接受，成为新趋势下引领潮流的健康科普教育新模式和新路径。人民网、新华网、新浪网等相关网络信息主流平台都相继加大了健康科普力度，开辟了系列科普专栏。同时，国内各级政府、专业机构、社会组织、企业单位等也积极开通了微信公众号、微博、头条、抖音等，平台发布各类健康科普信息，借助官方账号，向社会大众传递权威、专业的防疫资讯和健康科普知识。

（三）适应健康科普移动端数字化传播的需求

迈入21世纪后，全球的信息传播完成了三大转变——由传统媒体走向新媒体，由平面走向立体，由整体走向碎片。传统媒体目前仍以"纯文字"编排为主，表达形式单一、刻板，不利于健康科普报道的有效传播；而基于新媒体的健康科普数字化，实现了健康科普形式的多样化，在原有的图文之外，短视频、3D动画、vlog、快问快答、微电影、专家访谈、情景剧、街头采访等极大丰富了科普表达方式。如中国首部健康科普微电影《生死竞速》，采用纪录片的形式，还原真实的心肌梗死急救过程，播放量突破4650万次。《健康报》《生命时报》等媒体推出的专家访谈类新媒体栏目，通过"专家采访+特效包装"方式，使健康科普更为直观化和知识点化。此外，据"健康中国"发布的《2021医疗科普短视频与直播洞察报告》，90%以上的网络用户表示看过健康科普相关视频，且有50%以上的用户愿意为健康科普内容付费，77%的用户会通过添加关注、留言评论、在线咨询等不同形式与医生互动；同样有90%以上的医生对生产健康科普视频、提升个人品牌效益表达出了浓厚的兴趣。因此，数字健康科普正以大数据和人工智能技术为基础，代替传统健康科普的发展方向与发展理念，已形成健康科普发展传播的新动能和新趋势。

（四）契合健康科普精细化、特色化的需求

随着大卫生大健康时代的到来，健康科普需要适应新时代健康需求的发展理念，实现从"粗放式"科普向"精准式"科普转变，避免造成受众大而全、泛而广的需求空白，避免信息过剩的弊端，充分提升受众对健康科普知识接收的时效性和针对性。因此，健康科普应主动拥抱新媒体，积极探索"互联网+精准健康科普数字化"，通过新兴人工智能技术和传播手段赋能，强化科普传播者与受众的紧密融合，充分发挥参与式、启发式和互动性的传播特点，提高科普传播的吸引力和渗透力①。

四 促进健康科普数字化发展的对策与建议

（一）健康科普数字化面临的主要问题

1. 信息发布门槛低，科普知识质量参差不齐

数字化健康科普知识发布和传播主体的多样化、平民化，促进了健康信息的交流与传播。但健康科普视频内容涉及专业医学知识，缺乏医学专业背景的人员无法对其完成科学性、真实性审核，视频往往仅通过新媒体平台敏感词汇及画面审核即可完成发布，极易造成科普知识内容质量良莠不齐的问

---

① 傅玲玲、谭秋生、茅晓风：《"主动健康"视域下医学科普的实践与思考》，《中华健康管理学杂志》2022年第1期。

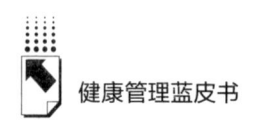

题。此外,部分数字健康科普平台为追求利益,利用购买"粉丝""点击量"等营销策略欺骗误导公众,导致"伪专家""伪科学"盛行,有损数字健康科普的生态环境。

2. 广告宣传植入渗透,健康科普科学性流失

健康科普数字化中存在广告宣传植入和渗透现象。如将健康科普变成宣传、兜售医疗产品,表面上是在向受众宣教科普知识,引导其形成正确的健康观念、增强健康意识,实际上却是在宣传医疗产品的相关卖点。部分健康科普为追求广告的正面宣传,剥离了必要的健康科学背景或将健康科学概念与产品功效进行刻意捆绑或偷换,从而偏离了健康科普的科学性,导致受众不能获取正确的、有效的健康科普知识。

3. 原创度相对较低,发布传播渠道混乱

整体看,传统媒体健康科普的原创度要高于新媒体的数字化健康科普。传统媒体大多配有专门的采编团队,因而原创度更高;而在新媒体中,专业健康类媒体的原创度较高,但非专业健康类媒体的数字化健康科普主要依靠转载和"信息集纳"展开。信息集纳方式虽然是一种再创作行为——将其他原创报道中的内容截取出来,进行二次整合,创作形成新科普作品,但原创度不及始发健康科普的高。此外,数字化健康科普传播渠道多,传播形式多样,包括语音、图片、文字、视频等,未经授权引用、复制、转载、摘编等现象频发,严重侵害数字健康科普的版权,导致科普信息"飞沫化""同质化"严重,传播主体之间相互抄袭模仿,降低了科普创作的创新性和原创性。

(二)促进健康科普数字化的主要对策

针对当下健康科普数字化面临的深层次问题,本文从体制模式建设、学科人才培养、平台构建和产业化发展四个方面提出以下对策。

——健全机制、构建治理体系,促进数字健康科普常态化发展:构建数字健康科普相应的准入、技术创新、知识产权、安全保障等政策法规体系;明确数字健康科普知识发布、传播主体及其相应的职责;构建并完善卫生健

康行政部门与相关部门的协调联动机制，健全数字科普执法体制，加强科普知识传播全链条监管；充分发挥行业协会等社会组织对发布和传播健康科普知识的审核、监测、评价作用；加大科学辟谣处置力度，鼓励社会各界广泛参与健康科普知识监督工作，建立健全媒体健康科普知识审核、发布和传播机制；建立健全健康科普第三方评价机制，加强对健康科普从业人员和兼职人员的资质审核，加强对科普作品的审定评价；打造科学规范、公众信赖的科学辟谣体系和常态化的督查考核机制，强化激励和问责。

——坚持学科发展方式，激活科普智力智库资源[①]：以学科组织载体和制度建设为基础，以人才培养、梯队建设为核心，以技术手段的创新为途径，以学科成果为目标，推动健康科普学科化发展。科普人才瓶颈方面，在大力发展专职科普人才队伍的同时，壮大兼职科普人才和科普志愿者队伍；重点培育科普创作与设计、科普研究与开发、科普传媒、科普产业经营、科普活动策划等方面的高端科普人才；不断吸纳具备较高专业技术水平和社会影响力、具有健康科普热情和善于进行科普传播工作的专家进入健康科普专家库，充分发挥专家的技术支撑作用。

——搭建科普数字化平台，形成品牌引领、共建共享新格局：加强国家权威健康科普网络平台建设，强化主流引擎作用，打造健康科普中国品牌；构建以健康需求、常见健康问题为导向，以慢性病权威指南共识科普化为目标的健康科普知识体系，提高科普的知识含量；培育新受众群体，探索发展平台化、集成化、场景化增值服务，充分运用先进信息技术，创新表达形式和手段，满足全社会对高质量科普的多元化需求；借助多渠道便捷传播，利用市场机制，建立多元化运营模式，满足公众对健康科普知识的个性化需求，提升数字健康科普的时效性和覆盖率。

——加快数字健康科普产业化布局，增强市场活力：深化数字健康科普供给侧结构性改革，推动健康科普存量资源转化为生产要素，推动健康科普

[①] 傅谭娉、陈明雁、董琳等：《以学科建设模式开展医学科普工作》，《中国健康教育》2019年第5期。

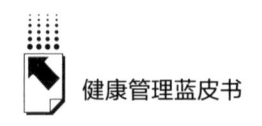

产业链发展壮大；强化健康科普与自然科学和人文社会科学的有机结合，促进科普与体育、旅游等生活生产活动跨界融合，创造具有健康科普功能的新业态；吸纳社会力量，积极鼓励社会组织和个人捐赠、投资健康科普新产业；优化数字健康科普产业发展环境和消费新场景；探索建立健全政府引导、社会参与、市场等协同推进的健康科普合作新模式。

（三）高质量发展数字健康科普的建议

立足新发展阶段、贯彻新发展理念、构建新发展格局，为推动数字健康科普高质量发展，下面从科技支撑、财政支持、环境支撑、平台支撑和人才支撑五个方面提出以下建议。

——入国家科技支撑规划：为提高数字健康科普科技支撑水平，建议将科普数字化关键适宜技术、公众健康普及知识和技术筛选、传播策略等研究纳入国家重点研发计划和地方科技计划的重点支持范围。

——入国家发展工程：为提高数字健康科普供给效能，建议将健康科普纳入国家数字化应用场景重大工程建设。①财政投入提升工程：积极争取政府及相关部门对科普工作的政策支持、条件扶持和项目资助，逐步增加科普经费的投入；发挥市场在科普资源配置方面的重要作用，拓展社会机构、企业、个人等科普资金来源渠道。②科普队伍提升工程：不断增强科普工作者社会责任和科普能力，建立健康科普专家库、健康科普创意资源库，扶持科普创作人才成长，培养科普创作领军人物。③信息提升工程：提升优质健康科普创作和传播能力，推进科普与大数据、云计算、人工智能、区块链等技术深度融合，创新升级传播方式，实现全数字化、全媒体传播模式。

——入国家健康细胞：推动数字健康科普融入健康县区、健康乡镇和健康细胞建设规划，实现全领域行动、全地域覆盖、全民参与共享的全域科普行动。①在健康社区，优化健康科普生态环境，普及健康常识和健康生活方式，增强居民科普意识。在健康学校，要营造健康成长环境，开展数字健康科普教育，推进预防近视、肥胖、龋齿等行动。②在健康企业，要聚焦职业安全科普教育，提高职业健康防护素养。③在健康村庄，要落实国家基本公共卫生服务项目,将数字健康科普常态化纳入家庭医生签约服务项目。④在健康医院,要推进医防结合,将数字健康教育与健康促进融入医疗服务。⑤在健康家庭,要引导家庭成员树立现代健康观,普及慢性病、常见传染病、灾害逃生、家庭急救等数字健康科普知识和技能。

——入国家宣教平台:丰富数字健康科普载体,鼓励国家各媒体宣教平台,包括官网、App、微博、微信公众号等,根据自身特色设置健康科普专栏、话题等,打造优质科普内容汇聚和分发节点枢纽,加强科普知识信息汇聚、分析、应用服务等,提升科普信息传播服务水平。通过栏目共建、内容共享、团队入驻等方式,强化与国家主流媒体或网络平台的深度协作,增加健康知识传播频率,拓展传播矩阵和领域。

——入国家人才评价体系:制定健康科普专业技术职称评聘办法,开展评定工作,将科普人才列入各级各类人才奖励和科研资助计划。从科普创作层面,创新人才使用评价激励机制,建立相应的绩效考核和评定机制,激发并保障医疗机构及医务工作者科普宣传的积极性、主动性和创造性;从科普成果层面,探索科普工作实绩评价和认定机制,在岗位量化考核、教师资格认定甚至职称评比中纳入科普奖项及成果。

B.7
我国生活方式健康管理发展需求与机遇

陈志恒 李亚培 袁挺*

摘 要： 心血管疾病、糖尿病等慢性疾病是导致我国居民死亡的主要原因，为我国经济发展带来沉重负担。近年来逐渐兴起并迅速发展的生活方式医学，已经成为一门新兴医学学科，大量的循证医学证据已证实生活方式医学是防控慢病、降低医疗负担的重要策略。然而，其在中国的发展起步较晚、发展相对滞后，缺乏系统化的研究和体系建设。本报告系统阐述了生活方式医学、生活方式健康管理的相关概念界定以及发展生活方式健康管理的意义，分析了近年来数字经济与新冠肺炎疫情对国民生活方式、健康理念等各方面的影响，探讨了健康生活与健康生活方式的发展趋势与挑战，总结了国内外生活方式医学发展的现状，并针对生活方式健康管理的发展提出了加强决策支持、构建教育体系、加强科研科技攻关、人才引进等对策建议。

关键词： 生活方式 健康生活 生活方式医学 健康管理

---

* 陈志恒，中南大学湘雅三医院健康管理科创始主任，功能医学主任技师，研究方向为慢病健康管理；李亚培，临床医学博士，中南大学湘雅三医院健康管理科，助理研究员，研究方向为慢病健康管理；袁挺，中南大学湘雅三医院健康管理科，主治医师，研究方向为慢病健康管理。

一 生活方式健康管理的相关界定与意义

（一）生活方式的界定

《现代化与生活方式》一书提出："生活方式是指与一定生产方式及其他社会自然条件相联系的人们日常物质生活和精神生活的总的特征，主要是指人们日常生活的行为模式。"广义的生活方式是指人们在一定的社会条件制约和价值观指导下，形成的满足自身需要的生活活动特征和表现形式。狭义的生活方式是指人们在一定的社会环境，特别是家庭环境影响下，形成的日常生活活动方式，包括衣、食、住、行等生活习惯、方法技巧及经验观念[1]，被视为人们健康的最主要决定因素。

在影响健康的各种因素中，生活方式的影响占比高达60%。早在1992年，世界卫生组织（WHO）明确提出了健康生活方式的界定和内涵，即合理膳食、适量运动、戒烟限酒、心理平衡，这又被称为健康四大基石。

不良生活方式是指经常的、对健康有害的行为生活习惯。主要包括不合理膳食（包括不良饮食习惯、饮食结构不合理）、吸烟、酗酒、滥用药品、缺乏锻炼、心理健康问题等。不良的生活方式与各种慢性疾病如高血压、脑卒中、糖尿病、冠心病、高脂血症、抑郁症等疾病的发生发展息息相关。

（二）健康生活的界定

世界卫生组织（WHO）对健康的定义是："健康是一种在生理、心理和社会上的完好状态，而不仅仅是没有疾病和虚弱的状态。"健康生活指的是对健康有益的生活和行为方式，包括生活规律，无烟、酒等不良嗜好，讲

---

[1] 张玉秀：《生活方式、体育生活方式的界定及其研究状况分析》，《南京体育学院学报》（社会科学版）2005年第3期。

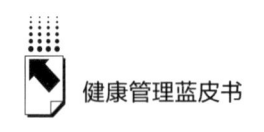

究个人、饮食及环境卫生,不迷信、讲科学,生病及时就医,注重保健,积极参加有益的健康文体和社会活动等。

(三)生活方式医学的界定

1988年"生活方式医学"一词被正式提出,经过不断发展,直到2014年,美国、欧洲和澳大利亚生活方式医学会对生活方式医学有了明确的定义:生活方式医学是循证医学的一个分支,旨在帮助个人和社区全面改变生活方式(包括营养、体力活动、压力管理、社会支持和环境暴露),通过改变风险因素来预防、治疗甚至是逆转慢性病的发展[①]。这一定义不仅明确了生活方式医学的内容,同时明确了针对病因的防治一体化作用。这是传统医学所不具备的,因此,英国生活方式医学专家Mishkat Shehata在《创新:共识教育与启示》中指出,"生活方式医学:一种实用的慢性病管理方法"。

(四)生活方式健康管理的界定

生活方式健康管理是以健康管理创新理论和生活方式医学为指导,以改变不良生活方式或行为、预防疾病、促进改善个体和群体健康为目的的健康管理行为及过程,是健康管理的重要实践内涵和生活方式医学在健康管理中的具体应用。这是一种全新的健康模式,整合了健康评估和体检、健康教育、健康管理、康复及社区慢病防治等内容,通过评估疾病风险因素、优化人们日常生活习惯,开具各种生活处方,包括"饮食处方""运动处方""睡眠处方""压力处方"等,将健康生活意识融入日常生活中,达到预防和逆转慢病的目的;同时,生活方式健康管理通过借助互联网和可穿戴设备、整合健康体检与生活方式干预的技术,构建新的健康管理模式体系。

(五)发展生活方式健康管理的意义

1.助力全人群、全生命周期健康管理

全人群、全生命周期的健康管理离不开生活方式健康管理,主要体现

---

① 马欣:《生活方式医学》,《山东大学学报》(医学版)2020年第10期。

在：①生活方式健康管理从以疾病治疗为重心延伸到对慢病危险因素的防控，强化对慢性病的综合防控。②对于危险因素的防控，有助于促进妇女、儿童、婴幼儿、老年人等重点人群的健康，助力健康老龄化、生殖健康等。③针对危险因素开展针对性的职业健康指导，保障特殊职业人群健康，最终降低慢性病、传染病、地方病等的发病风险，促进全周期、全人群的健康，助力健康中国建设。

2. 提高全民健康素养，增强主动健康能力

生活方式健康管理理念的推广对健康生活的普及和全民健康素养的提高有极大的推动作用。自从2007年国家大健康战略提出以后，我国居民健康素养水平得到持续稳步提升，2021年达到了25.40%，与2008年的6.48%相比，提高了约19个百分点，经常运动者占比37.2%。此外，生活方式健康管理是将"生活方式临床化"，强化生活方式干预有助于建立基于循证医学的健康生活方式；同时，近年来健康生活方式的普及、可穿戴设备和数字健康的普及进一步增强人们主动健康的能力。据统计，近年来不吸烟人群的二手烟暴露率有所降低（2015年为72.3%，2020年为68.1%），家庭烹调用盐下降1.2克/（人·天）；同时，定期测量体重、"三高"（血糖、血压、血脂）等健康指标的人群比例显著增加。

3. 提高慢病预防与康复能力，助力健康中国建设

生活方式健康管理不同于以往的重治轻防、检而不管的医疗服务模式，从导致疾病的源头出发，敦促人们形成良好的行为生活方式。80%以上的慢性病可以通过生活方式健康管理得到预防、缓解甚至治愈。越来越多的循证证据也证实强化生活方式干预可显著降低慢性病的风险（糖尿病风险降低93%、冠心病风险降低81%、脑卒中风险降低50%、肿瘤风险降低36%）。生活方式健康管理理念起源于中医"上医治未病"的理念，是对此理念的进一步传承和发扬；生活方式健康管理通过开具个性化的运动处方、睡眠处方、心理处方、营养健康处方等，助力心脏康复、肺康复等。此外，中医养生理念与针灸、拔罐等理疗技术，植物饮食、药草提取物等天然植物疗养理念等，在慢病康复中也至关重要。

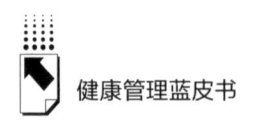

4. 促进学科建设，推动健康产业发展

生活方式健康管理的推广一方面丰富了我国医学体系，是对当代医学主要依赖医药治疗的方法论层面的革新；另一方面为我国未来医学的发展指出了新的方向。并且，生活方式健康管理理念的不断深入和新技术的不断涌现、多种模式的不断探索，可推动我国生活方式健康管理的学科建设和发展。此外，目前的循证研究均建立在观察性研究的基础之上，对于干预性研究、系统性的干预方法缺乏统一的共识和标准化方法，发展生活方式健康管理有助于在行业内形成规范化的诊疗指南，推动学科进步。

生活方式健康管理理念和新技术的大力推广必将助推健康产业的发展，大量与生活方式相关的健康新产品、新技术和新产业也势必涌现。生活方式医学的推行将助力相关医养康产业、保险业、膳食营养、体育运动、大数据、可穿戴设备等领域的新产品、新技术的快速发展和使用。

二 数字经济与新冠肺炎疫情对国民生活方式的影响

（一）数字经济对国民生活方式变化的影响

1. 不良生活方式盛行，慢性病危险因素防控形势严峻

数字经济的持续发展使人们的生活方式发生了巨大变化，同时，生活方式相关的慢性病及危险因素迅速增加。目前，我国慢病负担已高达70%，其死亡占比达88.5%。成人超重和肥胖比例从2002年的22.8%和7.1%升至2021年的34.3%和16.4%。蔬菜、水果摄入不足者占比超过一半，70%以上的家庭人均每日食用盐、食用油摄入量超标，家庭人均烹调用油高达43.2克/天；18岁以上人群经常运动的比例为11.9%，吸烟率和饮酒率为28.3%和36.4%；经常饮用含糖饮料的中小学生占比18.9%[1]。因此，我国要实现全国慢性病防控目标仍然任重而道远。

---

[1] 《中国居民营养与慢性病状况报告（2020年）》，《营养学报》2020年第6期。

2. 经济的飞速发展，导致疾病谱不断改变

目前，慢性病呈现低龄化、西方化的趋势。心血管疾病、糖尿病逐渐呈现年轻化趋势；儿童、青少年中超重、肥胖、膳食营养不均衡比例显著升高，儿童青少年成为慢性病患者的强大后备军。此外，饮食模式的西方化，使大肠癌、胰腺癌、淋巴瘤等疾病的发病率呈逐年升高趋势，甚至赶超西方国家。《2022年中国健康管理白皮书》显示，18~26岁人群的不良生活方式占比最高、生活压力最大，健康风险因素最多；32岁之后，慢性病的比例开始不断增加。

3. 健康素养提高，对生活方式与健康的观念有所升级

随数字经济的发展，人们获取健康信息的途径多元化、健康素养逐步提高，能意识到日常行为对健康的影响。《健康生活趋势2022》显示，中国54%的消费者表明自己经常熬夜，并认为熬夜是不健康生活方式。同时，认为自己有睡眠问题的人群中，68%表示自己经常熬夜，42%的人认识到自己三餐不规律、21%的人表示自己存在缺乏运动/久坐不动等不良习惯。亚健康问题突出，过去两年中，视力及消化系统问题是中国消费者最常见的亚健康问题，2022年45%的人表示自己在过去一年里更加注意消化系统健康问题。

（二）新冠肺炎疫情对国民生活方式变化的影响

新冠肺炎疫情防控对生活方式变化的影响是多方面的，包括积极的和消极的，也促使国民生活方式快速转变。

1. 倡导健康生活方式，助力慢性病和传染性防控

疫情期间倡导的戴口罩、勤洗手、少聚餐、公筷制等习惯，可降低呼吸道传播疾病、哮喘等的发病率甚至部分传染病的发病率。新冠肺炎疫情期间我国40种法定传染病的发病率均明显降低；部分地区如北京市2021年传染病的发病率较2019年下降67.9%，创近5年来的新低。

2. 重视健康体检，关注健康保险

疫情引起公众对个人健康的重视，定期体检成为很多人的首选，疫情突发后体检市场份额稳健提升。同时，人们的健康意识得到进一步提升，

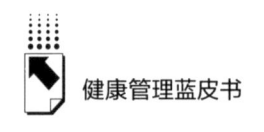

其中对健康的期望中，对免疫力的关注排名第二（54.4%）。此外，家庭在健康和养老方面的投入更多。据调查，我国2018年商业保险的覆盖率还不到10%，自从2020年疫情发生后，大众对于健康险的需求大幅增加，未来几年内百万医疗险市场可维持20%~40%的增长率，预计2025年保费将突破两千亿元。

3. 不良生活方式及相关的健康问题凸显

WHO发布的报告显示，在疫情发生的当年，全球抑郁症和焦虑症的患病率就升高了25%，全球新增焦虑症患者和抑郁症患者分别超过9000万人和7000万人，数亿人出现了睡眠障碍；被隔离在家的人群中，近1/3出现了失眠、焦虑、抑郁等急性应激反应，并且10%以上的被隔离者在解除隔离之后，也不能完全恢复正常。居家隔离、外出减少导致规律运动锻炼的频率显著减少。对浙江27万人的体检数据进行统计后发现，新冠肺炎疫情突发之后，超重或肥胖、脂肪肝、高尿酸血症的比例显著升高，且中青年人群的代谢相关性疾病的发生率越来越高。

三 健康生活与健康生活方式的发展趋势及挑战

（一）健康生活普及发展趋势与挑战

1. 健康生活普及发展趋势

（1）支持政策不断加强化，体系建设日趋完善。

随着慢病负担越来越重，健康生活的普及也越来越受到重视，成为慢病预防最经济有效的策略。从2007年开始，国家相继发布了一系列文件，以传播健康知识、加强健康教育、普及健康生活方式为主要内容（见表1），相关政策体系建设日趋完善，导向政策不断细化，并不断探索新的多样化的影响健康的预警、评估、评价机制，形成了多部门协同、省市区等政府部门联动的工作格局。同时，健康支持性环境不断完善，健康科普的投入不断加大。从2020年开始，健康科普"两库一机制"建设启动，全面普及健康生活方式相关知识。2013~2022年我国科普支出共1455.31亿元。此外,人均基本公共卫生服务的费用提升到84元/年,用于常见慢性病筛查、健康管理服务。持续改善生产生活环境,如职业环境改善、无烟单位推广、健身和绿色出行相关设施建设等。

表1 国家层面发布的一系列健康生活普及相关文件

发布年份	发布单位	政策名称	文件精神
2007	国务院	《卫生事业发展"十一五"规划纲要》(国发〔2007〕16号)	将"加强全民健康教育,积极倡导健康生活方式"作为卫生事业建设与发展的重点工作之一
2007	国家卫生健康委、全国爱国卫生运动委员会办公室和中国疾病预防控制中心	《全民健康生活方式行动》	传播健康知识和促进居民健康行为
2014	国家卫生健康委	《全民健康素养促进行动规划(2014—2020年)》	规划健康生活方式和行为
2016	中共中央、国务院	《"健康中国2030"规划纲要》	将"普及健康生活"列入实施健康中国战略的首要任务。提升全民健康素养,推进全民健康生活方式行动,强化家庭和高危个体健康生活方式指导与干预,开发推广促进健康生活的适宜技术和用品,建立健康知识和技能核心信息发布制度
2017	中央人民政府	《党的十九大报告》	倡导健康文明生活方式
2017	国务院	《国民营养计划(2017—2030年)》	明确了普及营养健康知识、优化营养健康服务、完善营养健康制度、建设营养环境、发展营养健康产业的重点任务
2018	中央人民政府	《国务院机构改革方案》	组建国家卫生健康委员会,推动实施健康中国战略,树立大卫生、大健康理念,把以治病为中心转变到以人民健康为中心
2019	国家卫生健康委	《健康中国行动(2019—2030年)》	预防为主,以全民健康为目标,政府引导,全民参与,开展全方位、全生命周期的健康服务,倡导每个人是自己健康第一责任人并形成健康生活方式

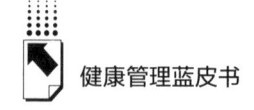

续表

发布年份	发布单位	政策名称	文件精神
2019	全国人大常委会	《中华人民共和国基本医疗卫生与健康促进法》	从法律层面提出了建立健康教育制度,建立健康信息发布制度,将健康教育纳入国民教育体系,以及医疗卫生、教育、体育、宣传等机构、基层群众性自治组织、社会组织、媒体等应当开展健康知识的宣传等要求
2019	全国人大常委会	《中华人民共和国基本医疗卫生与健康促进法》	国家建立营养状况监测制度,实施经济欠发达地区、重点人群营养干预计划,开展未成年人和老年人营养改善行动,倡导健康饮食习惯,减少不健康饮食引起的疾病风险
2021	十三届全国人大四次会议	《国民经济和社会发展第十四个五年规划和2035年远景目标纲要》	强调要加强健康教育和健康知识普及,树立良好饮食风尚,制止餐饮浪费行为,开展控烟限酒行动,坚决革除滥食野生动物等陋习,推广分餐公筷、垃圾分类投放等生活习惯
2022	国务院	《"十四五"国民健康规划》	全方位干预健康问题和影响因素,普及健康生活方式,强化慢性病综合防控和伤害预防

（2）健康意识不断强化,居民健康素养不断提高。

从2008年开始,居民健康意识和素养水平不断提高,从6.48%持续提升至2021年的25.40%,此外,健康素养的各个维度包括知识、行为、技能（见图1）和六类健康素养均有显著升高（见图2）。

（3）健康新产品、新技术不断发展,助力健康生活理念传播。

国家医管中心、丁香系、《生命时报》、人卫健康、白衣山猫、卓正系等一大批优质的健康科普公众号不断涌现。利用5G、AI、智能和虚拟现实等技术的虚拟现实教练、智能康复仪、新型智能跑步机等高科技健康产品不断发展。电商平台、视频直播、中医药技术、免疫力相关产品的推出和宣传,助力健康生活的普及。

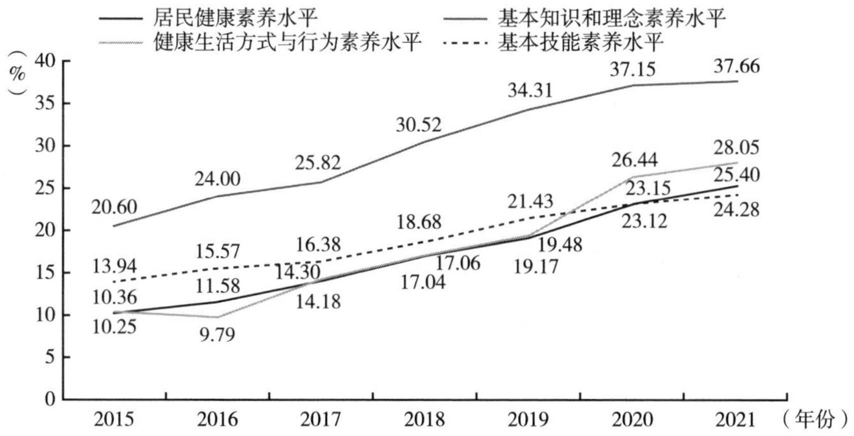

图 1　2015～2021 年全国居民健康素养水平

资料来源：国家卫生健康委员会公民健康素养监测。

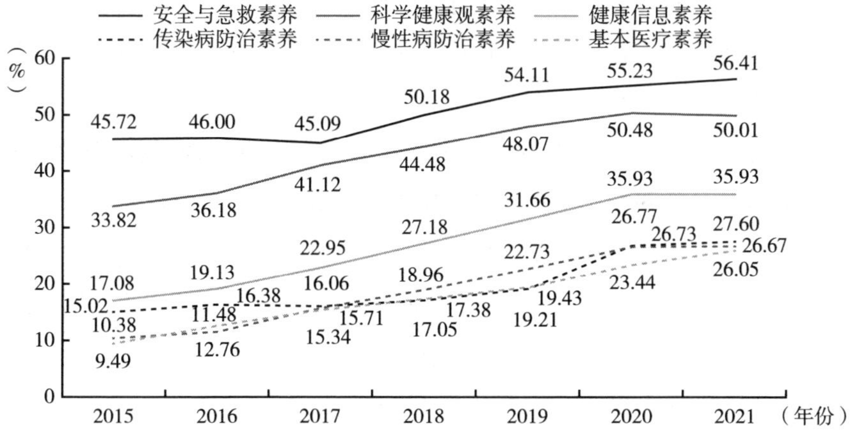

图 2　2015～2021 年全国居民六类健康素养

资料来源：国家卫生健康委员会公民健康素养监测。

2. 普及健康生活面临的挑战

健康生活的全面和持续普及也面临诸多挑战，主要体现在以下方面。

一是科普管理体系有待进一步完善，健康素养提升空间较大。目前多数健康科普未建立规范的监管体系，没有以问题和需求为导向，很多流于形

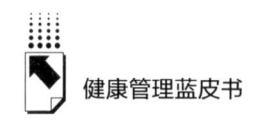

式。科普知识发布、传播与监管的责任和主体尚不明确，科普知识发布和传播机制不够规范，需要相关规范进一步推动科普服务高质量发展。国家基本公共卫生服务项目提质增效、宣传资料库和专家库建立、相关机构和媒体的合作等工作仍需加强。

二是资源分布不均，贫困地区仍是短板。偏远贫困地区，医疗资源严重紧缺、基层医疗服务能力不足、健康支持性环境不足和发展不均衡、群众信息闭塞均限制了健康生活普及的效果。虽然大部分城市地区和经济发达地区的健康生活普及工作开展得如火如荼，但目前仍有400多个偏远县（区）尚未启动健康生活方式普及行动，"健康扶贫"理念的落地任重道远。

三是科普人员和优质科普作品数量不足，科普投入相对不足。医疗机构及医务人员开展科普教育和健康促进的积极性仍有待加强。缺少有效的激励措施，科普人员招募培训、准入门槛、资质认证、发布监督管理体系不健全，缺乏全面系统的健康科普知识体系等都是导致科普人员参与度低、优质科普作品不足的重要原因。

科普形式以单向输出为主、科普作品形式欠丰富、伪科普现象层出不穷、优质科普品牌和专业化科普场馆较少、网络优质科普力量不足、科普信息化程度低、有影响力的科普论坛少等现实情况，均限制了人们参与的热情和健康素养的持续提高。此外，我国2020年的科普经费投入仅170亿元，与2万亿元的总投入需求相差甚远，且投入以政府投入为主（138亿元，占比81%），社会投资很少，因此，需进一步鼓励引导社会资金投入科普事业。

（二）健康生活方式转变发展趋势与挑战

1. 健康生活方式转变发展趋势

（1）制度政策不断推进，加快生活方式转变。

《"健康中国2030"规划纲要》提出，我国居民健康素养水平到2030年达到30%。随后，一系列政策的出台促进生活方式的转变。从2017年开始启动"三减三健"全民健康生活方式行动第二阶段，截至2020年底，已有2782个县/区启动该行动，覆盖了全国97%的县区，建成了8万余个健康相关的支持性环境，分为12类，招募和培训了超过80万位健康生活方式指导员。

（2）模式探索多种多样，推动健康生活方式学科发展。

我国近年来开展的最早的生活方式健康管理探索包括大庆糖尿病研究[①]和首钢高血压预防与控制研究[②]等，全面诠释并证明了低成本的生活方式干预对防治糖尿病、高血压及心血管病有显著效果，并有较高的投入产出比。此外，还进行了多种模式的探索，包括成立生活方式医学门诊、建立国家层面的健康生活方式医学中心[③]、出版我国的生活方式医学图书、发布了心血管疾病和乳腺癌患者的生活方式指南[④]、成立健康生活方式医学专业委员会等。对人们健康生活方式的普及起到了强有力的推动作用。

（3）数字经济赋能，新技术新产品和相关投资不断增加。

通过互联网主动获取健康和营养膳食知识、关注健康养生、线上健身已成为一种新的发展形势。丁香医生2022年国民健康洞察报告，调查分析60420人，调查结果显示75%的人会在需要时主动搜索健康知识，63%的人日常会主动关注并定期查看健康资讯，仅23%的人不主动关注而是通过被动推送获取健康知识。其中，84%的人通过微信公众号获取健康知识；2021年线上健身会员高达1.38亿人，远高于线下4100万的会员数量。此外，大部分人虽意识到并希望坚持健康的生活方式，但高达50.5%的人因为时间少、专业性低、知识储备不足等种种障碍，难以执行或坚持合理膳

---

① Gong Q., Zhang P., Wang J., et al., Morbidity and Mortality after Lifestyle Intervention for People with Impaired Glucose Tolerance: 30-year Results of the Da Qing Diabetes Prevention Outcome Study. *Lancet Diabetes Endocrinol.* 2019. 7 (6): 452-461.

② 吴锡桂、顾东风、武阳丰等：《首都钢铁公司人群心血管病24年干预效果评价》，《中华预防医学杂志》2003年第2期。

③ 王恪辉：《生活方式医学的演进与启示》，《医学与哲学》2022年第2期。

④ 顾东风、翁建平、鲁向锋：《中国健康生活方式预防心血管代谢疾病指南》，《中国循环杂志》2020年第3期。

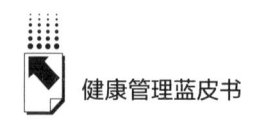

食和规律运动的习惯，而这一痛点，也一定程度上促进了一大批智能健康管理软件和线上健身课程、养生课程、饮食健康记录软件等的大受欢迎。2021年中国健康产业营收规模达8万亿元，预计2024年将达到9万亿元。iiMedia Research调查显示，2020~2021年中国医疗保健类投资项目中，投资数目和热度最高的是健康管理与养生保健，其次是康复理疗、中医和保健品。

2. 健康生活方式转变的挑战

（1）健康生活方式的落实与坚持仍是普遍痛点。

健康中国的实现需要全民参与，全民健康生活方式始终强调行动的落实，但目前行动落实仍存在一定的挑战。首先，大部分地区仅停留在宣传倡导上，对控盐、酒、糖、油摄入等相关工作重视不够，对个体化的膳食、合理运动等健康管理指导不到位。经济发展不均衡和部分地区固有的不良生活习惯也妨碍了健康生活方式的形成。虽然关注膳食健康与进行运动的人越来越多，但遗憾的是，有高达50.5%的人难以长期坚持规律健康的饮食和运动习惯，这成为普遍的问题。没有时间和缺乏专业的运动、养生知识成为大多数人坚持养生的绊脚石。

（2）学科建设相对滞后，生活方式健康管理技术和理念亟待更新。

国外已经形成系统的生活方式医学学科，并设置有硕、博士学位，目前国内生活方式医学发展相对滞后，尚未开设生活方式医学学科、未开始医学生培养，几乎没有更新技术、理念及方法，导致管理效果不足。目前慢病管理仍停留在"治已病"、记录病情和用药等资料的"流水账"式被动管理阶段，对"治未病"的认识不够充分。国内尚无针对危险因素（病因）的基于循证医学的规范管理路径、标准或指南。目前，社区或健康管理机构，受限于技术人员和管理内容与效果的限制，管理率很难提高，无法建立良性循环机制。

（3）服务周期较长，新技术、新产品供给相对不足。

目前，虽然部分医疗机构开设了生活方式健康管理门诊，但受限于各种条件，如需要的服务周期长、缺乏智能化的监测体系、缺少评估的方法和评估指标体系、后续跟踪随访服务力度不够等，以致生活方式管理的效果大打折扣。并且，健康生活方式相关科学研究不够深入、政府部门对健康生活方式的科技计划的支持和投入不足限制了健康生活方式相关适宜技术研发与健康支持工具的推陈出新；此外，提高公众体验感和获得感的智能化、智慧化健康管理相关设备、依托"互联网+""5G+"等的健康管理新技术等均有待进一步开发。

四　生活方式医学与生活方式健康管理

（一）国际生活方式医学的兴起与影响

过去40余年，生活方式医学作为一个新的医学专科逐步出现并迅速发展。它符合严谨、科学的循证医学体系，融合了其他学科，是一个比较全面的新兴学科，除了临床医学、营养科学、心理学等传统学科外，还包含了运动生理学、社会科学和睡眠科学等。在预防和逆转慢病方面，是通过心、身、灵三个层面，重新构建全新的个体的生活方式。

20世纪90年代，"代谢性炎症"的概念进入大家的视野，它最初是由哈佛大学的研究人员提出，最开始认为这种"代谢性炎症"与肥胖相关[1]，后来发现与肥胖相关的影响因素（如饮食、压力、缺乏活动等）也可引发代谢性炎症，寻找代谢性炎症病因的过程为慢性病的管理提供了方向。随着发达国家的慢性病患病率井喷式发展，当以治疗为主的方式效果甚微时，许多学者提出转换疾病治疗思路，改为以预防为主的策略，改变生活方式的方法随之提出。通过健康的生活方式降低慢病的发生率和治疗成本[2]。慢性病发生的根本原因是不健康的生活方式，对这种因果联系认识的不断加深催生

---

[1] Egger G. Development of a Lifestyle Medicine. *Aust J Gen Pract*. 2019. 48（10）：661.
[2] Temple N. J., Burkitt D. P, Towards a New System of Health: the Challenge of Western Disease. *J Community Health*. 1993. 18（1）：37-47.

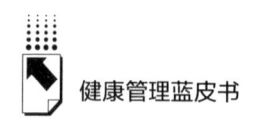

了"生活方式医学"一词的产生①。随后,生活方式医学开始在全球多个国家和地区兴起和发展,随着大量循证医学证据的积累(如Franmingham研究、芬兰的糖尿病预防研究等),生活方式医学得到快速发展,医学界对生活方式与疾病的关系的了解逐渐加深并形成了一定的共识。2004年第一个生活方式医学会诞生——美国生活方式医学会,随后欧洲、澳大利亚、亚洲等国家和地区相继成立生活方式医学会。在美国生活方式医学会的呼吁中,2015年生活方式医学全球联盟成立,目的是凝聚全球各个生活方式医学会的力量,实现全球最佳实践和教育资源的共享。

为推动生活方式医学发展,美国高校和协会加强了对生活方式医学人才的培养。2010年,美国生活方式医学委员会制定了预防医学住院医师的生活方式医学培训体系,并于2010~2013年对20名预防医学住院医师实施了培训②。2012年美国南卡罗来纳大学格林维尔医学院已经开展正规化的生活方式医学课程③。2017年美国生活方式医学委员会首次举办生活方式医学专科认证考试。2018年生活方式医学被美国医学院学会评为美国5大新兴医学专科④。随着生活方式医学的发展,多部以生活方式健康管理为主的预防慢性病的指南随之发布,关注的慢性病不仅包括心血管疾病、高血压、糖尿病,还包括阿尔茨海默病、癌症、肥胖等⑤。

(二)我国生活方式医学发展现状与机遇

随着我国经济和医疗技术的快速进步,人均预期寿命不断提高,但是以

---

① Yeh B. I., Kong I. D., The Advent of Lifestyle Medicine. *J Lifestyle Med*. 2013. 3 (1): 1-8.
② Nawaz H., Petraro P. V., Via C., et al., Lifestyle Medicine Curriculum for a Preventive Medicine Residency Program: Implementation and Outcomes. Med Educ Online. 2016. 21: 29339.
③ Trilk J. L., Elkhider I. A., Asif I., et al. Design and Implementation of a Lifestyle Medicine Curriculum in Undergraduate Medical Education. *Am J Lifestyle Med*. 2019. 13 (6): 574-585.
④ Benigas S. American College of Lifestyle Medicine: Vision, Tenacity, Transformation. *Am J Lifestyle Med*. 2020. 14 (1): 57-60.
⑤ Krist A. H., Davidson K. W., Mangione C. M., et al., Behavioral Counseling Interventions to Promote a Healthy Diet and Physical Activity for Cardiovascular Disease Prevention in Adults with Cardiovascular Risk Factors: US Preventive Services Task Force Recommendation Statement. *JAMA*. 2020. 324 (20): 2069-2075.

我国生活方式健康管理发展需求与机遇

肥胖、糖尿病、高血压、冠心病、代谢综合征、精神类疾病、癌症等为代表的慢性病的发病率越来越高，医疗控费压力巨大，医保基金不堪重负。在保障健康和控制费用双重需求的冲击下，医学向成本低廉且优质高效方向发展，已经成为全球卫生改革的一种共识。

"健康中国"背景下，如何提高慢性病患者的生活水平和生活质量是社会关注的热点问题之一。积极促进生活方式医学发展是中国社会从根本上预防和治疗慢病，解决看病难、看病贵等问题，切实提高医疗服务质量，建成健康中国的重要方法与手段。现在，生活方式医学不断发展，并逐渐成为慢性病的根本预防和治疗手段，其最大的优势在于不仅提高了综合疗效，还极大地降低了医疗成本。在这个背景下，生活方式医学得到蓬勃发展，并迅速成为一门新兴的医学专科。

我国的生活方式医学起步较晚，但近几年得到了迅速发展[1][2]（见表2）。国内不断加深对其的认识，并持续探索生活方式医学在临床的应用模式，包括首钢模式、大庆研究、开滦模式等，而且后续多方位、多模式探索促进生活方式医学发展的模式等，目前已经取得一定的成绩。

表2 我国生活方式医学发展大事记

时间	事件内容及意义
1969~1997年	首钢模式：北京阜外医院在首钢建立了中国第一个以控制高血压为主的心血管病人群防治基地，开展以限盐为主的生活方式干预。通过28年努力，使首钢集团工人群体的脑卒中发病率整体下降34.6%，死亡率下降60%。世界卫生组织将"首钢模式"作为中国高血压防治典型经验并在全球推广
1986~1992年	大庆研究：全世界首个2型糖尿病一级预防的研究。通过6年饮食和运动干预、30年随访发现，生活方式干预使糖尿病发病率降低51%、心血管疾病事件发生风险降低26%、复合严重微血管病变发生率下降35%、心血管疾病死亡率降低41%、全因死亡率下降29%、预期寿命延长14年、糖尿病视网膜病变下降47%。该研究改变了世界糖尿病学者对糖尿病预防的观点，30年的研究成果，被评价为"全世界领先"的突破性进展

---

[1] 王恪辉：《生活方式医学的演进与启示》，《医学与哲学》2022年第2期。
[2] 顾东风、翁建平、鲁向锋：《中国健康生活方式预防心血管代谢疾病指南》，《中国循环杂志》2020年第3期。

续表

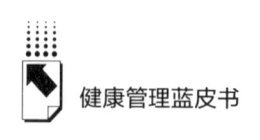

时间	事件内容及意义
2009~2014年	开滦模式:对在职职工进行以高血压干预为主的综合管理。通过近5年努力,高血压管理率、知晓率、治疗率均达100%,控制率52%。平均收缩压、舒张压、猝死率均显著下降;DASH饮食显著降低高血压、脂肪肝比例
2018年	"中国生活方式医学及慢性病逆转论坛"在上海召开
2018年	深圳大学第五附属医院成立生活方式医学门诊
2020年	国家心血管病中心成立首个健康生活方式医学中心
2021年	中国慢病健康管理与大健康产业峰会(五湖健康大会)上,首次开设"生活方式健康管理"论坛,全面讲解基于循证医学的生活方式医学系列内容
2021年	浙江大学出版社出版我国第一部生活方式医学书籍
2021年	发布心血管病和乳腺癌的生活方式指南

资料来源:作者收集整理。

生活方式医学不仅丰富了我国的医学体系,也是医药卫生技术的一次革新,为我国未来医学的发展指出了新的方向,慢性病人群生活质量低下、医疗花费过高是我国医学发展面临的问题,而生活方式医学在这两方面同时发挥积极作用,是对践行健康中国国家战略的助力。

(三)生活方式医学对生活方式健康管理的价值

美国生活方式医学会对生活方式医学的定义是:"由经过专业培训和认证的生活方式医学医师预防、治疗和逆转慢性病,主要治疗方式是基于循证证据的生活方式干预,包括纯天然的植物性饮食、充足的睡眠、规律的运动、压力管理、避免危险因素接触、良好的社会关系。"从上面的定义可以看出,通过健康的生活方式干预,可以达到预防和逆转慢性病的效果,以达到提高生活质量的目的,这也是生活方式医学的核心定义。

作为一门新兴医学学科,生活方式医学与预防医学、个体化医学和整合医学等学科的目标有一定的重叠,但学科的理念以及实践方式又有着明显差别。生活方式医学是基于循证医学的强化生活方式的评价和干预,使患者及健康人形成健康的生活方式，实现真正意义上的生活方式健康管理，从而提升健康素养、预防疾病，从而科学有效地管理慢病。

五 加快我国生活方式健康管理的对策与建议

作为各种慢性病预防和治疗的一线手段，生活方式健康管理已从根本上变革现代医学的发展模式。为进一步推进我国生活方式健康管理，可以从以下几个方面考虑：①生活方式健康管理的发展需要政府政策的支持，以营造适合其发展的环境。生活方式健康管理完全符合国家层面的健康中国建设需要，卫健委需要联合相关部门提供相应的政策支持，制定配套保障措施，保障生活方式健康管理相关研究的顺利开展。②将生活方式医学融入新时代医学教育体系。加强人才培养和队伍建设，加强国内外的交流合作，学习和借鉴国外相关领域的成功经验，引进先进理念、技术，逐步形成本土化的生活方式健康管理人才培养体系。生活方式健康管理的实施需综合多学科的知识，如生活方式知识、临床医学以及一定的循证医学知识，因此生活方式健康管理人才培养要求更高。③加强相关科技创新与科研攻关。我国的移动互联网发展处于世界前列，让生活方式健康管理与互联网紧密结合，凸显"互联网+"的优势，基于互联网，开展线上、线下、跨学科、跨区域的生活方式健康管理相关研究与培训，促进互联网资源与生活方式健康管理的联系，让科技协同生活方式健康管理落地。④构建生活方式健康管理体系。生活方式健康管理作为一种理念，反映了群众认知观念的转变，健康不仅仅是诊疗康复，更是全生命周期的健康维持和健康促进；作为一项技术，要以医学为理论基础，结合管理学、心理学等学科研究方法，运用现代信息技术，不断优化健康维护的方式和措施，提供专业规范的医学服务；作为一种行业生态，要以提供生活方式健康管理服务的机构为经营主体，以满足民众多层次、多样化的健康需求为牵引，以有效应对慢性病及其危险因素飙升为导向，为人民群众提供全方位全周期的医学服务。⑤加快生活方式健康管理职业技能发展步伐，让生活方式健康管理走进大众视野。在通过政策和人才培

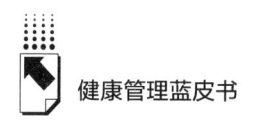

养加快生活方式健康管理职业技能发展步伐的同时,还应让生活方式健康管理走进大众视野,给生活方式健康管理职业人员提供施展才华的土壤。通过社区、单位、学校、医院等向人民群众传递健康生活方式知识。

健康中国已经成为国家战略,"健康中国行动"正在逐步推进,医学发展的方向从以治病为中心逐渐向以人民健康为中心转变,关注生命全周期的大健康理念已深入人心,加速生活方式健康管理的实践转化与传播,加强培养合格的健康保健人才,用生活方式健康管理助力健康中国建设。

B.8 "三高"共管健康管理服务发展的需求与机遇

王建刚 覃岳香 吴非 彭婀敏[*]

摘　要： 心血管病是导致我国城乡居民死亡的首要原因，心血管病的防控关键是分层管理，在高危人群中实施"三高"共管、综合防控。"三高"共管是为"三高"人群提供集生活方式、个性化药物、健康教育、检测于一体的规范化管理与全程保健服务。目前，我国"三高"共管健康管理服务项目逐渐起步，但存在缺少有效试点探索、支付体系与激励机制不明、标准规范未制定、管控效率欠佳、智能体系欠完善等困难。我国慢性病防控迎来以基层为重点，以预防为主的新发展格局，新时期应在各级政府与组织的主导下，有效解决面临的问题，将"三高"共管健康管理服务层层推动落实，形成新型的心血管病防控体系。

关键词： 心血管病　"三高"共管　健康管理

心血管病是导致我国城乡居民死亡的首要原因，在总死亡构成中占45%左右。心血管病的防治需要全人群防治与高危人群防治两种策略并重，才能

---

[*] 王建刚，内科学博士，中南大学湘雅三医院健康管理中心主任，主任医师，硕士生导师，主要研究方向为高血压、心力衰竭、心血管疾病风险评估与干预；覃岳香，临床医学博士，中南大学湘雅三医院健康管理中心主治医师，主要研究方向为慢性病风险评估与健康管理；吴非，中国健康促进基金会健康管理部主任，中国营养学会健康管理分会常委兼秘书长，全国防控重大慢病创新融合试点项目管委会副秘书长，中华医学会健康管理学分会秘书；彭婀敏，中南大学公共卫生与预防医学全日制硕士，主管护师，主要研究方向为人文沟通和健康管理。

做到合理利用卫生资源提高心血管病的综合防治效果。全人群防治的策略主要通过社区开展全人群、全周期的普遍筛查实现，而高危人群防治是针对高危个体或群体与心血管病有关的危险因素进行深度管理。高血压、高血脂、高血糖（简称"三高"）是导致心血管病最危险的因素，也是慢性病防控之痛。《中国居民营养与慢性病状况报告（2020年）》指出，我国18岁及以上居民高血压患病率为27.5%，糖尿病患病率为11.9%，血脂异常患病率为43%，与2015年发布的结果相比均呈现上升趋势。而我国"三高"患者的知晓率为51.6%、治疗率为45.8%、控制率为16.8%，而且基层防治水平低于城市，给实现降低居民过早死亡率的核心目标带来了巨大挑战。目前，各指南均强调整体心血管病风险控制，"三高"有共同的滋生土壤，常合并存在，且三者干预措施互通，符合卫生经济学原则和心血管病综合风险控制原理。因此，心血管病的防控关键是分层管理，在中、高危人群中实施"三高"共管，综合防控。

一 "三高"共管健康管理服务的界定与意义

（一）"三高"共管的界定

"三高"共管是为"三高"人群提供集生活方式、个性化药物、健康教育、检测于一体的规范化管理与全程保健服务。"共管"并非"分而治之"，也不等于几种"单高"疾病简单相加。"三高"共管需要从政府到医疗机构再到社会、公众，层层推动落实，形成对心血管病发病、死亡危险因素的协同管理，建立起新型慢性病管控体系。

"三高"共管服务人群指符合高血压或高血压前期、糖尿病或糖尿病前期、血脂异常或血脂未达标中任意一项的心血管病风险人群。高血压指在未使用降压药物的情况下，非同日3次测量诊室血压，SBP≥140mmHg和（或）DBP≥90mmHg；或已使用降血压药物[1]。高血压前期是指在未使用降

---

[1] 《国家基层高血压防治管理指南2020版》，《中国医学前沿杂志》（电子版）2021年第4期。

压药物的情况下，非同日3次测量诊室血压，血压水平130～139/85～89mmHg。2型糖尿病指典型糖尿病症状加上随机静脉血浆葡萄糖浓度≥11.1mmol/L或加上空腹血浆葡萄糖浓度≥7.0mmol/L或加上口服葡萄糖耐量试验（OGTT）2小时血浆葡萄糖浓度≥11.1mmol/L或加上HbA1c≥6.5%。无典型糖尿病症状者，即两次结果均达上述标准，或已经使用降血糖药物①。糖尿病前期指空腹血糖受损或葡萄糖耐量减低，空腹血糖受损指糖负荷后2小时血糖<7.8mmol/L，而空腹血糖处于6.1mmol/L~7.0mmol/L；葡萄糖耐量减低指空腹血糖<7.0mmol/L，而糖负荷后2小时血糖处于7.8mmol/L~11.1mmol/L。血脂异常指在未服用调脂药物的情况下，血清总胆固醇（TC）、低密度脂蛋白胆固醇（LDL-C）或甘油三酯（TG）升高的患者，即符合下列一项或以上者：TC≥6.2mmol/L；LDL-C≥3.4mmol/L；TG≥2.3mmol/L；既往有血脂异常史，目前正在服用调脂药物的患者②。另外，针对心血管病风险人群，即使血脂在正常范围，但其血脂仍未达标时也要纳入"三高"管理范围，即心血管病风险人群血脂未达标者：心血管病高危人员LDL-C≥1.8mmol/L，中危人员LDL-C≥2.6mmol/L，低危人员LDL-C≥3.4mmol/L。

（二）"三高"共管健康管理服务的意义

高血压、血脂异常、糖尿病、肥胖、吸烟、缺乏体力活动、不良饮食习惯等是"三高"主要的、共同的且可逆的危险因素。"三高"常合并存在，"三高"患者发生心脑血管事件的风险还具有叠加效应。因此，管理和控制"三高"无疑是心脑血管病风险控制的有效策略，多项大型临床研究证实，在管理血压、血糖的同时，对血脂进行综合管理，不仅不会增加基层医护人员的工作负担，还会提升管控效率、提高患者的满意度、减少管理成本，产生"1+1+1>3"的协同作用。"三高"共管不仅符合心血管病风险管控原

---

① 《中国老年2型糖尿病防治临床指南（2022年版）》，《中国糖尿病杂志》2022年第1期。
② 诸骏仁、高润霖、赵水平、陆国平、赵冬、李建军：《中国成人血脂异常防治指南（2016年修订版）》，《中华健康管理学杂志》2017年第1期。

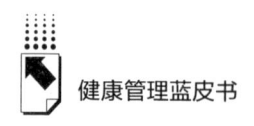

理,也符合高危人群优先防控策略,高危患者是风险管控获益最大、显效最快的人群,特别是对35岁以上劳动力人口的综合管理能减少劳动力损失,对于社会经济发展至关重要。

(三)"三高"共管健康管理服务的定位

健康管理中心是统筹区域内"三高"医防融合一体化、"三级协同"平稳运行的关键部门,主要是对"三高"共管的中高危人群进行深度有效的合并症及并发症的筛查,进行心血管危险因素评估及科学的分层管理等。对于低风险"三高"共管协同转诊至社区进行统一的随访管理。对于疑难急危重症患者、难治性高血压、血糖波动过大或血糖控制欠佳的糖尿病、经积极治疗血脂仍未达标的高血脂患者、存在多脏器损伤等严重疾病等患者及时转诊到相关临床专科进行救治。此外,健康管理中心还应对辖区内的社区卫生服务中心的"三高"共管工作进行监管和有效的评价。

社区卫生服务机构是"三高"共管防治工作的第一线,是确保"三高"共管服务人群获得持续管理的关键。社区卫生服务机构要掌握辖区建档的"三高"共管人群基本情况,开展"三高"筛查、心血管病风险评估(如China-PAR)及健康教育。还承担本机构筛选出的及区域内"三高"共管健康管理中心转入的低风险"三高"患者,为其提供持续健康管理服务、健康信息收集维护,根据疾病发展提供诊疗服务和其他个性化家庭签约服务。

(四)"三高"共管健康管理服务的架构

1. 组织管理

在国家卫健委的领导下,各级卫生健康部门根据试点地区范围,负责规划和认定"三高"共管布局和建设,将"三高"共管工作体系纳入当地慢性病防治体系与行动计划,指定专人负责辖区内"三高"共管项目。"三高"共管健康管理中心所在机构分管院长统筹"三高"共管工作,以健康管理中心主任为负责人,统筹各有关业务科室工作。成立以心血管内科、神经内科、内分泌科医师团队为主体的"三高"医防融合协同诊疗小组。

2. 信息化平台

安装统一部署的"三高"共管信息模块，配置系统运行所需的服务器及其他硬件设备，保证网络的畅通，保证医院平台或 HIS、LIS、EMR 等必要信息系统与"三高"共管信息模块的互联互通，协助配合辖区卫生健康部门完成"三高"共管机构 HIS、LIS 等信息系统与当地健康云平台"三高"共管模块和数据库的对接。指导数据库分析和汇总，根据实际情况及时完善相关系统流程、改进工作计划和措施。通过"三高"共管服务管理系统联合"三高"共管机构对"三高"患者提供精细化的集饮食、运动、用药、教育、检测于一体的连续在线随访管理，为医生诊疗和患者长期随访管理提供全方位的数据支持。

（五）"三高"共管健康管理服务的内容

"三高"共管健康管理服务的核心工作内容是各部门协作，共同做好"三高"人群一体化协同诊疗工作，确保"三级协同"体系平稳运转。"三高"共管健康管理服务的内容具体包括纳入服务流程及信息采集、风险评估、进一步专项评估和筛查、干预管理等。

1. 纳入服务流程及信息采集

将社区卫生服务中心、综合医院临床专科门诊或住院部、健康管理中心发现的"三高"患者统一纳入"三高"共管服务人群，在健康管理中心设置的"三高"共管专区进行标准化的建档和信息采集。根据前期收集的简要数据进行心血管病风险评估，将中高风险人群纳入后续的合并症或并发症的综合筛查、科学管理及随访追踪，将低风险人群归入社区模块进行管理、随访及追踪。

2. 风险评估

总体风险评估是心血管病一级预防决策的基础。即针对 20 岁及以上未患心血管病的个体，采用适用于国人心血管病风险评估的模型，在特定的心血管事件发生之前进行风险评估和危险因素管理。根据危险因素的数量和组合来评估该个体在未来一段时间内发生心血管病的风险，分为短期（10 年）

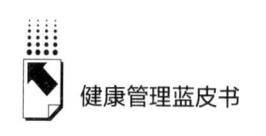

风险与长期（15~30 年或终生）风险。

3. 进一步专项评估和筛查

针对不同风险水平的对象，制订相应的综合治疗或危险因素管理方案，降低心血管病总体风险。高危人群及心血管病患病人群需进行心脑血管专项筛查评估和靶器官损害评估，根据评估结果进行相应的生活方式干预和个体化药物治疗。对中危人群结合病史及一般检查结果进行必要的专项筛查，根据结果进行生活方式干预，必要时适当进行药物治疗。此外，对于中、高危人群推荐每年进行健康体检，必要时进行超声心动图、颈动脉超声检查和超高速螺旋 CT 等，早期发现冠脉斑块、颈动脉斑块等病变。还可以通过风险评估监测发病风险的变化，及时调整相应的生活干预和临床治疗方案。

4. 干预管理

根据风险评估等级开展分级分层管理，借助 5G+健康管理平台，定期推送营养处方、运动处方、心理疏导、中医康复等，以问卷采集+定期健康检测评估干预效果。借助全国性标准化家庭-社区-医院场景下"三高"共管一体化平台，实现不同场景的数据共享，建立社区卫生服务中心—健康管理中心—临床专科的绿色双向转诊通道。

利用计算机网络技术开展"三高"人群信息化管理，在居民健康档案信息化管理平台上建立规范化的"三高"健康管理档案，有效整合居民健康管理、健康体检等信息，实现自动人群分类筛选、危险分层、效果评估等数据动态管理以及评估指标的实时统计。在此基础上，逐步建立与上级医院之间的电子转诊通道、移动式健康管理等信息化平台，提高双向转诊、随访管理的时效性和客观性。通过手机 App 等自媒体健康管理平台开展患者自我管理和健康教育促进。对"三高"健康管理中所收集和产生的个人信息进行妥善保管和维护，按级别授权使用。

5. 随访监测（远程监测、智慧监测）

根据风险评估等级开展分级分层随访，引入智能语音随访平台，采取线上电话、线上短信、线上问卷、线下面对面等方式，开展不同的随访内容、随访周期及随访效果评价。采用智能手环、智能血压计、自动血糖仪、可穿戴心电监测仪、呼吸睡眠监测仪等移动可穿戴设备，对体温、体重、心率、血压、血糖、脂肪含量、肌肉含量等身体指标进行监测，还可以记录运动、睡眠、营养、心理健康等行为类数据。

二 我国"三高"共管健康管理服务的发展现状

（一）顶层设计，提供有力支撑

我国始终把保障人民健康放在优先发展的战略位置，在慢性病防控宏观政策上坚持"将健康融入所有政策"的理念，通过分级诊疗、医防协同、医保改革等一系列针对性措施进行慢性病防控。2016年中共中央、国务院印发了《"健康中国2030"规划纲要》，将"健康中国"提升为国家战略，提出未来15年是推进健康中国建设的重要战略机遇期。2017年，国务院办公厅《关于印发中国防治慢性病中长期规划（2017—2025年）的通知》明确提出对慢性病防控、降低因慢性病导致的过早死亡率的目标，力争到2025年将30~70岁人群因心血管病、癌症、慢性呼吸系统疾病和糖尿病导致的过早死亡率较2015年降低20%。《健康中国行动（2019—2030年）》首次强调推进"三高"共管工作，做好高血压、糖尿病、血脂异常的规范化管理，实现居民健康水平的进一步提高。健康中国行动推进委员会办公室发布《推进实施健康中国行动2020年工作计划》，提出研究制订"三高"共管技术方案和实施路径，开展"三高"共管试点，提升心血管病管理效果。2021年国务院办公厅印发《深化医药卫生体制改革2021年重点工作任务》，也提出推进高血压、高血糖、高血脂"三高"共管试点，推动疾控机构与医疗机构在慢性病综合防治方面业务融合。2022年《国务院办公厅关于印发"十四五"国民健康规划的通知》中提出：提高心血管病、癌症、慢性呼吸系统疾病、糖尿病等重大慢性病综合防治能力，强化预防、早期筛查和综合干预，逐步将符合条件的慢性病早诊早治适宜技术按规定纳入诊疗常规。推进"三高"共管，高血压、2型糖尿病患者基层规范管理服务率达到65%以上。

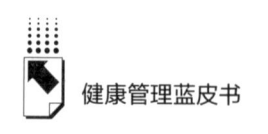

（二）政府主导，健康管理服务项目起步

2009年起，我国将高血压、糖尿病管理纳入国家基本公共卫生服务，并取得了较明显的成效，但血脂异常管理相对滞后，成为我国心血管病防控的"短板"。原国家卫生计生委有关司局、国家心血管病中心、中国红十字基金会在过去十余年中陆续开展了中国成人血脂异常健康管理服务试点、国家"三高"共管项目试点建设、县域"三高"共管关爱计划等项目。2021年6月，由国家卫生健康委员会疾病预防控制局指导，国家心血管病中心、中国医学科学院阜外医院牵头的"三高"共管项目正式启动。这些项目旨在以"三高"共管为抓手，建立适宜于基层的统一、规范、简便易行的诊治管理流程，但在探索慢性病健康管理适宜技术和服务模式、推行生活方式干预等方面还有不足。2022年由中国疾病预防控制中心、慢性非传染性疾病预防控制中心发起，中国健康促进基金会和中华医学会健康管理学分会牵头立项了健康促进中国行——"三高"共管心血管病防治健康管理项目。该项目以"健康管理医学服务中心（机构）"为核心场景，内联医疗机构心血管病相关临床专科（心血管内科、神经内科、内分泌科等），下联辖区内数家"三高"共管社区卫生服务中心，打造以智慧医疗为支撑，"医防融合、防治管结合"的一体化综合服务模式。"三高"共管健康管理服务旨在形成全科医师、健康管理师和专科医师"三师联动"的新型契约式服务新格局，促进优质医疗资源有序向下纵向流动。

（三）基层探索，创新服务模式

在政策支持下，我国部分地区开始尝试"三高"共管试点项目，青岛率先推出"三高共管 三级协同"服务模式，以家庭医师为主力军，通过信息化手段，将管辖区域的慢性病患者纳入"三高"共管慢性病管理信息系统。青岛服务模式带动山东省慢性病管理工作，开展"三高共管 六病同防"医防融合慢性病管理试点工作，建立了以疾控中心为健康管理技术支撑和管理主体、以医共体牵头医院为临床诊疗技术支撑、以乡镇卫生院和社区卫生服务中心为联系纽带、以家庭医师团队为基础网底的"三高"三级协同、医防融合的一体化服务体系。

各级健康管理机构在心脑血管病防控的路上不断探索,目前已有十余家健康管理机构参与健康促进中国行——"三高"共管心血管病防治健康管理项目。2020年下半年中南大学湘雅三医院健康管理中心率先开设了血管斑块门诊,年门诊量达14307人次,逐步建立和完善了科学规范的血管斑块筛查流程和管理路径。2022年,中南大学湘雅三医院立项"三高"共管心脑血管疾病防治健康管理项目,由健康管理中心牵头,心血管内科、内分泌科联合实施,医院将连续三年设立专项资金推动该项目。欧姆龙公司自主研发心血管健康App,集预约挂号、在线问诊、健康知识科普、专家名医共享、电子病历保存、健康档案初始建立、疾病持续跟踪、分级转诊治疗等服务于一体。以袁洪教授牵头的湖南省高血压研究中心与国家超算长沙中心、药物临床评价技术国家地方联合工程实验室、湖南省心血管病临床医学研究中心、湖南弘源慢病健康管理有限公司、长沙市弘源心血管健康研究院等共同开发了一款适合于高血压患者院外(或家庭)数字化医疗级管理的系列适宜技术,构建了医防融合规范管理体系、标准与路径,通过借助互联网、物联网、区块链等技术,实现了在管高血压患者的规范管理。该适宜技术还将拓展至糖尿病、血脂异常等慢病患者的医疗管理及自我管理。

三 "三高"共管健康管理服务发展存在的问题与挑战

(一)政策支持目标清晰,缺少有效试点探索

《中华人民共和国国民经济和社会发展第十四个五年规划和2035年远景目标纲要》《"健康中国2030"规划纲要》《中国防治慢性病中长期规划(2017—2025年)》等战略性文件明确提出了我国应逐步推进"三高"共管,开展血压血糖增高、血脂异常等、超重肥胖等高危人群的风险评估和分

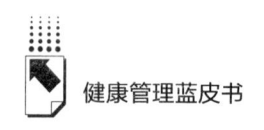

层管理，积极落实试点，提高人民预期寿命。多家健康管理中心、社区卫生服务机构对"三高"共管模式进行了不断摸索和完善，形成了一套基础的工作模式，但试点探索的有效性不高，服务标准规范不统一，尚未形成标准化体系。而且不同医院之间，医院、社区机构和家庭之间存在信息孤岛问题，未能充分利用专业的健康管理团队及其他医疗资源，难以实现精确诊疗和连续管理。

（二）医学服务模式转变，未能实现有效管控

目前，人类疾病死亡谱结构变化较大，生活方式等行为因素与常见疾病的发病密切相关，精神压力对维持健康具有不可忽视的作用，居民的健康观念逐步改变，在这些因素的影响下，我国的医学服务模式由"治病端"前移到"健康端"，对预防的重视持续加码。但是目前的疾病诊疗方式难以实现对"三高"的有效管控，一方面三甲医院专科专治无法共治，基层医院治疗水平有限，医生和患者数量严重失衡，整合式、主动式服务在慢性病管理领域缺失；另一方面患者需要进行多项并发症指标检测，付出非常多的时间和体力来反复排队和来回奔波于多个科室，就医体验差。

（三）服务项目逐步推广，缺少支付体系与激励机制

在国家政策的大力支持下，部分地区与健康管理机构尝试"三高"共管健康管理服务试点项目，纳入管理的"三高"患者治疗率、控制率明显提升。但目前的慢性病管理服务，尤其是线上服务，严重陷入没有明确支付方的尴尬境地，个人的支付意愿度很低。而医保资金压力十分大，人口流出量大的部分地区已出现医保赤字，慢性病管理服务的效果难以通过定量分析来衡量，其与医保控费的直接经济联系尚未明确，慢性病管理市场尚不规范，因此，慢性病管理服务难以被纳入报销范围。医疗保险未与慢性病管理费用相融合的问题，将严重阻碍"三高"共管慢性病医防融合管理体系的推进。社区医疗机构是居民开展心血管病筛查和干预的理想之所，基层医生是心血管病防控的"守门员"。而我国基层医务人员普遍存在年龄偏大、学

历偏低、流动性大、收入较低的特点，对于慢性病防控服务项目的责任心和工作能力不足，缺乏长期管理意识，忽略生活方式干预。"三高"共管健康管理服务项目并非国家及政府强制要求的政策性项目，工作量大，缺少有效的绩效管理机制，社区医生的参与度与积极性均较低，落地难度大。

（四）服务标准规范起步，培训力度有待加大

尽管多位专家学者举办"三高"峰会、城市论坛、大咖直播等活动来传递落实共管的理念，但"三高"共管健康管理服务尚处于起步阶段，相关共识、规范、服务包编写工作还未启动。"三高"的干预措施虽有相似性，但也存在差别，个体差异较大，如何制定统一的管理标准、管理模式及路径需在试点中心摸索中进一步明确。初步探索的"三高"共管筛查和干预的平台主要依托社区医疗机构，就我国现状而言，社区医生的诊疗水平无法满足辖区"三高"共管人群的服务需求，急需大量规范化培训。

（五）数字医疗服务推进，智能体系需要完善

我国基层信息化水平低，不同信息化平台碎片化，不能互联互通，协同不到位。目前，针对"三高"共管的数字化医疗平台智能服务体系不完善，未对我国分级诊疗模式下的管理角色与任务进行细化，实际工作中人员协同性差、效率低下。对现有的智能服务体系决策支持欠梳理，大部分管理都聚集在单病种，而且缺乏健康影响因素的具体管理方案，生活方式干预管控效果差。此外，云共享平台需上传大量健康体检数据，对数据安全性要求较高，《中华人民共和国数据安全法》颁布后，大部分平台拒绝民营企业接入，如果没有国家层面的支持和要求，医院难以与社区及院外系统共享数据。

四 "三高"共管健康管理服务的发展建议

党的二十大报告提出促进优质医疗资源扩容和区域均衡布局，坚持预防为主，加强重大慢性病健康管理，提高基层防病治病和健康管理能力。我国

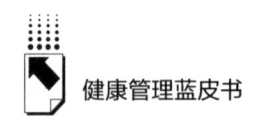

慢性病防控迎来以基层为重点、以预防为主的新发展阶段，强调早期筛查、早期评估、早期干预，推进从疾病治疗向健康管理转变。在各级政府与组织的主导下，我国应从以下几方面发力，层层推动落实"三高"共管健康管理服务，形成新型心血管病防控体系。

（一）强化政府主导，鼓励基层试点探索

在"健康中国"战略的指导下，由中国疾病预防控制中心慢性病中心主导，注重应用卫生经济学来科学制定各项政策，优化国家基本公共卫生服务项目，调动个人、家庭及社会力量，以基层"三高"规范化管理为突破口，创新"互联网+智慧医疗"模式，逐步实现"三高"共管水平一致。将血脂管理等同于高血压、糖尿病纳入国家基本公共卫生服务项目中，实现"三高"共管，提升心血管病的防控效率，扩大现有成果，降低发病率，从而节省巨额医疗费用、提高预期寿命、降低慢性病早死率。在医改基本公共卫生服务项目的支持下，具备基层服务能力的地区，积极鼓励医疗卫生机构开展试点，针对"三高"人群开展医疗卫生人员培训和患者健康教育，通过信息化手段和可穿戴设备进行检测、评估、干预、随访和健康促进服务，探索规范化管理模式。

（二）创新服务模式，提高人群管控效率

借鉴国家标准化代谢性疾病管理中心（MMC）的理念，以全科医师、健康管理师和专科医师为主力军，通过"三高"共管慢性病管理信息系统平台管理辖区内的慢性病患者。建立新型"三高"共管标准化管理体系（"三高"家庭—社区—医院三级协同管理系统）。围绕"三高"共管设定相对统一固定的区域，集成"三高"监测评估和管理的技术和设备设施，应用统一的"三高"共管平台和管理软件，安排固定的科室医师、健康管理师和全科医师，经过统一培训后由其提供标准化和规划化服务。以"三高"共管为抓手，探索慢性病防控新模式，推行生活方式干预，建立适宜于基层的统一、规范、简便易行的诊治管理流程。提高"三高"患者的知

晓率、规范管理率、治疗率、控制率，进一步提高居民健康水平，早日迎来心血管病发病率下降的拐点。

（三）探索支付机制，提升机构积极性

在有条件的地区，建议相关部门试行将"三高"共管健康管理医疗费用纳入统筹基金支付门诊费用，通过"三高"综合防治，建立预防、治疗、康复一体化服务体系，以节约"三高"疾病及并发症治疗费用。条件相对薄弱的地区，需要更多的政府行动，加强基层服务能力建设和必要的基本检测设备的配置。针对基层医疗卫生服务机构的积极性不高等问题，建议完善各项制度，把制度建设贯穿于"三高"共管健康管理服务效能建设的各个方面和各个环节，从根本上保证效能建设的长期性和稳定性。规范绩效考核，对照"三高"共管健康管理服务项目中部署的具体工作和提出的具体要求，坚持把定性与定量效能建设绩效考核结合起来，进一步细化和具体化，把软指标变成硬指标。强化效能监察，建立效能监察制度体系，切实增强效能监察工作的针对性，切实解决难点问题。

（四）建立标准规范，开展全方位培训

在国家卫健委的指导下，由"三高"研究的相关专家牵头，以我国高血压、糖尿病以及血脂异常的基层指南为基础，将"三高"共管核心内容进行总结，进一步对"三高"共管过程进行总结提炼，启动"三高"共管健康管理优质服务包编写工作，并围绕疾病诊断、危险评估、分级管理、生活方式干预、用药指导、常规随访、异常报警、依从性管理、健康教育等方面讨论，制定"三高"共管心脑血管病防治健康管理标准方案。全方位开展基层医疗卫生人员培训，进行患者筛查和基本健康信息登记，以"三高"患者为中心，以现代化信息手段和可穿戴设备为抓手，实现医务工作人员与患者"一对一"规范化管理。

（五）形成智慧网格体系，发挥健康管理中心职能

参照并借鉴使用已成熟的信息管理平台，由国家卫生健康委疾控局、中

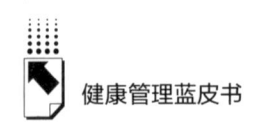

国疾控中心慢性病中心牵头，以数据共建共享为基础，通过互联网/物联网手段实现三大慢性病全程管理，创建从线上延伸到线下的实体健康管理服务，促进医院与社区互动的智能化。医生工作室实现线上私密咨询、个性化指导；实现患者管理分类，实现便捷随访及双向转诊，让"三高"共管工具，如以生活干预为基础的数字疗法、家庭深度健康工具辅助管理等成为全科医师、健康管理师和专科医师"三师联动"的好帮手。

实现健康管理逐步由单纯医疗服务向医疗与公共卫生的综合服务转变，由单纯慢性疾病防控模式向防病防疫并重模式转变，由单纯医学指标管理向多维健康影响因素管理转变。健康管理中心是提供"三高"共管服务的主要力量和实施单位，是融合预防保健和诊疗服务的整体、医院与社区密切联系的桥梁。健康管理中心通过信息化手段，内联专科病房，下联社区卫生服务机构，将辖区内的高血压、糖尿病、血脂异常人群纳入"三高"共管慢性病管理信息系统平台，为"三高"人群提供通畅的上下转诊，为"三高"人群提供集检测、评估、干预、随访和健康促进于一体的不间断的规范化的慢性病管理服务。

"十四五"时期，我国将进入高质量发展新阶段，向第二个百年奋斗目标进军。人民健康是现代化最重要的指标，发展卫生健康事业在中华民族伟大复兴的进程中始终处于基础性地位。国家多项政策积极推动"三高"共管试点等工作，"三高"共管的慢性病管理理念也已被多位专家从多角度进行提议和论证。由此可见，"三高"共管健康管理服务无论从疾病防治紧迫性、国家医疗开支还是从政策执行层面来看都迫在眉睫。强烈呼吁尽早开展"三高"共管健康管理服务工作，实现提升国民的心血管病防控效率、降低慢性病早死率、早日提高预期寿命、有效降低国家慢性病开支的目标。

B.9 中国健康科普支持政策与实施发展报告

王雅琴 李彦秋 彭斑*

摘 要： 健康科普是提升全民健康素养、促进健康中国建设的重要举措，是提高全民健康水平最根本、最经济、最有效的措施之一[①]。健康科普政策是推动健康科普发展的重要抓手，本报告主要梳理、总结了"十三五"后我国健康科普支持政策的发展演变，并指出健康科普政策对健康科普工作发挥着全局引领、重点引导的重要作用。健康科普政策确立健康科普工作标准，动员健康科普行为主体，保障健康科普主体的专业性，保障科普基础设施持续投入与经费支持等。与此同时，本报告调研、总结了近年来我国健康科普实施现状，主要体现在健康科普基础设施、健康科普人员、健康科普经费、健康科普作品以及健康科普活动等方面。此外，本报告指出我国健康科普仍面临经费投入不足、奖励激励政策少等一系列问题，并给出相应建议。

关键词： 健康科普 健康中国 健康科普人员 健康科普经费 健康科普活动

---

* 王雅琴，中南大学湘雅三医院健康管理科，博士，副主任医师，中南大学健康管理研究中心骨干，主要研究方向为慢性病风险筛查与管理；李彦秋，博士，中南大学湘雅三医院助理研究员，主要研究方向为慢病风险筛查与管理、肿瘤早期筛查；彭斑，中南大学湘雅三医院健康管理中心主治医师，主要研究方向为眼科疾病筛查及慢病管理工作，是科室健康科普主力成员。

① 健康中国行动推进委员会：《健康中国行动（2019—2030年）》，http：//www.nhc.gov.cn/guihuaxxs/s3585u/201907/e9275fb95d5b4295be8308415d4cd1b2.shtml，2022-09-23。

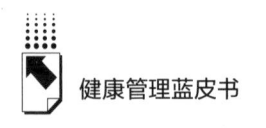

一 概念界定及意义

(一)健康科普的概念界定

健康科普是指与人的健康相关的科学知识生产制作与传播推广过程。健康科普是科学普及工作的重要组成部分,包括健康科普作品、健康科普宣传教育、健康科普网络与新媒体平台等。2022年5月国家卫健委联合健康中国行动推进委员会办公室等九部门联合印发《关于建立健全全媒体健康科普知识发布和传播机制的指导意见》,该指导意见明确健康科普知识是以健康领域的基本理念和知识、健康的生活方式与行为、健康技能和有关政策法规为主要内容,以公众易于理解、接受、参与的方式呈现和传播的信息。开展健康科普的目的在于整合专家力量和媒体资源,传播普及健康知识,提高公众的健康素养和健康文化水平[①]。

(二)健康科普在健康中国建设中的重要作用

习近平总书记曾指出:"科技创新、科学普及是实现创新发展的两翼。"健康科普是促进健康中国建设的重要举措。当前,我国居民健康素养水平总体仍比较低。据国家卫生健康委官网消息,2021年我国居民健康素养水平只有25.40%,国民健康素养缺乏成"健康中国"短板,熬夜、缺少体育锻炼、饮食重油重盐、吸烟酗酒等不健康生活方式普遍。大众对疾病早期预防及早期发现、慢病长期用药、正确就医等健康知识的了解比较缺乏,各种养生谣言以及打着健康旗帜的商业骗局层出不穷。普及健康

---

① 国家卫生健康委、中央宣传部、中央网信办、科技部、工业和信息化部、广电总局、国家中医药局、中国科协、健康中国行动推进委员会办公室:《关于建立健全全媒体健康科普知识发布和传播机制的指导意见》,http://www.nhc.gov.cn/xcs/s3581/202205/1c67c12c86b44fd2afb8e424a2477091.shtml,2022-09-23。

知识、提高全民健康素养,成为提高全民健康水平最根本、最经济、最有效的措施之一[①]。

二 中国健康科普支持政策的时代演变

本文中我国健康科普支持政策主要包含国家法律法规及政策。我国健康科普支持政策的发展与变迁和我国不同发展阶段的社会状况和实际需求密切相关。本文以"十三五"开局之年2016年为起点,以科学普及、健康科普、健康普及、健康知识、健康促进、健康教育、健康素养等为关键词,在国务院、国家卫生健康委、国家中医药局、中文数据库(知网、维普、万方等)等平台进行检索,主要的检索结果见表1。

表1 "十三五"后我国主要健康科普支持政策

发布时间	发布机构	发文名称
2016-10-25	中共中央、国务院	"健康中国2030"规划纲要
2016-11-18	国家卫生计生委、中宣部、教育部、财政部、环境保护部、工商总局、新闻出版广电总局、体育总局、国家中医药局、中国科协	关于加强健康促进与教育的指导意见
2017-1-10	国务院	"十三五"卫生与健康规划
2017-1-12	国家卫生计生委	"十三五"全国健康促进与教育工作规划
2017-6-14	科技部、国家卫生计生委、国家体育总局、国家食品药品监管总局、国家中医药管理局、中央军委后勤保障部	"十三五"卫生与健康科技创新专项规划
2018-4-28	国务院办公厅	关于促进"互联网+医疗健康"发展的意见
2019-7-9	健康中国行动推进委员会	健康中国行动(2019—2030年)

---

① 健康中国行动推进委员会:《健康中国行动(2019—2030年)》,http://www.nhc.gov.cn/guihuaxxs/s3585u/201907/e9275fb95d5b4295be8308415d4cd1b2.shtml,2022-09-23。

续表

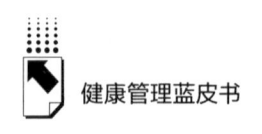

发布时间	发布机构	发文名称
2019-12-28	第十三届全国人民代表大会常务委员会第十五次会议	中华人民共和国基本医疗卫生与健康促进法
2022-5-20	国务院办公厅	"十四五"国民健康规划
2022-5-31	国家卫生健康委、中央宣传部、中央网信办、科技部、工业和信息化部、广电总局、国家中医药局、中国科协、健康中国行动推进委员会办公室	关于建立健全全媒体健康科普知识发布和传播机制的指导意见

资料来源：根据公开资料整理。

（一）"十三五"后，我国健康科普支持政策的演变

总体来说，我国健康科普支持政策的演变适应不同阶段的需求并日趋完善。向人民群众普及健康理念、推广健康生活方式等成为促进全民健康水平提高的重要手段，健康科普的重要性日益凸显。

"十三五"时期是我国全面建成小康社会的决胜阶段，也是卫生健康事业发展的重要时期。"十三五"时期一系列相关政策的发布有效地保障了健康科普工作的顺利推进。2016年中共中央、国务院出台《"健康中国2030"规划纲要》，纲要中明确指出要提高全民健康素养，普及健康科学知识[1]。2017年，党的十九大作出实施健康中国战略的重大决策部署，中共中央、国务院、国家卫生计生委分别出台《"十三五"卫生与健康规划》《"十三五"全国健康促进与教育工作规划》，进一步明确了健康教育与健康普及工作的重要性。2019年健康中国行动推进委员会发布《健康中国行动（2019—2030年）》，要求开展健康知识普及行动，向全民普及合理膳食、科学运动等健康知识，促进全民掌握疾病预防、疾病早期发现、及时就医、

---

[1] 中共中央、国务院：《"健康中国2030"规划纲要》，http://www.gov.cn/xinwen/2016-10/25/content_5124174.htm，2022-09-23。

合理用药等健康技能①。同年,第十三届全国人民代表大会常务委员会第十五次会议通过《中华人民共和国基本医疗卫生与健康促进法》,该法要求加强健康教育工作及其专业人才培养,建立健康知识和技能核心信息发布制度,向公众提供科学、准确的健康知识②。

"十三五"时期是我国建设健康中国的关键阶段。健康科普工作对于提升全民健康素养和健康水平、促进经济社会可持续发展具有重要意义。"十四五"时期,健康科普工作进一步向前推进。2022年5月,《"十四五"国民健康规划》发布。《"十四五"国民健康规划》是"十四五"期间卫生健康领域的总体规划,是"十四五"期间推进健康中国建设的系统谋划和总体布局。该规划强调深入开展健康知识宣传普及,鼓励医疗机构和医务人员开展健康促进与健康教育,提升居民健康素养,推行健康生活方式,全面推广全民健康生活方式,推进"三减三健"(减盐、减油、减糖、健康口腔、健康体重、健康骨骼)等专项行动③。

(二)数字化改革背景下我国健康科普支持政策的调整

在数字化时代背景下,尤其是疫情突发后健康科普方式发生了重大变化。5G技术、移动互联网、AI智能、融媒体等新兴技术的迅速普及和发展带动了数字科普的发展。但是当前我国数字化健康科普监管力度不够,传播内容缺乏公信力,容易对人民群众生命健康产生极大危害,产生不良社会影响。2017年《"十三五"国家科普和创新文化建设规划》要求从源头保证科普知识的前沿性、科学性和权威性,丰富和完善科普宣传载体,发挥现代化信息技术的作用,发展网站、微博、微信、App等新媒体传播

---

① 健康中国行动推进委员会:《健康中国行动(2019—2030年)》,http://www.nhc.gov.cn/guihuaxxs/s3585u/201907/e9275fb95d5b4295be 8308415d4cd1b2.shtml,2022-09-23。
② 《中华人民共和国基本医疗卫生与健康促进法》,http://www.npc.gov.cn/npc/c30834/201912/15b7b1cfda374666a2d4c43d1e15457c.shtml,2022-09-23。
③ 国务院办公厅:《"十四五"国民健康规划》,http://www.gov.cn/xinwen/2022-05/20/content_5691494.htm,2022-09-23。

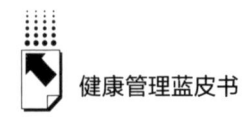

方式，提高公众科学素养，科学权威地促进健康知识普及①。2018年4月，国务院办公厅印发《关于促进"互联网+医疗健康"发展的意见》，该意见明确要求建立网络科普平台，利用互联网提供健康科普知识精准教育，普及健康生活方式，提高居民自我健康管理能力和健康素养②。2022年5月，国家卫健委联合健康中国行动推进委员会办公室等部门联合印发《关于建立健全全媒体健康科普知识发布和传播机制的指导意见》，该指导意见对于健康科普内容的科学性做出了要求，要求提升健康科普知识质量、增加优质健康科普知识供给，同时要求落实发布和传播主体责任、健全发布与传播监管。这一政策的出台，将约束目前健康科普行业乱象，使数字健康科普领域更加规范③。

三 健康科普支持政策对提升我国健康科普能力的作用

（一）健康科普支持政策确立健康科普工作标准

目前数字化科普已经成为新的趋势，有别于传统媒介，数字化科普传播速度快、范围广、参与度高。与传统媒介相比，数字化健康科普监管力度不够，导致虚假信息较多，严重误导人民群众，甚至耽误一些患者及时就医，对人民群众生命安全造成危害。但科普的本质依然是"内容为王"，2022年5月国家卫生健康委等九部门联合印发《关于建立健全全媒体健康科普知识

---

① 科技部、中央宣传部：《"十三五"国家科普和创新文化建设规划》，https://www.most.gov.cn/xxgk/xinxifenlei/fdzdgknr/fgzc/gfxwj/gfxwj2017/201705/t20170525_133003.html，2022-09-23。
② 国务院办公厅：《关于促进"互联网+医疗健康"发展的意见》，http://www.gov.cn/zhengce/content/2018-04/28/content_5286645.htm，2022-09-23。
③ 国家卫生健康委、中央宣传部、中央网信办、科技部、工业和信息化部、广电总局、国家中医药局、中国科协、健康中国行动推进委员会办公室：《关于建立健全全媒体健康科普知识发布和传播机制的指导意见》，http://www.nhc.gov.cn/xcs/s3581/202205/1c67c12c86b44fd2afb8e424a2477091.shtml，2022-09-23。

发布和传播机制的指导意见》，这一政策的出台，确立了健康科普工作标准。

（二）动员科普行为主体，让医生成为健康科普主力军

医疗卫生机构是健康科普工作的主阵地，医务人员是主力军。2019年1月丁香园联合清华大学健康传播研究所进行医生群体媒介使用行为调查，调查在丁香园的注册医生中进行。调查数据显示，超过40%的医生会在个人媒体账户上发布健康科普信息，50%以上的医生会主动对健康谣言进行辟谣，70%的医生会转发自己认可的健康知识。丁香医生数据研究院发布的《2021中国医生洞察报告——线上医学行为分析》显示，近六成医生有意愿尝试大众科普。

政策的出台，将动员更多医务人员主动进行健康科普。《健康中国行动（2019—2030年）》提到建立鼓励医疗机构和医务人员开展健康促进与教育的激励约束机制，调动医务人员参加健康促进与健康教育工作的积极性[①]；同年，按照国务院办公厅印发的《健康中国行动组织实施和考核方案》要求，医疗机构和医务人员开展健康教育和健康促进的绩效考核机制于2022年前建立完成。自2020年6月1日起实施的《中华人民共和国基本医疗卫生与健康促进法》对医疗卫生机构及其从业人员开展健康教育与健康促进工作提出了明确要求[②]。

（三）健康科普支持政策保障健康科普工作的基本要素

科普经费以及科普基础设施是开展科普工作所需的基本要素。健康科普支持政策一定程度上保障了健康科普工作的经费支持。2020年度全国科普统计数据显示，2020年全国科普工作经费筹集规模为171.72亿元。在《"健康

---

① 健康中国行动推进委员会：《健康中国行动（2019—2030年）》，http://www.nhc.gov.cn/guihuaxxs/s3585u/201907/e9275fb95d5b4295be8308415d4cd1b2.shtml，2022-09-23。
② 《中华人民共和国基本医疗卫生与健康促进法》，http://www.npc.gov.cn/npc/c30834/201912/15b7b1cfda374666a2d4c43d1e15457c.shtml，2022-09-23。

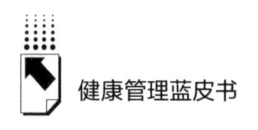

中国 2030"规划纲要》《健康中国行动（2019—2030 年）》等政策推动下，政府部门以及社会各界都加大了对健康科普的经费投入。同时，健康科普支持政策保障了健康科普基础设施的投入，在我国主要表现为各级各类健康科普场馆的建设和维护也依赖于相关支持政策为其提供的权限和标准。

四 我国健康科普的实施现状

"十三五"以来，在《"健康中国 2030"规划纲要》《健康中国行动（2019—2030 年）》等政策的推动下，我国健康科普工作稳步推进，本报告将围绕健康科普基础设施、健康科普人员、健康科普经费、健康科普作品、健康科普活动等维度来阐述我国健康科普的实施现状。

（一）健康科普基础设施

科普基础设施是国家科普能力建设不可或缺的重要组成部分。近年来，我国科普基础设施建设取得了长足发展，2021 年 11 月中华人民共和国科学技术部发布的 2020 年度全国科普统计数据显示，2020 年全国有科技馆和科学技术类博物馆一共 1525 个，与 2019 年相比增加 48 个。其中，科技馆 573 个，科学技术类博物馆 952 个。此外，中国科学技术协会发布的中国科协 2021 年度事业发展统计公报显示：截至 2021 年底，各级科协拥有所有权或使用权的科技馆 1004 个，总建筑面积 553.8 万平方米，展厅面积 296.6 万平方米。已实行免费开放的科技馆 937 个。科技馆全年接待参观人数 5092.4 万人次。流动科技馆 1054 个。科普活动站（中心、室）48478 个，全年参加活动（培训）2784.4 万人次。科普画廊建筑面积（宣传栏、宣传橱窗）142.5 万平方米，全年展示面积 312.5 万平方米。科普大篷车 1311 辆，全年下乡次数 4.1 万次，受益人数 2589.3 万人次[①]。与此同时，我国正

---

① 中国科学技术协会：《中国科协 2021 年度事业发展统计公报》，https://www.cast.org.cn/art/2022/8/22/art_ 97_ 195364.html，2022-09-23。

加快新型基础设施的建设，主要围绕数字化转型、融合创新、智能升级等方面，致力于5G网络规模化部署等新型基础设施的布局建设，并且逐步运用于科普工作中来。

相对来说，我国健康科普基础设施建设相对欠缺。2018年，上海率先在全国卫生健康系统开展健康科普文化基地建设工作，同年11月28日，"上海市健康科普文化基地"命名暨交流研讨会为复旦大学附属中山医院健康促进大讲堂等首批22家"上海健康科普文化基地"命名并授牌。2021年9月上海市科协公布了2021~2022年度上海市科普基地名单①，其中示范性科普场馆55家，仅有上海中医药博物馆、上海健康生活体验馆两家与健康科普相关场所上榜，占比3.6%。名单中基础性科普基地230家，仅有上海信谊药品与健康科普基地、上海市健康促进中心、肺心脑与健康传播科普基地等12家健康科普相关场所，占比5.2%。此外，名单中上海青少年科学创新实践工作站共29家，其中与医药健康相关的有上海中医药大学中医药实践工作站、复旦大学基础医学实践工作站、复旦大学环境与健康实践工作站3家，占比10.3%。2022年4月中国科协命名800个单位为2021~2025年度第一批全国科普教育基地，其中仅有14家健康科普教育相关机构以及15家中医药科普教育基地上榜②。由此可见，健康科普相关场所在现有科普场馆中占比较低，社会对健康的关注度与其他科学领域对比相对不足。

（二）健康科普人员

健康科普人才是推动健康科普发展的重要资源，我国在建设专职和兼职相结合的科普队伍的同时也着重发展一批高水平健康科普人才和专业健康科普人才。为推进健康知识普及行动，在《国务院关于实施健康中国行动的

---

① 上海市科学技术委员会：《关于印发2021—2022年度上海市科普基地名单的通知》，http：//stcsm. sh. gov. cn/zwgk/tzgs/gsgg/zhgsgg/20210917/7227b8a3d9d7498e8a9643dde1991990. html #，2022-09-23。
② 中国科学技术协会：《中国科协关于命名2021—2025年第一批全国科普教育基地的决定》，https：//www. cast. org. cn/art/2022/4/2/art_ 51_ 182771. html，2022-09-23。

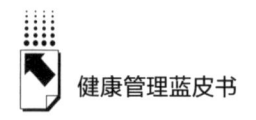

意见》(国发〔2019〕13号)的指导下,健康中国行动推进委员会组建了第一批健康科普专家库1065人,包含了健康促进、健康教育和健康传播、传染病及地方病预防控制等近30个领域的专家。各省市也积极响应,以上海为例,2022年6月上海市卫生健康委员会与上海市健康促进委员会办公室公布上海市健康科普专家库成员名单,该专家库覆盖38个学科领域、拥有629名专家。

《健康中国行动(2019—2030年)》倡导设立健康形象大使,评选一批"健康达人",发挥形象大使和"健康达人"的示范引领作用;高度重视医疗卫生机构和医务人员在行动实施中的重要作用,完善培养培训、服务标准、绩效考核等制度,鼓励引导广大医务人员践行"大卫生、大健康"理念,做好健康促进与教育工作。2022年6月,在健康中国行动推进办公室指导下,中华医学会健康管理学分会积极组织开展"健康中国宣讲员"遴选工作,遴选出88名"健康中国行动宣讲员",健康科普人才队伍日益壮大。

(三)健康科普经费

2021年11月中华人民共和国科学技术部发布的2020年度全国科普统计数据显示,2020年,全社会的研发经费投入2万多亿元,全社会科普经费仅172亿元,而172亿元中,政府拨款约138亿元,占了80%,由此可见政府拨款仍然是科普经费的主要来源。从不同时期经费指标与政策的关联度分析看,科普经费的支持政策虽然呈现微弱上升趋势,但政策支持力度有限,表明科普支持政策对科普经费的支持力度有待进一步提升。在健康科普经费支出方面更加不足,2021年湖南省科学技术厅组织的年度创新型省份建设专项科普专题项目共立项476项,其中健康科普187项,占比39.3%[1]。2022年,上海市组织的"科技创新行动计划"科普专项项目共立

---

[1] 湖南省科学技术厅:《关于2021年度创新型省份建设专项科普专题项目立项的通知》,http://kjt.hunan.gov.cn/kjt/xxgk/tzgg/tzgg_1/202109/t20210922_20626461.html,2022-09-23。

项74项，上海市科学技术委员会共资助2410万元，其中健康科普项目27项，占36.5%①。

（四）健康科普作品

健康科普作品是健康知识的直接呈现。健康科普作品主要包括视频类科普作品（健康科普专题公益广告、微视频、动漫、长视频、电视栏目等）、音频类科普作品（健康科普专题音频、广播剧、有声书等）、图文类科普作品（健康科普图书、健康科普文章、手册折页、海报等）、网络账号类科普作品（健康科普类微博、微信公众号等）等。在政策的推动下，社会各界积极进行各种形式的科普作品创作。

社会各界举办了多种形式的健康科普竞赛，通过比赛的形式带动了健康科普作品的创作，同时涌现了一大批优秀的科普作品。如国家卫生健康委已连续数年参与主办新时代健康科普作品征集大赛，遴选出一大批优秀的健康科普作品。以2022年新时代健康科普作品征集大赛为例，其征集的科普作品内容主要涉及爱国卫生与健康生活方式、老年人健康、儿童青少年健康、近视防控、心脑血管疾病防治、癌症防治、传染病防控、中医药科普等。"中国科普作家协会优秀科普作品奖"是国内科普创作领域的最高荣誉奖，此奖项是经国家科学技术奖励工作办公室所批准，由中国科普作家协会所设立的。2022年8月中国科普作家协会颁布第七届"中国科普作家协会优秀科普作品奖"获奖作品名单，获奖作品共76项，其中仅有6项与健康科普相关，占比7.9%。中华人民共和国科学技术部2021年11月公布了2020年全国优秀科普作品100册（套），其中健康科普类作品26册（套）。

此外，疫情防控常态化时代，健康科普逐渐向数字科普转型。抖音、B站、微博、公众号等平台为健康科普提供了广阔天地，健康知识实现了更快速的传播，更多的人可以更便捷地获得需要的健康知识，健康知识走进传统

---

① 上海市科学技术委员会：《关于上海市2022年度"科技创新行动计划"科普领域项目立项的通知》，http://stcsm.sh.gov.cn/zwgk/tzgs/gsgg/bsgsgg/kjjhxmjggb/20220909/f91d580e8e1b4c1aac313bbe1d9082fa.html，2022-09-23。

科普媒介无法触及的地方,打破了空间壁垒。在这些平台,一篇好的科普文章或一条好的科普视频,可轻松实现十几万人乃至数百万人的点击、观看。2020年第一季度,短短3个月中,抖音和快手两个短视频平台共新增1643个健康类账号,发布视频49110条,总点赞数达到55988次①。

(五)健康科普活动

健康科普活动的形式主要有科普讲座、科普展览、科普竞赛等。以国家队为例,国家卫生健康委2021年政府信息公开工作年度报告显示,为促进健康科普知识传播,国家卫生健康委2021年全年共组织专家开展"健康大家谈"直播节目55场,每场超过200万人次观看,并衍生推出多种形式科普产品;2021年联合中宣部、科技部、中国科协举办"健康知识普及行动——新时代健康科普作品征集大赛",征集到的作品超过1万件。在各类卫生健康节日、纪念日积极开展各种形式的科普活动,做好重点人群和重点疾病的健康科普;节假日、寒暑期等通过"健康中国"政务新媒体平台发布健康提示。本报告总结了我国代表性健康科普竞赛(见表2)以及卫生健康节日、纪念日(见表3)。

表2 国内代表性健康科普竞赛

奖项名称	举办情况
新时代健康科普作品征集大赛	国家卫生健康委、中央宣传部、科技部、中国科协共同举办
全国大学生健康科普比赛	中华预防医学会、中国疾病预防控制中心研究生院主办
全国青年医生健康科普演讲大赛	中国医师协会和中国医学科学院健康科普研究中心联合主办、中国医师协会医学科普分会承办、互联网+精准健康科普平台"有来医生"协办
"互联网+健康中国"科普大赛	人民网·人民健康在国家卫生健康委医疗管理服务指导中心、中华医学会科学普及分会和中国医师协会科学普及分会的指导下联合相关机构共同举办

---

① 新榜研究院:《2020年短视频平台医生KOL生态分析报告》,https://baijiahao.baidu.com/s?id=1736476223436587904&wfr=spider&for=pc,2022-8-10。

续表

奖项名称	举办情况
中国科普作家协会优秀科普作品奖	国内科普创作领域的最高荣誉奖,该奖项是经国家科学技术奖励工作办公室批准,由中国科普作家协会设立

资料来源:根据公开资料整理。

表3　卫生健康节日、纪念日

日期	名称	日期	名称
每年1月最后一个星期日	世界防治麻风病日	5月31日	世界无烟日
2月4日	世界癌症日	6月6日	全国爱眼日
3月3日	全国爱耳日	6月14日	世界献血日
3月6日	世界青光眼日	6月15日	健康素食日
3月份的第二个星期四	世界肾脏日	7月28日	世界肝炎日
3月18日	全国爱肝日	9月1日	全民健康生活方式日
3月21日	世界睡眠日	9月16日	中国脑健康日
3月24日	世界防治结核病日	9月17日	中华老年痴呆日
4月2日	世界自闭症日	9月20日	全国爱牙日
4月9日	国际护胃日	9月29日	世界心脏日
4月11日	世界帕金森病日	9月	脑健康月
4月17日	世界血友病日	10月8日	全国高血压日
4月25日	全国预防接种宣传日	10月12日	世界关节炎日
4月26日	全国疟疾日	10月13日	世界保健日
4月28日	世界安全生产与健康日	10月第二个星期四	世界视觉日
5月的第一个周二	世界哮喘日	10月20日	世界骨质疏松日
5月5日	全国碘缺乏病防治宣传日	10月22日	世界传统医药日
5月8日	世界卵巢癌日	10月28日	世界男性健康日
5月11日	世界防治肥胖日	11月14日	世界糖尿病日
5月17日	世界高血压日	11月16日	世界慢性阻塞性肺病日
5月20日	全国母乳喂养宣传日	11月17日	国际肺癌日
5月20日	全国学生营养日	11月20日	心梗救治日
5月25日	世界预防中风日	12月1日	世界艾滋病防治宣传日
5月29日	世界肠道健康日	12月15日	世界强化免疫日

资料来源:根据公开资料整理。

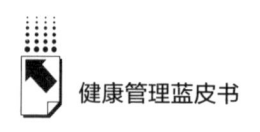

五 我国健康科普支持政策现存问题及对策建议

(一)现存主要问题

"十三五"以来,我国健康科普事业蓬勃发展,公民健康素养得到了一定程度的提升,但仍存在诸多问题,主要体现在以下几个方面。

1. 全社会对于健康科普的经费投入不足

科普经费对于提升健康科普水平意义重大,要实现科技创新和科学普及"两翼齐飞",经费投入是一个避不开的话题。科技部发布的全国科普统计数据显示,2020年度全国科普工作经费总量较前有所下降,2020年全国科普工作经费筹集规模为171.72亿元,比2019年减少7.44%。同时,2020年全社会的研发经费投入2万多亿元,科普经费占全社会研发经费的比例不足1%。用于健康科普的经费支出更加不足。

2. 社会资金对于健康科普投入不足

科技部发布的全国科普统计数据显示:2020年度全国科普工作经费中政府投入占比持续上升。2020年政府部门的拨款占全国科普经费的80.59%,比2019年提高0.97个百分点。虽然目前在"互联网+"的热度下,互联网头部企业纷纷入局健康科普,但其主要布局在互联网科普领域,如腾讯、阿里巴巴、百度等互联网企业分别创立了"腾讯医典""医鹿""百度健康医典"等健康科普平台,企业或个人捐赠的项目或资金中用于科普方面的金额远远少于对其他慈善活动的捐赠,例如资助建造科技类场馆、设立科普基金、科普奖等方面的资金投入不足。

3. 奖励激励政策少

目前健康科普人员少,优秀健康科普人才更少,动员更多的医学背景的专业人才加入健康科普行业、充分调动优质科普人才的积极性是迅速提高我国健康科普能力的重要措施。但目前我国存在健康科普奖励体系不完善、奖励奖项影响力不大、奖励额度不高等问题,社会各界参与健康科普的热情普遍偏低。关于专职健康科普人员的培养、调配管理以及兼职健康科普人才队伍的奖酬标准等，均需要具体科普支持政策的指导。

4. 优质健康科普作品不足

（1）目前国外的健康科普研究内容和研究对象划分更趋精细，涉及领域不仅包括多种疾病，也包括吸烟、酗酒、肥胖等健康问题。然而我国健康科普处于"重点疾病多，非重点疾病少；慢性病多，非慢性病少；老年儿童多，青中年少"的不平衡局面，内容不够精准，还属于一种粗放式科普。

（2）目前市场上健康科普相关图书的同质化现象非常严重。例如：在孕产育儿领域，大多是按照孕周而编写的百科类图书；在疾病保健领域，大量图书集中在高血压、糖尿病等少数几个病种上。

（二）对策建议

1. 各级政府部门加大健康科普经费

健康科普是普及健康知识、促进健康中国建设的重要举措，是提高全民健康水平最根本、最经济、最有效的措施之一。《科普法》规定"各级人民政府应当将科普经费列入同级财政预算，逐步提高科普投入水平，保障科普工作顺利开展"。政府要积极联合有关部门，在支持政策上保障健康科普的财政投入，建立健全健康科普的投入保障机制。①健康科普场馆是重要的健康科普场所，应加大力度进行健康科普场馆建设：打造一批具有代表性的高水平专业化的健康科普类场馆，优化健康科普内容，增强其准确性和通俗性，把老百姓平时关心的健康问题以通俗易懂的方式展现出来，不断提升健康科普场馆的展示能力和智能化水平。②设置专项人才经费，培养一批健康科普创作人才。例如，为大力培育健康科普高端人才与青年英才，优化科普人才队伍结构，2022年8月上海市便率先在全国推出有财政经费支持的健康科普人才能力提升专项，切实加强健康科普复合型人才与学科建设。培养专业科普人才，使具备健康知识的医学工作人员也具备科普能力。③加大科研经费投入。与科技投入或科学研究与试验发展经费相比，对科普经费的投入，无论是总量、增量还是人均值，都是极少

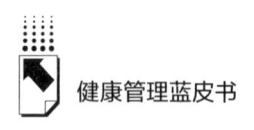

的。在支持政策上应保障健康科普的科研投入，加大对各级健康科普项目的资金投入。

2. 鼓励和引导社会资金投入健康科普事业

为鼓励和引导社会资金投入健康科普事业，应加强政策引导，加大优惠奖励措施力度，并监督落实到位，利用政策杠杆和奖励机制鼓励和引导社会资源投入健康科普。鼓励社会力量积极开展多种形式的健康科普活动、建设健康科普场馆、鼓励设立健康科普基金、鼓励设立多种形式的健康科普奖等。不断鼓励、引导健康科普教育基地所依托的公司、企业加大科普经费投入。如博世科作为广西科普大篷车社会化运行试点项目的承接单位，2020年以来累计投入科普经费50多万元，用于科普大篷车的运营。而为了弥补该公司科普资源的短缺，广西各级地方科普机构全力提供支持，利用各级各类科普资源平台，有效支撑该公司科普进校园活动，让该公司的科普事业得到了稳步发展。企业和政府"双向投入"的实践实现了双赢：一方面，政府调动企业等社会化力量，有效增加了科普资源的供给，壮大了科普队伍和市场化力量；另一方面，企业也借科普工作拓宽了合作平台，"引流"效应带动提升知名度，推动企业运营发展。

3. 完善健康科普奖励激励机制

①国家科技奖励逐步将健康科普类图书、影视等科普作品纳入其中。②加大对健康科普工作先进集体和先进个人的表彰和奖励力度。③推动在科技人才计划中设立健康科普专项计划。④制定以及完善健康科普工作业绩评价标准，将健康科普工作成效作为职称评聘、业绩考核的参考。

4. 推出一批感染力强、影响力大的科普作品

①实施精准化科普：我国科普工作者应扩大健康科普干预范围，提高健康科普研究覆盖率，并在目前的研究基础上进一步细化分类标准，实现健康科普对象的精准化，根据受众的知识水平、接受能力等个人特征进行"个性化"健康科普。②围绕《健康中国行动（2019—2030年）》提出的行动及目标，聚焦涉及面广、影响力大、群众关心度比较高的健康问题，比如控烟、合理膳食、全民健身、心理健康促进、妇幼健康促进、中小学健康促

进、职业健康保护、老年健康促进、心脑血管疾病防治、癌症防治、慢性呼吸系统疾病防治、糖尿病防治、传染病及地方病防控等行动,针对这些需求,可以采取项目式的定制、特约创作的方式,推出一批专业又通俗易懂、公众喜闻乐见的优质健康科普作品。

B.10 体检筛查慢性病及检后健康管理门诊案例报告

苏海燕 张 卿 徐晓倩*

摘　要： 在全球慢性病高发态势下，强化慢性病早期筛查、提升慢性病防控水平迫在眉睫。我国不断强化慢性病早期筛查工作，但仍有很多地区慢性病的早诊率不高。因此，我国需要付出更多努力来提高全民慢性病筛查覆盖率，包括对高危人群开展大规模筛查和早期检测。健康体检及深度体检可以针对不同年龄、性别以及慢性病风险个体进行专业化筛查，是精准慢性病早期筛查与检后慢性病健康管理的重要前提及手段。体检后健康管理门诊针对体检后的健康人群、亚健康人群、疾病人群的健康危险因素、慢性病危险因素及慢性病危害等分层管理，进行全面、动态、持续的检测、分析、评估、诊疗等。天津医科大学总医院健康管理中心以健康体检为抓手，重点关注检后管理，实现了慢性病筛查及健康管理服务的"全结果闭环管理"。

关键词： 慢性病　体检　筛查　健康管理门诊

---

* 苏海燕，博士，天津医科大学总医院健康管理中心，副主任，主任医师，主要从事健康管理（体检）、慢性病防控、内科临床与全科医生的带教工作；张卿，天津医科大学总医院健康管理中心，主任，主任医师，主要从事健康管理（体检）、慢性病筛查与防控、内科临床以及全科医生培养；徐晓倩，天津医科大学总医院健康管理中心，主治医师，主要从事健康管理（体检）、慢性病管理及全科门诊工作。

一 慢性病筛查

（一）慢性病筛查的有关界定

1. 筛查（Screening）

筛查是指通过有效、简便、经济的检查方法，将可能有病或缺陷但表面上看似健康或无症状的人，与那些无病的人区别开来。筛查既可以发现慢性病中的早期患者，又可辨识可能发生这些疾病的高危人群[①]。对经筛查发现的高危人群和风险线索隐患，需要诊断试验、进一步验证。

（1）依据筛查目的不同分类：①治疗性筛查：早发现、早诊断和早治疗；②预防性筛查：查出高危人群，进行健康教育，采取必要治疗，预防某种疾病。

（2）依据筛查对象人群范围不同分类：①群体筛查：指国家、地区或单位实体有组织的疾病检查，对整个目标人群（一定范围的整个人群）中患病率高的相关疾病开展普遍筛检；②选择性筛查：对群体中一个亚群或有某种特征的人群，即高危险人群，提供相关疾病的检查；③机会性筛查：个体主动或自愿到医疗机构进行相关疾病的检查，是将日常医疗服务与目标疾病筛查结合起来，在患者就医过程中，对具有高危因素的患者进行筛查诊断的一种疾病筛查方式，是疾病及其危险因素早发现、早诊断、早干预、早治疗的重要途径[②]。

（3）依据筛查方法不同分类：①单项筛查：用一种筛检试验检查某一种疾病；②多项筛查：多种筛检方法联合使用。

[①] 中华预防医学会肝胆胰疾病预防与控制专业委员会、中国研究型医院学会肝病专业委员会、中华医学会肝病学分会、中华预防医学会肿瘤预防与控制专业委员会感染性肿瘤防控学组：《原发性肝癌的分层筛查与监测指南（2020版）》，《中华肿瘤杂志》2021年第1期。

[②] 王贵齐、魏文强：《上消化道癌筛查和早诊早治项目的新转变：机会性筛查》，《中华预防医学杂志》2019年第11期。

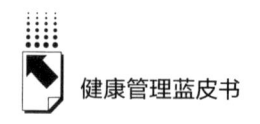

2. 慢性病筛查（Chronic Disease Screening）

慢性病筛查是指在一个人出现任何慢性病症状之前，通过具有循证依据的筛查试验及手段，寻找可能发生某种慢性病的风险或高危人群。当人体组织器官的异常或慢性病被早期发现时，可能更容易治疗或治愈。

3. 监测

监测是指连续、系统、随时间纵向推移、定期对高危人群进行检查。监测包括被动监测和主动监测[①]。

4. 筛查试验

（1）筛查试验与诊断试验。筛查试验是指从健康人群中早期发现可疑病人的各种手段和方法[②]。筛查会出现四种结果，即真阳性、真阴性、假阳性和假阴性结果。诊断试验是指应用各种试验、医疗仪器等手段对病人进行检查、对疾病做出诊断的试验，即应用一定的诊断方法将有病者与无病者鉴别开来。筛查不是对疾病做出诊断，筛查不等于诊断检查，因此，筛查试验不能代替诊断试验或临床诊断。筛查试验与诊断试验的区别见表1。

表1 筛查试验与诊断试验的区别

	筛查试验	诊断试验
对象	健康人或无症状的病人	病人或筛检阳性者
目的	将可疑病人与可能无病者区分开	将病人与可疑有病但实际无病者区分开
要求	快速、简便、安全、灵敏度高	科学性、准确性、特异度高
费用	经济、简单	一般花费较高
处理	阳性者需进一步诊断试验以确诊	阳性者需治疗

（2）筛查试验评价。开展筛查项目除考虑其安全性、简便快速及经济可行外，还要与诊断疾病的金标准（标准诊断方法）进行同步盲法比较，评价筛查试验的真实性、可靠性和预测值（见表2）。

---

① 中华预防医学会肝胆胰疾病预防与控制专业委员会、中国研究型医院学会肝病专业委员会、中华医学会肝病学分会、中华预防医学会肿瘤预防与控制专业委员会感染性肿瘤防控学组：《原发性肝癌的分层筛查与监测指南（2020版）》，《中华肿瘤杂志》2021年第1期。
② 刘宝花：《筛查在健康管理研究中的应用》，《中华健康管理学杂志》2020年第1期。

表 2 筛查试验评价

筛查试验	金标准确诊		合计
	病例	非病例	
阳性	a(真阳性)	b(假阳性)	a+b
阴性	c(假阴性)	d(真阴性)	c+d
合计	a+c	b+d	n

①真实性，又称效度，是指测量值与实际值的符合程度，又称为准确性。评价真实性指标有灵敏度（真阳性率）、特异度（真阴性率）、假阴性率（漏诊率）、假阳性率（误诊率）、约登指数（正确指数）、似然比。

②可靠性，又称信度、精确度或可重复性，是指相同条件下用某种筛查试验重复测量同一受试者时结果的一致程度。根据资料类型来选择指标和分析方法，对于数值变量资料指标，可以用标准差、变异系数、相关系数和组内相关系数，对于分类变量资料指标，可以用符合率（一致率）、Kappa 值。

③预测值评价，是指应用筛查试验的阳性和阴性结果估计受检者为病例和非病例可能性的指标，该指标反映了筛查试验实际应用到人群筛查后，获得的收益大小。

筛查效果评价包括近期收益、中早期疾病中间结果改善以及长远人群终末结局风险（死亡）降低，评价指标包括生物学效应、安全性、卫生经济和项目可持续性（社会适应性）等。

因此，判断筛查项目能否在人群中推广，需要经历有计划且漫长的研究过程，最终在循证公共卫生思想指导下，系统评价所获得的证据等级，由科学家团队共同制定出筛查指南①。

（二）慢性病筛查的必要性

《2021 世界卫生统计报告》指出，2019 年的前十大死因中，慢性病占 7 个。与 2000 年相比，2019 年死于慢性病的患者由 60.8%上升至 73.6%，四

---

① 詹思延主编《流行病学》，人民卫生出版社，2017，第 120~139 页。

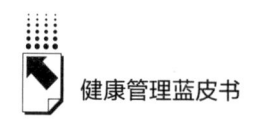

大慢性病（癌症、心血管疾病、糖尿病和慢性呼吸系统疾病）所致死亡人数增加28%。《中国居民营养与慢性病状况报告（2020年）》指出，2019年，我国居民因慢性病导致死亡者占总死亡人数的88.5%，导致的疾病负担占疾病总负担的70%以上。其中心血管疾病、癌症、慢性呼吸系统疾病死亡比例为80.7%，慢性病防控工作面临巨大挑战①。

如何采取有力措施，遏制慢性病高发态势？

作为全球过早死亡的主要原因，癌症受到广泛关注。我国的数据显示，自2000年以来，癌症病例和死亡人数以及癌症的粗发病率和死亡率逐年增加。然而，在美国，自20世纪90年代初开始，男性癌症发病率和人群癌症死亡率的年龄标准化发病率出现拐点，并且逐年下降，究其原因可能为美国开始尝试使用癌症筛查试验以及与癌症风险相关的行为模式和医疗实践的变化②。

近年来，我国也在逐步开展相关研究。"中国慢性病前瞻性研究项目"通过问卷调查、体格检查及生物样本收集，深入研究危害中国人群健康的各类重大慢性病的致病因素、发病机理及流行规律和趋势。该研究平均随访13年，累计观察660万人·年，结果显示，中国成年人行为生活方式与主要慢性病有关联，早期干预可以改善预后。

国内外的研究均显示，慢性病的发生和流行与经济、社会人口、行为、环境等因素密切相关。针对慢性病发生发展的不同阶段和目标人群，分别采取差异化、合理有效的预防干预策略，可以达到防止慢性病发生或阻止延缓慢性病进展的目的③。

早期发现病人的方法包括普查、定期健康检查和设立专科门诊等，筛查是早期发现病人的主要方法。慢性病筛查可以了解疾病的发生发展过程及其表现，了解疾病患病率及其趋势，建立流行病学监测，为公共卫生决策提供依据。

---

① 《中国居民营养与慢性病状况报告（2020年）》，《营养学报》2020年第6期。
② Xia C., Dong X., Li H., et al., Cancer Statistics in China and United States, 2022: Profiles, Trends, and Determinants. *Chin Med J (Engl)*. 2022, 135（5）：584-590.
③ 武留信主编《健康管理蓝皮书：中国健康管理与健康产业发展报告 No.2（2019）》，社会科学文献出版社，2019。

（三）我国慢性病筛查现状

近年来，我国不断强化慢性病早期筛查工作。

2014年，"国家心血管病高危人群早期筛查与综合干预项目"在全国开展。截至2019年底，已完成290万、35~75岁常住居民的免费心血管病风险筛查，其中高风险人群占10.3%，比例较高的为东北和华北地区。东北地区占12.6%，主要危险因素为水果、蔬菜摄入不足，红肉摄入过多等；华北地区占11.4%，主要受到肥胖和血压因素的影响。

我国的癌症谱也在发生转变，肺癌、结直肠癌、乳腺癌和前列腺癌处于高发态势。我国在"国家癌症筛查项目"背景下开展了两项大规模的、以人群为基础的针对五种癌症（肺癌、结直肠癌、上消化道癌、乳腺癌、肝癌）的筛查项目：农村癌症早诊早治项目和城市癌症早诊早治项目。区域性的癌症筛查项目包括淮河流域癌症早诊早治项目、农村地区开展女性乳腺癌和宫颈癌的筛查等。

肺癌是我国发病率和死亡率最高的癌种之一，过去几十年中，我国在肺癌筛查方面做出巨大努力。中国医学科学院肿瘤医院与国际早期肺癌行动项目合作发现，在4690名40岁以上无症状个体中，肺癌检出率为0.6%，其中76%仍属早期。另一项前瞻性研究，纳入2013~2018年中国8个省份12个不同城市40~74岁受试者进行评估，最终101.67万例受试者经评估被纳入研究分析。结果显示，一次性低剂量螺旋CT（Low Dose Computed Tomography，LDCT）筛查可显著降低中国人群肺癌死亡率和全因死亡风险，并且在男性、年龄≥55岁以及重度吸烟等人群中，该策略的作用尤为显著！

尽管我国癌症的5年相对生存率从2003~2005年的30.9%提高到2012~2015年的40.5%，但是，美国同期的5年生存率已达到68%。宫颈癌是目前有望首次在世界范围内消除的公共卫生问题，但自2000年以来，我国宫颈癌的发病率和死亡率显著上升。我国的癌症预后比美国差，某些癌症的存活率低于美国，尤其是乳腺癌和结直肠癌。

我国很多地区癌症的早诊率不高。因此，我国需要付出更多努力来提高

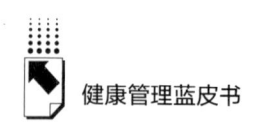

全民慢性病筛查覆盖率并提供有效治疗,对高危人群开展大规模筛查和早期检测迫在眉睫。

但是,目前在我国实行慢性病筛查方面仍存在一些问题。

第一,我国人口众多,基于筛查的潜在益处和危害以及卫生服务能力,在全国范围内提供"一刀切"的慢性病筛查服务是否适合?

第二,我国标准化精准筛查策略不完善,因此慢性病早筛无法在人群中广泛、有序地开展。不同慢性病的高危人群有差异,这取决于年龄、性别、遗传因素、不同病种自身的特征等因素,只有高质量的权威性规范、指南才能对筛查给予有效指导,最大限度避免筛查的潜在风险、危害和医疗资源浪费[①]。

第三,目前市场上的早筛产品,能否从技术层面上做到操作简单、价格适中且结果可靠?对此仍需在循证医学证据基础上加以判断。早期筛查至少要达到和现有筛查"金标准"相当的检测性能才能被医院和医生接受,这对于早筛技术提出了较高要求。

第四,医务人员方面,可能存在着自身重视程度不够、认识模糊以及疏忽了对目标人群的管理等因素。而现阶段,我国的健康体检慢性病筛查尚未实现全覆盖。

第五,居民自身方面,可能存在缺乏时间和健康意识、对筛查的恐惧心理、检查执行障碍(包括检查前准备、检查痛苦)、经济原因以及对某些筛查医院技术不信任等情况。

(四)筛查的益处与危害

筛查的目的是在外表健康的人群中识别出可能有某种疾病或异常的高危人群,促使其改变不良生活习惯,消除导致疾病的危险因素,保持其身体健康状态,实现对疾病的一级预防;对于已患疾病、尚无明显症状人群,筛查可帮助其早期发现疾病和早期治疗,及时干预,提高治愈率,实现对疾病的

---

① 李霓、李江、陈万青、赫捷:《癌症筛查指南及共识质量评价研究进展》,《中华流行病学杂志》2021年第2期。

二级预防；通过筛查，可以观察疾病发展过程中的各个阶段，了解疾病自然史，根据疾病风险制订阶梯式筛查路径，有利于卫生资源的合理分配。

但筛查是把"双刃剑"。筛查会带来危害，包括筛查过程、筛查技术本身、监测以及阳性筛查结果管理带来的生理影响、心理影响、经济压力以及时间或机会成本等。筛查过程的危害，包括因被邀请参加筛查或等待筛查结果而产生的焦虑以及对自身不良生活方式或寻求健康行为的焦虑。筛查技术的危害，包括阴性筛查结果可能会导致患者忽视自身出现的症状，从而延迟就医，导致延迟诊断和可能的死亡，以及产生检查相关的并发症[①]。

因此，尽管研究显示慢性病筛查及合理有效干预，可以延缓慢性病进展，我国仍需要充分评估人群筛查的最大获益与最小危害之间的合理阈值以制订适合国人的精准筛查策略。

二 体检筛查的主要慢性病、筛查项目及技术进展

（一）健康体检与深度体检

随着生活水平和居民素质的不断提高，我国居民越来越重视健康体检以及重大疾病的早筛查与早预防。

对于已完成常规体检或体检前已知的慢性病高危受检者，可以进行深度体检，即进行深入的专科专项检查，对人体慢性退行性改变的发展程度进行系统、精密的早期检测，为开展体检后慢性病预防、制定个体化健康管理方案提供依据。普通体检只能检测点的指标，深度体检则是直接检测各系统功能状况，与普通体检相比，深度体检范围更大、程度更深。

因此，针对不同年龄、性别以及慢性病风险个体可以进行专业化、个体化的深度体检筛查。深度体检既是健康体检的延伸服务，又是开展精准慢性病早期筛查与检后慢性病健康管理的重要前提及手段。

---

① 赫捷、陈万青、李兆申等：《中国食管癌筛查与早诊早治指南（2022，北京）》，《中华肿瘤杂志》2022年第6期。

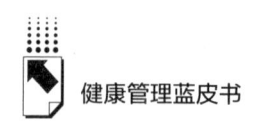

（二）慢性病筛查的适宜技术

慢性病筛查的适宜技术，可以帮助识别健康人群中未被发现的慢性病患者、可疑患者或高危个体，包括健康问卷、常规体格检查、实验室检查、影像学或内窥镜等物理学检查，甚至是细胞学、生物标志物、基因分析等分子生物学技术，以及针对专病，如心血管疾病、代谢性疾病、早期癌症、功能医学评估等专项技术[①]。

（三）体检筛查的主要慢性病及筛查项目

体检筛查的主要慢性病及筛查项目见表3。

表3 体检筛查的主要慢性病及筛查项目[②]

疾病		主要筛查项目
心血管疾病风险筛查	高血压	高血压风险问卷(早发高血压家族史、吸烟史、饮酒史、高盐饮食、精神心理因素、头痛、头晕等)；家庭自测血压监测、诊室血压、动态血压监测、脉搏波传导速度(PWV)、踝臂指数(ABI)、血管超声；相关生化检查(血脂、血糖、超敏C反应蛋白、同型半胱氨酸、肾素等)；高血压靶器官检查
	冠心病	冠心病风险问卷(心血管病遗传信息特别是早发心血管病家族史、心血管病病史与近期心血管病躯体症状、吸烟、过量饮酒、不合理饮食、体力活动不足、职业应激压力与睡眠等)；血压、体质指数、相关生化检查(血脂、载脂蛋白、脂蛋白、血糖、超敏C反应蛋白、同型半胱氨酸、纤维蛋白原、炎症反应物指标、心肌损伤标志物等)；PWV、ABI、血管内皮功能检查(FMD)、心电图、动态心电图、运动心电图、心脏超声、颈动脉超声、冠状动脉CT造影、心脏核磁、冠状动脉钙化积分、相关基因或分子检查
	脑卒中	脑卒中风险问卷(高血压或脑卒中家族史,高血压、房颤病史,扩张性心肌病,头痛、头晕等)；血压及动态血压监测、体质指数、相关生化指标(血脂、血糖、血黏度、纤维蛋白原、血小板聚集等)；PWV、ABI、FMD、颈动脉超声、经颅多普勒、眼底血管照相、头颅CT/核磁、心脏及外周血管检查、连续心电监测查房颤

---

① 曾强、高向阳、谢朝辉：《科技创新促进适宜技术发展 适宜技术推动学科建设进步》，《中华健康管理学杂志》2021年第1期。
② 中华医学会健康管理学分会、中华健康管理学杂志编委会：《健康体检基本项目专家共识》，《中华健康管理学杂志》2014年第2期。

续表

疾病		主要筛查项目
心血管疾病风险筛查	外周血管病	外周血管风险问卷(高血压或脑卒中家族史,高血压、脑卒中、房颤、颈动脉狭窄、腹主动脉瘤病史,乏力、下肢水肿或疼痛、跛行等);体质指数、血压及四肢血压检查、足背动脉触诊、颈部及腹部血管杂音听诊;相关生化指标(同冠心病);血管超声、PWV、ABI、FMD
糖尿病风险筛查	糖尿病	糖尿病风险问卷(糖尿病家族史、妊娠糖尿病、高血压、冠心病病史、出生体重、饮食与运动情况,口渴、多饮、多尿、体重下降等);体质指数、腰围与腰臀比、脂肪率、血压、眼底检查、神经检查、PWV、ABI、FMD;相关生化指标[空腹血糖、餐后2小时血糖、口服葡萄糖耐量试验(OGTT)、胰岛素、C肽、糖化血红蛋白、糖化白蛋白、血脂、尿微量白蛋白、尿糖、尿酮体检查];生物标志物(脂联素、肿瘤坏死因子、成纤维细胞生长因子、白介素);糖尿病风险评分;无创筛查糖尿病风险适宜技术
慢性肾病风险筛查	慢性肾病	慢性肾病风险问卷(肾脏家族史,慢性肾炎、尿蛋白、高血压病史、糖尿病病史,眼睑水肿、血尿、尿少等);血压、相关生化指标(血脂、血糖、肾功能、尿微量白蛋白、尿蛋白等)、肾脏彩超
慢阻肺风险筛查	慢阻肺	慢阻肺筛查问卷(吸烟史,慢性支气管炎、哮喘病史,慢性咳嗽、咳痰、气短、喘息等,生物燃料暴露和慢阻肺家族史);肺功能检查、X线胸片检查、胸部CT检查
恶性肿瘤风险筛查	肺癌	肺癌高危人群筛查问卷(人口学资料、吸烟史、被动吸烟情况、慢阻肺既往史、职业暴露史、肺癌家族史、咳嗽、胸痛、咯血等);肿瘤标记物、痰细胞学检查、X线胸片检查、低剂量螺旋CT检查、纤维支气管镜检查、正电子发射断层扫描(PET)
	乳腺癌	乳腺癌风险人群评估问卷(人口学资料、月经史、婚育史、乳腺相关疾病史、乳腺癌家族史、乳房胀痛、乳头异常分泌物等);肿瘤标记物、乳腺X线筛查、乳腺超声、乳腺触诊、乳腺磁共振、乳腺X线联合乳腺超声筛查
	结直肠癌	结直肠癌筛查问卷(人口学资料、消化道症状、结直肠癌及癌前疾病史、盆腔放疗史、结直肠癌或结直肠息肉家族史等);粪便隐血试验、粪便DNA检测、结肠镜检查、结肠CT成像技术、结肠胶囊内镜筛查;肿瘤标记物、血浆Septin9(SEPT9)基因甲基化检测、粪便标记物检测
	宫颈癌	宫颈癌筛查问卷(人口学资料、月经史、生育史、不洁性生活史、阴道出血、白带异常、宫颈癌家族史等);肿瘤标记物、妇科检查、传统巴氏涂片、液基细胞学检查、人乳头瘤病毒(HPV)检查、联合筛查、阴道镜检查

(四)慢性病筛查的新技术探索

1. 液体活检技术

液体活检技术是指通过无创或微创方式分析体液样本中肿瘤相关物质的

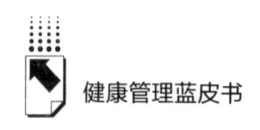

方法①。肿瘤细胞在生长、坏死、凋亡、分泌的过程中，释放一些信号到体液（包括血液、尿液、脑脊液、组织匀浆等）中，通过RT-PCR、高通量测序可以反映出肿瘤的基因组全部信息，能够及时、动态地反映肿瘤的发展变化，实现肿瘤的辅助诊断、治疗监测、复发转移监测、预后判断。2020年，美国国家癌症研究所建议将液体活检用于癌症早筛。

循环肿瘤细胞（circulating tumor cell，CTC）检测是早期的液体活检技术，因外周循环含量非常低且半衰期短，可以评估癌症的预后，但较少用于早诊。目前，单癌种或多癌种早筛研究，主要聚焦于外周血癌症相关生物学标记物，如细胞游离DNA（cell-free DNA，cfDNA）、mRNA、微小RNA（microRNA，miRNA）、外泌体等。基于cfDNA的癌症早筛研究，包括循环肿瘤DNA（circulating tumor DNA，ctDNA）突变、DNA片段化及DNA甲基化。

液体活检技术使得癌症精准早筛及多癌种筛查成为可能。多癌种筛查技术可以同时检测多种癌症，并提供组织溯源结果。目前，液体活检技术受到科学界和产业界的广泛关注，更多大规模前瞻性研究正在评估其效能，它能否作为肿瘤早筛早诊工具仍需拭目以待。

2. 乳腺影像诊断技术

数字乳腺断层摄影（digital breast tomosynthesis，DBT）是一种新型的数字乳腺X线，计算机生成2D、3D乳腺图像，可以提高检测早期乳腺癌的能力及诊断的敏感性，又被形象地称为数字乳腺3D钼靶。锥光束乳腺CT（cone-beam breast CT，CBBCT）有助于发现乳腺肿块及微小钙化，对乳房的成像覆盖范围及乳腺病变的显示相当或优于乳腺X线摄影检查。同时在整个扫描过程中不需要压迫乳腺，避免了受检者乳腺加压所造成的痛苦。

人工智能已应用于乳腺癌的筛查和诊断中，提高了对该病的诊断和鉴别能力②。

---

① Jonathan C. M. Wan, Massie C., Garcia-Corbacho J., et al., Liquid Biopsies Come of Age: towards Implementation of Circulating Tumour DNA [J]. *Nat Rev Cancer*, 2017, 17 (4): 223-238.

② McKinney, S. M., Sieniek, M., Godbole, V. et al., International Evaluation of an AI System for Breast Cancer Screening. *Nature*, 2020, 577 (7788): 89-94.

3. 结直肠癌粪便检测

免疫化学法粪便隐血试验（FIT）是利用单克隆或多克隆抗体直接检测人粪便中血红蛋白中的珠蛋白成分，包括定性与定量检测。FIT 对结直肠癌诊断灵敏度较高，但对癌前病变灵敏度有限。FIT 检测阳性后需要进一步做结肠镜检查。

粪便 DNA 检测有单靶点和多靶点方案，主要针对结直肠脱落细胞的基因突变和（或）甲基化等特征，可以单独也可与 FIT 联合检测。美国多个权威组织推荐，每 3 年 1 次或 1 年 1 次粪便 DNA 检测，应用于无症状人群结直肠肿瘤早期筛查。在我国结直肠癌筛查中粪便 DNA 检测的确切价值、最适合靶点及筛查间期，仍需进一步的大样本人群筛查研究加以明确。

另外，结直肠癌具有独特的 miRNA 谱，通过分析特有 miRNA，可以检测出结直肠癌。多靶点粪便 FIT-RNA 检测，与多靶点粪便 FIT-DNA 检测类似，主要是通过量化分析从粪便上皮细胞中分离的真核 RNA（seRNA）、结合 8 种粪便来源的 seRNA 生物标志物和 FIT 进行检测。

粪便标志物检测是否有助于在发生癌变前发现结肠腺瘤，从而实现结直肠癌真正意义上的早筛？粪便丙酮酸激酶（M2-PK）、粪便微生物等作为结直肠癌筛查和早诊标志物尚待国内临床研究验证其筛查效果。

4. 心血管疾病筛查

近年发现，冠状动脉功能学检查可以检测冠状动脉血流储备，更为精准地评估病变状态。常见的功能学检查方法有血流储备分数（FFR）[①]、瞬时无波形比率（iFR）、定量血流储备分数（QFR）、基于冠状动脉 CT 血管造影的 FFR（CT-FFR）。其中，CT-FFR 是基于影像的无创冠状动脉功能学检查，可实现对冠心病特异性缺血病灶解剖和功能的一站式评估，指导后续的血运重建术，可能改变冠心病的诊疗流程。但仍需要开展更多的研究以指导

---

① 蒋越、何奔：《冠状动脉有创功能学检查研究进展》，《上海交通大学学报》（医学版）2022 年第 6 期。

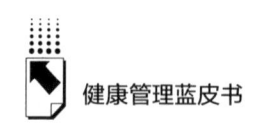

临床决策与广泛应用①。

有研究显示，面部特征与冠心病存在相关性。通过识别面部，感知受检者的角膜环、睑黄瘤、耳褶征、面部轮廓、皱纹、年龄、男性脱发等，均被认为可能与整体健康状况或心血管健康相关。国内一项研究论证了应用深度学习算法分析面部图片预测冠心病的可行性，这项技术目前仍处于研究阶段，真正实现临床应用仍有多方面挑战②。

5. 糖尿病风险筛查的生物标志物检测

脂联素是脂肪细胞分泌的一种内源性生物活性多肽或蛋白质，广泛分布于机体。脂联素可以调节血脂、调节胰岛素敏感性及葡萄糖代谢，因此，脂联素测定在糖尿病早期筛查中具有优势，可更精确、灵敏地预测2型糖尿病风险，适合大规模体检及普查。

其他生物标志物，如肿瘤坏死因子、成纤维细胞生长因子、白细胞介素等均参与2型糖尿病的发生发展。但是，作为糖尿病风险筛查的手段，其特异性、可操作性、标准化的测量方法以及经济成本效益等因素仍有待更多的临床研究进行探索与检验。

6. 人工智能在医疗领域的应用现状

人工智能（Artificial Intelligence，AI）是指由人类创造的用于模拟、延伸和扩展人类思维特征的方法和技术系统③。近年来，基于AI算法的不断完善，包括卷积神经网络、对抗神经网络、支持向量机等，AI辅助医学诊疗决策技术崭露头角。通过对海量影像资料的学习，医学影像识别技术可以在短期内获得对图像的自动诊断分析能力，诊断效率和结果比普通医生更客

---

① 中华医学会放射学分会质量控制与安全管理专业委员会、江苏省医学会放射学分会智能影像与质量安全学组：《冠状动脉CT血流储备分数应用中国专家建议》，《中华放射学杂志》2020年第10期。

② Lin S., Li Z., Fu B., et al., Feasibility of Using Deep Learning to Detect Coronary Artery Disease based on Facial Photo. *Eur Heart J*, 2020, 41 (46): 4400-4411.

③ 中国医药教育协会智能医学专委会智能眼科学组、国家重点研发计划"眼科多模态成像及人工智能诊疗系统的研发和应用"项目组：《基于眼底照相的糖尿病视网膜病变人工智能筛查系统应用指南》，《中华实验眼科杂志》2019年第8期。

观、准确和高效。

（1）AI可以作为分诊和筛查工具，进行病变测定和性质鉴定。

基于AI分诊工具，机器人通过聊天互动可以区分患者是否需要看医生、进行检查；基于彩色眼底照相，AI辅助诊断系统可以识别糖尿病视网膜病变、致盲性眼病；基于运动视频分析技术，帕金森AI辅助诊断技术利用普通智能手机自动实现运动功能日常评估，医生可在3分钟内完成帕金森病的诊断，速度较以往提升10倍；基于AI软件系统，深度学习技术使用脑图像识别轻度认知障碍是否转化成为阿兹海默病，预测精度明显优于常规基于特征的人为量化方法……

（2）AI技术可以替代人工从事一些相对简单、耗时的任务。

例如，自动化分析光学相干断层扫描影像，诊断可以治疗的视网膜疾病；自动化分析心血管图像，协助医生完成早期发现视网膜动脉、颈动脉、心脏冠状动脉的病变，量化血管狭窄和其他指标；自动化分析射线成像，估测骨龄。

（3）AI辅助临床医生整合多层面患者信息，支持实时的临床决策，助力精准医疗。

慢性病医疗是AI发展的主方向，目标是实现专业护理和医学检测家庭化、日常化、移动化。例如，经医院确诊病情后，利用AI海量的专业数据、类人的语音交流、定制化的服务及"伙伴"式的医疗模式，帮助慢性病患者在家中按照医嘱完成健康自检和疾病管理，通过智能设备及时向医生反馈数据，进而调整医疗照护，不仅能够节约医疗资源，还能节省患者的时间和精力，进而改变患者的就医模式。

目前，放射、病理、眼科和皮肤病等医疗学科，实现了AI自动分析或诊断预测的临床应用。AI相关的应用研究正在飞速发展，但可能需要更长时间、更深入的研究才能真正广泛地融入临床应用。

三　慢性病筛查与体检后健康管理门诊

面对项目繁多、如"天书"般的体检报告，检而不管、检而不医的情

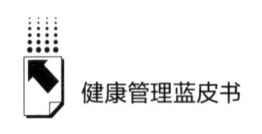

况大量存在，这有悖于健康体检及慢性病筛查的初衷。究其原因，对受检者而言，大多数或是因为对体检结果了解不透彻，或是因为检后就诊流程太烦琐，或是因为主观重视程度不足，因而借口工作生活繁忙、没有时间等忽视对体检结果的关注和复查；对临床医生而言，常常无暇顾及慢性病的危险因素，包括那些尚未确诊疾病的体检结果。

能否实现体检发现问题后直接就能"看病"，有效解决受检者辗转多个专科、耗时费力也不受重视的实际问题？

"体检后健康管理门诊"（简称"检后门诊"）是构建"全生命周期"健康服务的重要举措和健康体检服务的进一步延伸，也是慢性病筛查、健康管理服务"闭环管理"的主要内容。"以人为中心"的健康管理服务模式，要求"检后门诊"不局限于解读体检报告，也不等同于"以病为中心"的专科门诊，而是对多种互相关联的健康问题实行综合管理。

检后门诊注重对体检后人群检查结果的深度分析及慢性病的早期筛查与评估，通过个性化的身心健康宣教，生活方式指导和营养、运动、行为、心理及药物的干预，对异常指标的进一步检查与随访以及疑难病例诊治方案的制定等方式，对体检后的健康人群、亚健康人群、疾病人群的健康危险因素、慢性病危险因素及慢性病危害等分层管理，进行全面、动态、持续的检测、分析、评估、诊疗等，由被动疾病治疗变为慢性病早期筛查、主动管理健康，充分发挥健康管理专业特点。

因此，检后门诊应具备以下特点。

（1）医生配备要合理。个体化、全面、深度的体检项目制定及体检后的体检报告解读，要求医生具有全面的疾病筛查与评估的相关医学知识，同时拥有专业的健康管理知识和健康教育的指导能力。服务团队应该由来自健康管理专业的医生承担，而不是由只针对某一系统疾病的临床专家来承担。

（2）履行"门诊"职能。以往开设的检后门诊常常给予受检者免费的体检报告解读，因此出现体检后"检而不管"的现象。而事实上，当检后门诊真正履行"门诊"职能时，才能做到根据体检结果进行综合诊治，既可以开具健康处方也可以开具医疗处方，如需要进一步确诊或者转诊，检后门诊可以开具转诊单，并做好分级管理和跟踪随访。

（3）开展健康讲座。检后门诊医疗服务团队，应对个体或群体开展健康讲座，围绕疾病预防、慢性病管理、合理膳食、适度运动、精准医疗等问题开展健康教育，旨在促进健康体检及检后管理，提高受检者的健康意识和健康素养。

附：天津医科大学总医院体检后健康管理门诊案例

1. 优势特色

天津医科大学总医院健康管理中心以健康体检为抓手，重点关注检后管理，实现了健康管理服务的"全结果闭环管理"，见附图1。

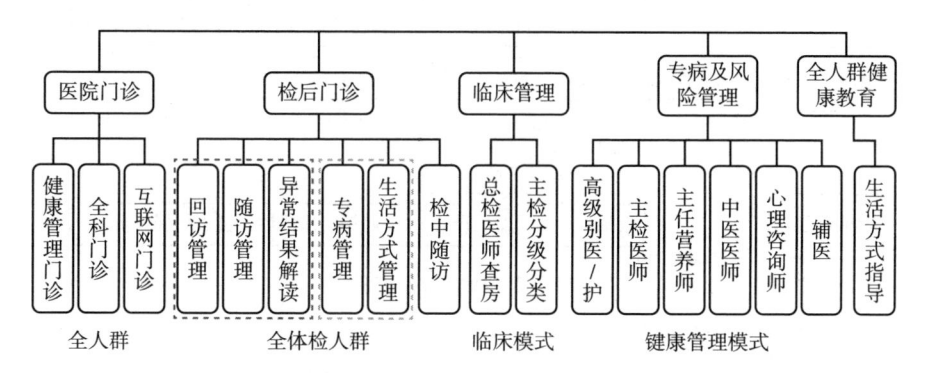

附图1 健康体验全结果闭环管理

（1）检后管理门诊。

中心不断完善"检后管理标准库"，将检后结果分级分层，结合多项检查结果或既往体检记录，有针对性地制订处理及管理方案，见附图2。

依据临床门诊模式，中心开辟了各具特色、分工明确的检后管理门诊，构建标准化管理流程，实现了"全结果"的分层管理。除了对体检报告的普通解读外，还根据不同体检结果及人群特点，建立了检后重要异常结果回访门诊、检后随访门诊，针对慢性病风险因素的生活方式管理门诊，针对慢性病及慢性病高危人群的体重管理、高血压前期管理、脂肪肝评估与管理、

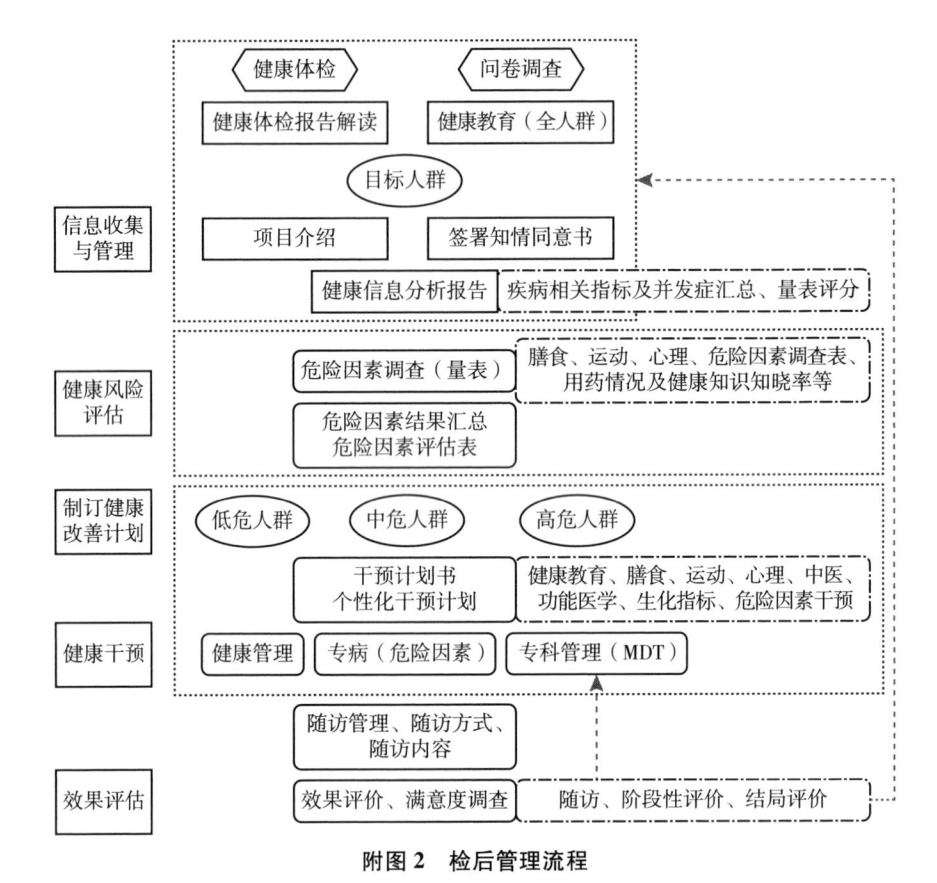

```
┌─────────┬─────────────────────────────────────────────────┐
│         │         健康体检      问卷调查                   │
│         │      健康体检报告解读   健康教育（全人群）         │
│ 信息收集 │            目标人群                              │
│ 与管理  │      项目介绍      签署知情同意书                 │
│         │      健康信息分析报告 疾病相关指标及并发症汇总、量表评分 │
├─────────┼─────────────────────────────────────────────────┤
│ 健康风险 │      危险因素调查（量表） 膳食、运动、心理、危险因素调查表、│
│  评估   │                        用药情况及健康知识知晓率等 │
│         │      危险因素结果汇总                            │
│         │      危险因素评估表                              │
├─────────┼─────────────────────────────────────────────────┤
│ 制订健康 │  低危人群    中危人群    高危人群                │
│ 改善计划 │                                                 │
│         │     干预计划书        健康教育、膳食、运动、心理、中医、│
│         │     个性化干预计划    功能医学、生化指标、危险因素干预 │
│ 健康干预 │  健康管理  专病（危险因素） 专科管理（MDT）       │
├─────────┼─────────────────────────────────────────────────┤
│         │     随访管理、随访方式、                         │
│         │     随访内容                                    │
│ 效果评估 │     效果评价、满意度调查  随访、阶段性评价、结局评价 │
└─────────┴─────────────────────────────────────────────────┘
```

附图 2 检后管理流程

心脑血管疾病风险管理、肺结节管理、前列腺癌风险筛查管理、宫颈癌筛查等检后专病门诊（见附表1）。

附表 1 天津医科大学总医院健康管理中心检后门诊

检后门诊分类	咨询时间	职能
检后重要异常结果回访门诊	周一至周五下午	针对恶性或高度可疑恶性病变、有治疗意义的良性结果、短期治疗后监测的结果,进行临床检查、明确诊断、多学科联合诊治
检后随访门诊	周一至周五下午	临床检查,明确诊断 定期复查,观察病情变化 慢性病危险因素健康管理及早期临床干预
生活方式管理门诊	周一至周五下午	健康教育,生活方式管理

续表

检后门诊分类	咨询时间	职能
检后专病门诊		
体重管理	周一至周五下午	
高血压前期管理	周一至周五下午	
肺结节管理	周二下午	临床检查,明确诊断
脂肪肝评估与管理	周三下午	定期复查,观察病情变化
胃及结直肠癌风险筛查	周三下午	慢性病危险因素健康管理及早期临床干预
心血管疾病风险管理	周四下午	
前列腺癌风险筛查管理	周五下午	
妇科随访管理	周一、周三下午	

（2）健康管理门诊与全科门诊。

为了区别于临床专科门诊"以疾病为中心"的就医模式,即医生针对就诊人员的症状和体征进行诊治,中心建立了面向全人群的健康管理门诊、全科门诊,普及"以人为中心"的诊疗模式,在全人群、慢性病高风险人群、慢性病早期人群及慢性病患者人群,运用营养、运动、行为及心理等生活方式医学手段,辅以功能医学及临床治疗,开展健康促进、健康管理和疾病管理。

2. 检后管理门诊案例介绍

（1）检后肺结节管理门诊。

体检后肺癌高危人群的筛查及肺结节管理,对肺癌早期筛查、早期诊断具有重要意义。

中心制定了检后肺结节分层管理路径：①危险因素调查,包括既往健康史、既往疾病史、环境因素、烟草依赖等。②将胸部CT检查提示肺结节、具有肺癌高风险因素者纳入肺结节专病门诊管理。③通过组建包括健康管理中心、呼吸内科、肺部肿瘤外科、医学影像科在内的多学科诊疗团队（MDT）,由健康管理中心开展健康教育、戒烟行为指导等危险因素干预,定期LDCT随访,必要时给予专科干预。

①受检者信息,见附图3。

②检后管理及诊疗过程,见附图4。

③预后,见附表2。

附图3 受检者健康体检信息

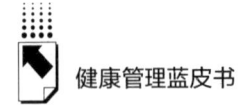

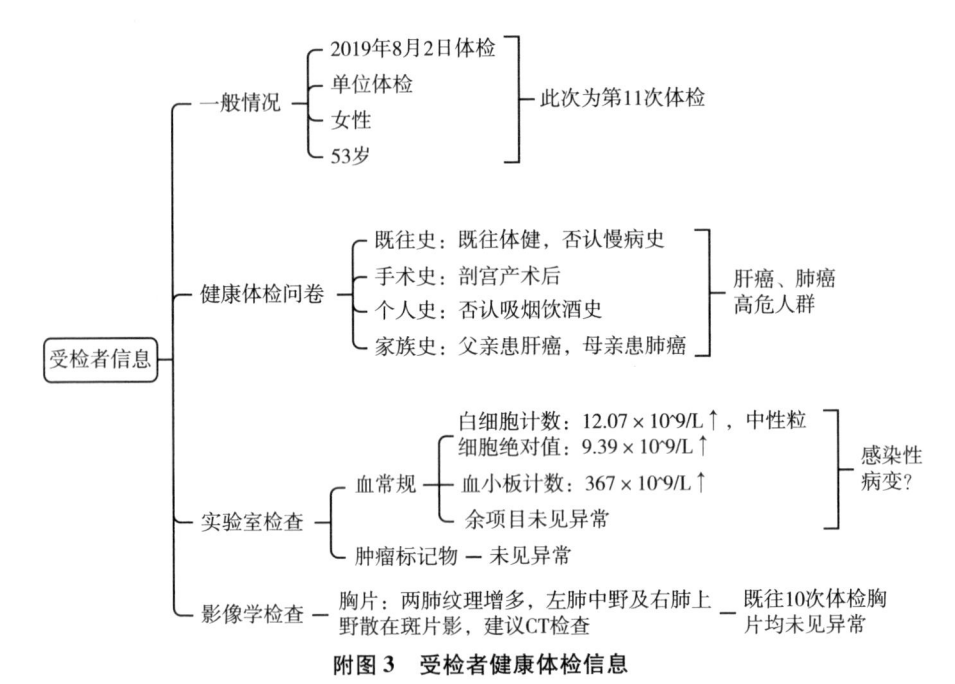

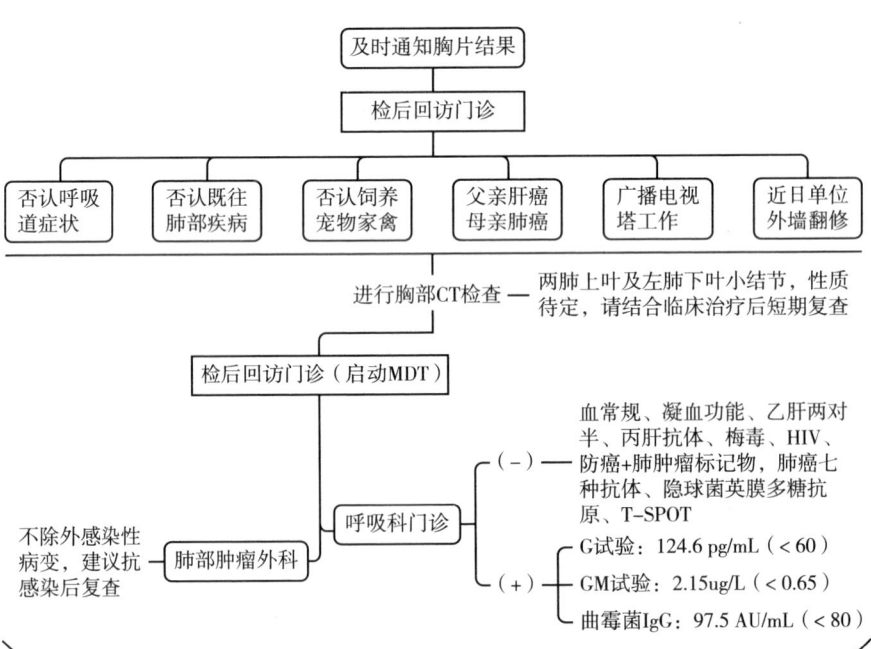

- 受检者信息
  - 一般情况
    - 2019年8月2日体检
    - 单位体检
    - 女性
    - 53岁
    - 此次为第11次体检
  - 健康体检问卷
    - 既往史：既往体健，否认慢病史
    - 手术史：剖宫产术后
    - 个人史：否认吸烟饮酒史
    - 家族史：父亲患肝癌，母亲患肺癌
    - （肝癌、肺癌高危人群）
  - 实验室检查
    - 血常规
      - 白细胞计数：12.07×10^9/L↑，中性粒细胞绝对值：9.39×10^9/L↑
      - 血小板计数：367×10^9/L↑
      - 余项目未见异常
      - （感染性病变？）
    - 肿瘤标记物—未见异常
  - 影像学检查
    - 胸片：两肺纹理增多，左肺中野及右肺上野散在斑片影，建议CT检查
    - 既往10次体检胸片均未见异常

附图4 受检者检后管理及诊疗过程

- 及时通知胸片结果
- 检后回访门诊
  - 否认呼吸道症状
  - 否认既往肺部疾病
  - 否认饲养宠物家禽
  - 父亲肝癌母亲肺癌
  - 广播电视塔工作
  - 近日单位外墙翻修
- 进行胸部CT检查 — 两肺上叶及左肺下叶小结节，性质待定，请结合临床治疗后短期复查
- 检后回访门诊（启动MDT）
  - 呼吸科门诊
    - (−) 血常规、凝血功能、乙肝两对半、丙肝抗体、梅毒、HIV、防癌+肺肿瘤标记物，肺癌七种抗体、隐球菌荚膜多糖抗原、T-SPOT
    - (+) G试验：124.6 pg/mL（<60）
      - GM试验：2.15ug/L（<0.65）
      - 曲霉菌IgG：97.5 AU/mL（<80）
  - 肺部肿瘤外科
    - 不除外感染性病变，建议抗感染后复查
- 抗真菌治疗+复查胸部CT

附表 2 受检者治疗前后胸部 CT 肺结节对比

时间	胸部CT报告	图像对比
2019.8.13	两肺上叶及左肺下叶小结节，性质待定	
2019.9.25	两肺多发斑片、结节影均较前明显变小、浅淡	

（2）检后体重管理门诊。

①受检者信息：女性，37 岁，身高 161.7cm，体重 89.5kg，2021 年 9 月 6 日首次体检，2021 年 10 月 11 日首次检后体重管理门诊就诊，评估结果见附图 5。

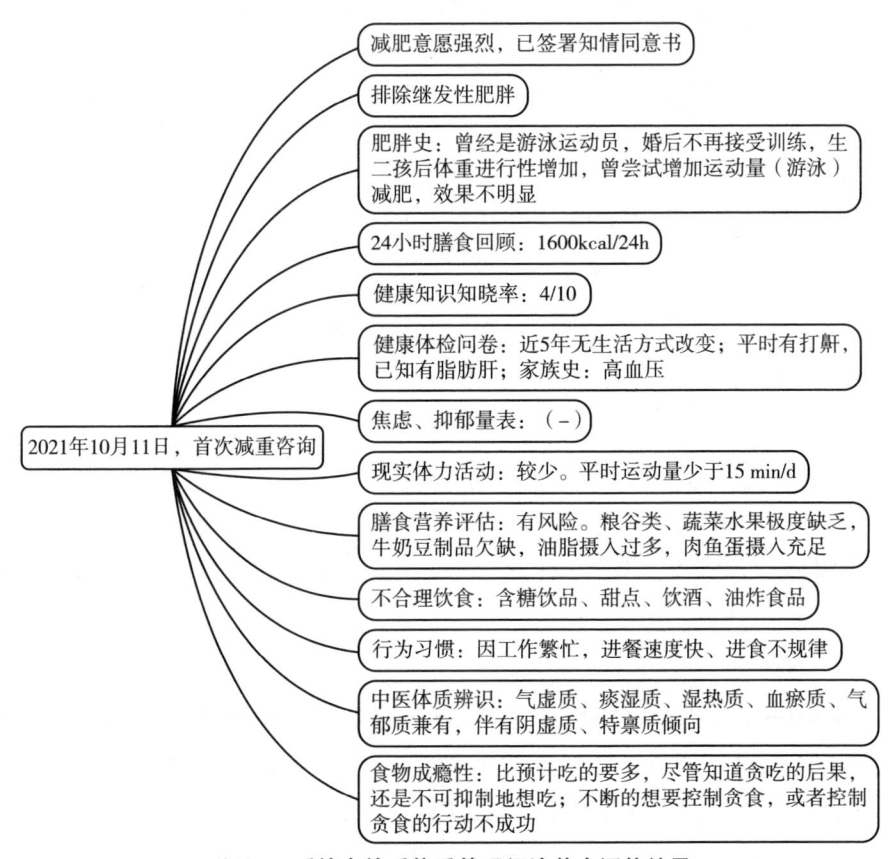

2021年10月11日，首次减重咨询：
- 减肥意愿强烈，已签署知情同意书
- 排除继发性肥胖
- 肥胖史：曾经是游泳运动员，婚后不再接受训练，生二孩后体重进行性增加，曾尝试增加运动量（游泳）减肥，效果不明显
- 24小时膳食回顾：1600kcal/24h
- 健康知识知晓率：4/10
- 健康体检问卷：近5年无生活方式改变；平时有打鼾，已知有脂肪肝；家族史：高血压
- 焦虑、抑郁量表：（-）
- 现实体力活动：较少。平时运动量少于15 min/d
- 膳食营养评估：有风险。粮谷类、蔬菜水果极度缺乏，牛奶豆制品欠缺，油脂摄入过多，肉鱼蛋摄入充足
- 不合理饮食：含糖饮品、甜点、饮酒、油炸食品
- 行为习惯：因工作繁忙，进餐速度快、进食不规律
- 中医体质辨识：气虚质、痰湿质、湿热质、血瘀质、气郁质兼有，伴有阴虚质、特禀质倾向
- 食物成瘾性：比预计吃的要多，尽管知道贪吃的后果，还是不可抑制地想吃；不断的想要控制贪食，或者控制贪食的行动不成功

附图 5 受检者检后体重管理门诊首次评估结果

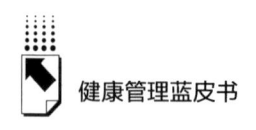

②体重管理干预过程：给予限能量平衡膳食（1200kcal/d），补充维生素及微量元素，中低强度有氧运动结合以下肢力量练习为主的肌肉力量训练及柔韧性练习，健康行为习惯指导及全流程健康教育。2021年12月1日随访评估，调整干预方案。干预结果见附表3。

附表3　受检者检后体重管理门诊干预结果比较

体检项目			2021.09.06	2021.12.1	2022.03.21	2022.06.20
一般检查	体重（kg）		89.5	83	74.7	62.9
	BMI（kg/m²）		34.2	31.7	28.6	24.1
	腰围（cm）		111	97	88	84
	血压（mmHg）		141/98	129/83	124/89	124/80
生理生化指标	血糖（mmol/L）	空腹	5.3			
		餐后	9.5			
		HbA1c	6.20%	5.70%		
	血脂（mmol/L）	TC	6.85	5.15		
		LDL	4.18	3.36		
		HDL	1.22	1.07		
		TG	2.8	1.37		
	肝功能（U/L）	ALT	135	32		
		AST	129	26		
		LDH	310	178		
		GGT	161	39		
	血尿酸（umol/L）		493	396		
人体成分	体脂肪（kg，体脂%）		40.1(44.8%)	34.4(41.5%)	28.2(37.8%)	19.2(30.5%)
	骨骼肌（kg）		27.7	27.1	25.5	23.6
	内脏脂肪面积（cm²）		201.1	172.5	139.3	81
肝脏超声	肝脏脂肪衰减（dB/m）		336	234	222	

3. 成效

2020年，中心全年体检量为39224人次，其中参与检后服务的人数约为21663人次（占55.23%），检后随访门诊就诊人数为8911人次（占22.72%），检后回访门诊人数为931人次（占2.37%）。

天津医科大学总医院健康管理中心以健康管理服务认证为抓手，不断探索体检后人群健康管理，以"健康人群不得病，亚健康人群少得病，慢性病高危人群晚得病，慢性病人群不得大病"为方向，构建全人群标准化健康管理流程。

经过多年探索，总医院健康管理中心逐步形成了独树一帜的健康管理模式，既保证了健康管理的科学、规范、同质，也带动了人才队伍的建设，培养了一批集临床与健康管理于一身的健康管理人才。

B.11 茶健康与茶健康产业发展报告

肖力争 张 盛 龚雨顺*

摘 要： 本文简要介绍了我国茶文化、茶科学与茶健康产业发展历程，解读饮茶及茶叶功能成分在精神与物质两个方面对人身心健康的综合作用及相关科学研究进展。本文旨在推进茶健康知识的普及和茶健康产业的发展，加强多学科合作，深入开展茶与人体健康及作用机制研究，倡导科学健康饮茶；同时，促进我国茶资源综合利用研究和健康功能产品开发，加速茶健康产业的转型升级与科学发展。

关键词： 茶文化 茶健康 茶产业

一 茶健康与茶健康产业概述

茶，源自中国，盛行于世界，是全球同享的健康饮品。茶文化源远流长，承载着悠久的历史和深厚的文化底蕴。茶既是生津止渴的绿色天然饮料，也是融入人们日常生活的营养保健饮品，其健康属性是驱动茶叶消费的

---

* 肖力争，农学博士，湖南农业大学园艺学院教授，茶学教育部重点实验室副主任，中国茶叶学会副理事长、湖南省茶叶学会理事长、博士生导师，研究方向：茶叶加工与审评、茶业经济与茶文化；张盛，医学博士，湖南农业大学园艺学院教授，硕士生导师，国家植物功能成分利用工程技术研究中心和茶学教育部重点实验室学术骨干，研究方向：茶叶品质化学、茶叶深加工利用与茶健康；龚雨顺，农学博士，湖南农业大学园艺学院教授，博士生导师，美国内布拉斯加林肯大学（University of Nebraska-Lincoln）访问学者，研究方向：茶叶功能成分化学与茶健康。

核心动力。随着人们生活水平的不断提高，国人的健康意识也大幅提高，茶以其优越的健康属性和文化内涵已成为大健康产业的一部分。

（一）茶健康的界定及内涵

1. 茶健康的界定

茶为世界上三大无醇饮料之首，通过饮茶，感受茶的色香味，可以让心情愉悦，同时可以有效改善人体的健康状况。茶健康是茶产业的初心，也是茶产业发展的价值基点。

2. 茶健康的内涵

首先，饮茶有利于人的身体健康。《神农本草》中记载："神农日遇七十二毒，得茶而解之"，中国历代医学和茶学著作中都有饮茶预防和治疗疾病的记载。现代科学已验证：茶叶中含有矿物质、维生素以及茶多酚、茶氨酸等多种生物活性成分并可发挥显著的保健功效，中国工程院院士、湖南农业大学刘仲华教授指出：喝茶的三个核心健康属性是延缓衰老、调节代谢和增强免疫。

其次，茶有助于精神健康。在品茗过程中品味人生、参禅悟道、修身养性、陶冶情操，是国人追求的崇高境界。茶有助于情绪健康，品茶是放松心情、忘却烦恼、舒缓情绪的良方。研究显示：喝茶可以增强脑力、提高智力，茶叶中的茶氨酸具有降压镇静、松弛神经的作用，有助于智力健康。茶有助于社交健康，喝茶是人们相互交流、增进了解和友谊的重要媒介。

（二）茶健康产业的界定及涵盖范围

茶健康产业是指直接或间接与人类健康相关的茶及其延伸产品的研发、生产和服务领域。茶健康产业涵盖了传统茶的生产、加工、流通及消费，特别是有机茶和绿色食品茶的生产；各类再加工茶产品的生产，包括各类保健茶、茶食品、茶饮料的开发生产；茶叶深加工产业，包括茶叶提取物以及各类茶美容化妆品、保健品、环保产品等终端产品的生产加工；茶的养生产品和服务，如茶疗、茶养等不同产业领域等。

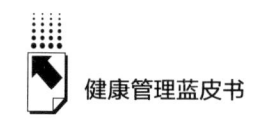

（三）茶健康产业的形成与发展

早在神农时期，中国人就发现并开始利用茶叶，汉魏以后茶叶逐渐变成饮料，到唐代中期，茶叶种植规模已经很大，制茶技术逐渐成熟，饮茶已经很普遍，传统茶产业正式形成。经宋元明清到民国时期一千多年的发展壮大，茶产业成为中国最具特色的传统产业之一。

新中国成立后，我国茶产业得到快速发展，到20世纪90年代后，中国茶叶进入绿色和有机生产阶段。绿色食品茶和有机茶的生产是传统茶产业的巨大进步，它满足了消费者对食品安全越来越高的要求。近30年来，我国有机茶的生产规模不断扩大。

保健茶是将茶和其他食药同源的中草药拼制而成的具有保健作用的饮品[1]。保健茶的研发和应用很早就受到消费者的关注，在日本和欧美等发达国家发展十分迅速[2]。从20世纪90年代开始，我国不少企业投入保健茶的生产开发行列，保健茶生产和市场规模不断扩大，目前保健茶正向天然化、无害化、多功能化的方向发展。

自20世纪70年代开始，我国部分地区开始了速溶茶生产，这标志着中国茶叶深加工的起步[3]。通过茶叶深加工，可大幅提高茶资源的利用率，实现茶叶资源的综合利用。目前，我国的茶叶深加工技术和产业已取得长足进步，茶叶深加工产品已广泛地应用于我们的日常生活中[4]。

近20年来，基于茶文化的吸引力和茶的保健功效，茶文化旅游和茶康养产业逐渐发展起来。茶康养旨在通过融入和选择合适的茶元素，如将茶业经济与康养旅游有机融合，拓宽茶叶的应用渠道，全面提升大众自身的身心健康素养和创造更多的经济效益和社会效益。

---

[1] 张紫嫣、魏丹妮、李浩楠等：《中药保健茶市场分析》，《合作经济与科技》2017年第13期。
[2] 叶秋萍：《保健茶的现状与发展趋势》，《茶叶科学技术》2008年第4期。
[3] 刘仲华：《中国茶叶深加工的技术与产品创新》，《第十二届中国科协年会论文集：经济发展方式转变与自主创新》（第二卷），清华同方光盘电子出版社，2010，第1039~1049页。
[4] 姚晓兰：《茶叶深加工产品开发》，《食品安全导刊》2021年第15期。

总之,随着大健康产业的兴起,茶正更广泛、更深入地融入大健康产业的多个领域,有力地促进了我国大健康产业的发展壮大。中国茶产业正在努力实现由传统农业到现代高新技术产业和现代健康产业的转型升级。

二 中华茶文化概述

(一)中华茶文化的形成与发展

世界茶文化的根在中国。我国是世界上最早发现和利用茶的国家,茶被视为中华民族对人类文明的伟大贡献之一。茶文化是中华传统文化的重要组成部分。

1. 茶的发现与作为大众饮料的历程

早在神农时代(公元前2737~前2697年),我国的先人们就发现并开始利用茶。唐代陆羽《茶经》记载:"茶之为饮,发乎神农氏,闻于鲁周公。"全世界都将中国古代的神农氏视为发现和利用茶的第一人。西周初期,巴蜀地区已种茶纳贡;西汉时期,饮茶风俗初步形成。到了唐代,茶的种植范围扩大、加工技术提高,茶的消费日渐普及,至唐中期饮茶之风气已遍及全国。陆羽《茶经》问世,"天下益知饮茶矣",茶逐渐发展成为普通老百姓的日常饮料。

2. 茶产业的演变及国内外发展现状

唐宋以后,由茶的种植、加工、贸易等构成的茶产业在我国最早形成,成为国民经济的重要组成部分。到唐代中期,秦岭淮河以南广大地区大多有茶叶种植,蒸青饼茶的加工技术也趋于完备,大量名茶脱颖而出,茶叶贸易和消费兴旺。自唐开始,茶始有字,茶始作书,茶始销边,茶始征税,茶真正形成一种独立和全国性的文化或产业。

目前,我国茶园面积、茶叶产量、国内茶叶消费量均居世界第一位,出口量占世界第二位。2020年,我国茶园总面积近4750万亩,产茶近300万吨,国内茶叶销售量约220万吨。出口茶叶35万吨,出口金额达20.4亿美

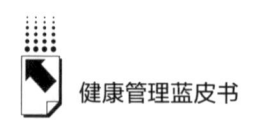

元。全国有19个省（自治区、市），900多个县（市、区）产茶，生产绿茶、红茶、黑茶（包括普洱茶）、青茶（乌龙茶）、黄茶、白茶等六大类茶，各类名茶上千种。

汉唐时期，我国茶叶种植加工技术就已传播到日本和韩国。18世纪后传播到了印度尼西亚、印度、斯里兰卡、格鲁吉亚等国家和地区，茶产业逐渐发展成为一种全球性产业。据联合国粮农组织统计，目前，全球产茶国家和地区有64个，全球茶叶种植面积超过500万公顷，年茶叶总产量超过600万吨。中国、印度、肯尼亚、斯里兰卡居前四位，这四个国家的茶园面积、茶叶产量之和均占世界总量的80%以上。

3. 中华茶文化的形成发展及其对外传播

茶文化是指人类在发现和利用茶的过程中，以茶作为载体，表达人与人、人与自然之间各种理念、信仰、情感、爱憎等的各种文化形态的总称。中国是世界茶文化的源头。习近平总书记指出："中国是茶的故乡，茶叶深深融入中国人的生活，成为传承中华文化的重要载体。"

汉魏六朝时期，茶开始与道家、儒家的思想发生联系，当时茶被认为具有养生、延年益寿的神奇作用，成为人们修身养性的神奇饮品，还成为儒家思想观念的物质媒介和载体，进入了人类精神生活领域。唐代陆羽《茶经》问世，是茶文化正式形成的标志。经过宋元明清到近现代的发展，中华茶文化的内涵不断丰富，成为中国传统文化宝库中的璀璨明珠。

中国茶很早就通过各种途径传播到了世界各地，派生出世界不同区域、不同民族的饮茶习俗和各具特色、五彩缤纷的茶文化。中唐时期，最澄禅师和空海和尚分别从中国带回茶籽在日本种植并传播饮茶文化，他们被视为在日本种茶的始祖。南宋时期，日本荣西、南浦绍明到中国留学回国后奠定了日本茶道的基础。4世纪末5世纪初，当佛教由中国传入当时的高丽国时，茶叶亦随之传到朝鲜半岛，韩国茶礼在高丽王朝时期已形成。公元618~907年，阿拉伯商人把中国茶带到波斯（今伊朗）等地。明代郑和下西洋时，把茶叶传往南洋各国和波斯湾地区。17世纪初荷兰人从澳门输入中国茶，饮茶风尚开始在欧洲大陆流行。17世纪中叶，茶和饮茶风俗随同欧洲移民传到美洲大陆。

（二）茶文化在中华文明中的地位和意义

在发展过程中，茶文化通过融入中华民族的宗教、哲学、政治、民俗风情、文学艺术等，丰富了中华文化的精神内涵。茶文化的形成与传播发展，有力推动了饮茶的普及，使茶这一大自然赐予的绿色健康食材，成为华夏民族生命健康的重要保障。茶还与中医药结合，产生茶方、茶剂、茶疗、茶食和茶养等，丰富了传统中医药宝库。

从唐宋开始，茶马交易成为中原朝廷与西北少数民族之间重要的沟通方式，茶成为汉民族与各少数民族之间的联结纽带，对于增进民族团结、巩固边疆发挥了重要作用。茶还通过古代丝绸之路输出国外，和丝绸、瓷器一起成为我国最大的外销商品，在中华文化的对外传播中发挥了极其重要的媒介作用。

（三）发展中华茶文化及茶健康产业的意义

——茶文化是茶产业的根基和灵魂。习近平总书记指示："要把茶文化、茶产业、茶科技统筹起来。"茶文化的发展将推动饮茶更加普及和流行，带动消费的增长。茶文化的加持有力提升了茶产品的附加值和中国茶的品牌形象。

发展茶健康产业，拓展茶的应用领域，既能更好地满足老百姓生活的需要，也有利于发挥茶资源的综合价值和经济潜力。发展茶文化和茶健康产业，有利于茶文化旅游、茶养生、茶文创等多种茶业新经济领域的生成与发育，推动茶产业的转型升级，推动中国茶产业跨上新的高度。

——发展中华茶文化，有利于传承中华优秀传统文化，增强民族文化自豪感和自信心，促进社会主义的精神文明及和谐社会建设。

——丰富人民物质和精神生活的内容，促进大健康事业发展。通过茶健康研究和成果应用，推动茶健康产业发展壮大，有利于充分发挥科学饮

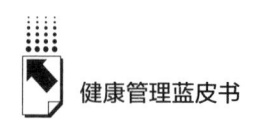

茶、吃茶、用茶等的保健养生价值，促进全民健康。同时，饮茶还满足了人们生活休闲、审美鉴赏的需求，带来平和心境、愉悦心情和充实的精神滋养。

——有利于国际文化交流互鉴。作为传播中华文化的重要方式和途径，中华茶文化的海外传播和推广，对于丰富中外文化交流的内容、增进我国人民与世界各国人民的友谊有重要作用。

三 茶与健康

茶叶中含有大量的生物活性成分，茶叶的"三抗"（抗菌、抗病毒、抗癌）和"三降"（降压、降脂、降糖）功效已被人们所熟知。茶产业的保健功能有三大亮点：第一是延缓衰老，第二是调节代谢，第三是提高免疫力。

（一）茶的饮用与保健价值

我国很多古今医家经典都记述了饮茶的功效，有关药茶方剂的最早记载可追溯到三国时期的著作《广雅》，此后有关茶在治疗和保健方面的记载越来越多，包括茶饮、茶食、茶膳等。中药处方中有几百种处方都和茶相关，中医认为，茶性苦，饮之可使人益思、少卧、清心、明目。

2019年12月，联合国大会宣布将每年5月21日定为"世界茶日"，茶叶作为世界卫生组织认定的"人类第一健康饮品"被越来越多的消费者接受和喜爱。

（二）茶的保健功效研究

"茶健康"一直是茶科技领域的研究重点，茶叶的主要功能体现在以下方面。

1.抗氧化功能

茶叶中儿茶素类化合物，特别是复杂儿茶素具有清除效率可达60%以上的清除自由基功能。能够通过清除自由基，延缓衰老。

2. "三降"功能

降血压。茶叶中的儿茶素类化合物和茶黄素，能明显抑制血管紧张素Ⅰ转化酶活性，使血管保持弹性，具有防止脉管痉挛和血管破裂的功能。因此，多喝绿茶对容易中风和血管淤塞的人是有益的。

降血脂。用儿茶素EGCG和胆固醇一起饲喂大鼠，其体内总胆固醇、游离胆固醇、总类脂和甘油三酸酯的含量在饲喂EGCG后均明显降低，同时大鼠粪便中的类脂化合物和胆固醇排泄量增加了。此外，乌龙茶也具有明显的分解脂肪的功效，因此日本和苏联都把茶叶列为减肥食品。

降血糖。绿茶浸出液具有很好的降血糖效果，此外茶叶中的维生素C、维生素B能促进动物体内糖分的代谢作用。先天性糖尿病患者可将常饮用绿茶作为辅助疗法之一，健康个体常饮绿茶可以预防糖尿病的发生。

3. 抗癌、抗突变功能

茶叶中的茶多酚类化合物、儿茶素类化合物（如EGCG）等，都具有抗癌抗突变活性。在不同茶类中，绿茶的活性最高，其次为紧压茶、花茶、乌龙茶和红茶。

4. 兴奋集思功能

茶叶中的咖啡碱可提神醒脑，茶氨酸能产生多巴胺，能镇静、抗焦躁、抗抑郁，有缓解精神紧张、益思的效应。在生活实践中，在感到疲乏时，人们往往会喝上一杯茶，刺激疲劳的大脑中枢神经，使之由迟缓转为兴奋，集中思考力，以达到兴奋集思之功效。

5. 利尿功能

利尿是茶叶中所含的可可碱、咖啡碱和芳香油综合作用的结果，机理为提升尿液从肾脏中的滤出率，可以排除尿液中的乳酸。

6. 助消化功能

茶叶中的咖啡碱和黄烷醇类化合物可以增强消化道蠕动，有助于食物的消化，预防消化器官疾病的发生。由于多酚类化合物能以薄膜状态附着在胃的伤口，茶叶还具有制止胃溃疡引起的出血的功能。茶叶能吸收人体有害物质，不仅可以净化消化道各器官中微生物，还对胃、肾、肝脏履行独特化学

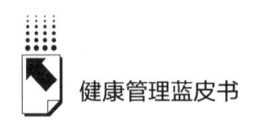

净化作用。

7. 消炎灭菌功能

茶叶中儿茶素类化合物对伤寒杆菌、副伤寒杆菌、黄色溶血性葡萄球菌、金黄色链球菌和痢疾等多种病原细菌具有明显的抑制作用。茶叶中的黄烷醇类能促进肾上腺体的活动，而肾上腺素的增加可以降低毛细血管的通透性，减少血液渗出，同时对发炎因子组胺具有良好的拮抗作用，属于激素型的消炎作用。

8. 其他保健功能

茶多酚可以通过调节血脂代谢、抗凝促纤溶及抑制血小板聚集、抑制动脉平滑肌增生、影响血液流变学特性等多种机制从多个环节对心血管疾病起作用，且具有缓解机体产生过激反应的能力，对机体整体的免疫功能有促进作用；茶叶中芳香物质可调节精神状态、抗菌、消炎。茶叶中维生素C含量很高，多饮绿茶有助于保护眼睛。

（三）茶叶功能成分及保健作用机制

1. 茶叶中的主要功能成分

茶叶中主要功能成分如表1所示。

表1 茶叶中的主要功能成分及其比例

成分	比例
茶多酚	20%~35%
茶色素	2%~10%（红茶）
茶多糖	20%~25%
生物碱	3%~5%
有机酸	3%
芳香物质	0.005%~0.03%
维生素	0.6%~1%
蛋白质	20%~30%
氨基酸	1%~4%
类脂类	8%
矿物质	3.5%~7%

2. 茶叶功能成分的健康功效与作用机制

茶叶中主要功能成分的健康功效如表 2 所示，其生物学作用机制如表 3 所示。

表 2　茶叶中的主要功能成分及其健康功效

功能成分	健康功效
茶多酚	抗衰老、清除自由基 降血压、降血脂 抗变态反应、调节免疫力 抗癌、抗突变 抗菌、抗病毒 抗辐射、抗过敏
茶色素	抗氧化 提高免疫力 降血脂 改善微循环
茶多糖	降血糖、抗血栓 增强免疫力 抗衰老、抗辐射 抗癌、抗病毒
咖啡碱	兴奋、助消化、利尿 抗炎症、抗过敏、抗肥胖
芳香物质	杀灭病原菌 消炎镇痛 治疗关节炎 促进尿酸排泄 治疗痛风
茶氨酸	抗抑郁 保护神经 镇静安神 改善记忆 降血压

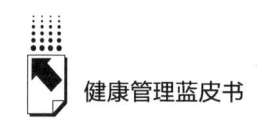

表3 茶叶中主要功能成分的生物学作用机制

功能成分	健康功效	生物学作用机制
茶多酚及氧化产物	抗氧化	儿茶素可以作为活性氧(ROS)清除剂和金属离子螯合剂直接发挥抗氧化功效,也可通过诱导抗氧化酶,抑制促氧化酶间接体现抗氧化活性
	抗衰老	茶黄素能调节免疫缺损(Imd)蛋白表达,调节肠道稳态,从而延缓衰老
	抗癌	EGCG潜在的抗癌机制体现在EGCG能直接与p53的N末端结构域结合,扰乱p53-MDM2(Murine double minute 2)结合,阻滞MDM2对p53的泛素化降解,p53的水平会随着与EGCG的直接相互作用而增加,进而促进p53发挥抗癌作用
	促进骨骼肌发育	茶黄素能够特异性引起肌管钙离子内流、激活骨骼肌相关通路,从而调节骨骼肌的糖吸收,促进骨骼肌线粒体丰度与慢肌纤维形成
茶氨酸	保护神经	在强制活动空间环境下,茶氨酸(6 mg/kg)可有效降低速衰小鼠的脑萎缩程度,并维持正常衰老小鼠的脑容积
	抗应激	在SD雄性大鼠干预实验中发现,L-茶氨酸[600 mg/(kg·d)]能够促进肠道绒毛增长,隐窝加深,缓解肠毒素大肠杆菌(E44813)对肠道应激影响
咖啡碱	调节多巴胺	多巴胺D2受体和腺苷A2A受体共存于神经元中,咖啡碱能够抑制腺苷A2受体,促进多巴胺D2配体与D2受体的结合,从而增强多巴胺的神经传递,起到神经刺激及保护作用
茶多糖	降低血糖	茶多糖可通过抑制淀粉水解成葡萄糖,延迟其吸收和转运,从而降低体内血糖
	免疫调节	茶多糖可增强小鼠巨噬细胞的吞噬作用,促进TNF-α、IL-1β、IL-6等炎症因子以及NO的分泌,从而增强小鼠的免疫功能
	减肥	茶多糖可能通过减少食物摄取、抑制脂肪吸收与脂肪生成、抗氧化和抗炎等途径发挥功效

(四)茶健康研究进展

1.茶对主要疾病的预防和治疗作用

EGCG可改善与氧化应激相关的疾病,研究表明EGCG通过降低辐射诱导的ROS水平,延长受致死辐射小鼠的存活时间,减轻肠道损伤;儿茶素的摄入可抑制小鼠与年龄相关的认知功能障碍，EGCG可通过维护脑神经能量稳态起到神经保护作用；另外EGCG也是一种潜在的有效抗癌化合物，可诱导癌细胞的凋亡；根据已有报道可知，绿茶中的儿茶素尤其是EGCG表现出抗DNA和RNA病毒的活性，且以EGCG为代表的儿茶素对HBV抗原活性抑制作用最强；近年来新冠肺炎疫情肆虐，也有研究发现EGCG是一种潜在的抑制新型冠状病毒（COVID-19）的天然化合物。

研究发现，茶黄素TF-3-G单体能够延缓丘脑神经干细胞的衰老，并改善相关病症；同时，茶黄素TFDG单体能抑制钛颗粒诱导的骨溶解并防止骨破坏，从而保护骨骼健康；在细胞研究中，TFDG单体可减少肝细胞中的脂滴积累，减少脂肪肝风险，还可以显著降低糖尿病大鼠的氧化应激水平，抑制糖代谢关键酶活性，使大鼠血糖趋于正常水平，具有潜在的抗糖尿病作用；茶黄素还能降低心肌自噬蛋白的表达，抑制心肌自噬，保护心肌细胞免受由高葡萄糖所引起的脂毒性和再灌注损伤；TFDG具有能够与COVID-19结合的靶标对接位点，可抑制SARS-CoV-2病毒活性，存在潜在预防和治疗新冠肺炎的可能。

动物实验结果显示，茶氨酸可触发抑郁小鼠的抗抑郁和抗氧化活性效应，对延缓衰老及预防老年性疾病也具有积极的作用；相关研究发现L-茶氨酸抑制细胞因子调节免疫细胞，缓解炎症反应，还可通过提高免疫能力抑制小鼠肝癌细胞增殖；茶氨酸通过抑制葡萄糖、氮的吸收和胰岛素的分泌，降低葡萄糖耐量和胰岛素敏感性，降低乙胺水平和2型糖尿病的发病风险。

聚酯型儿茶素（Theasinensins，TSs）是儿茶素类组分在发酵过程中氧化聚合生成的一类儿茶素二聚体，可以通过抑制肝星状细胞的激活减少肝脏的纤维化，从而缓解四氯化碳诱导的小鼠肝损伤，起到保护肝脏的作用；目前，新冠肺炎疫情备受关注，最新体外实验研究表明，TSs对SARS-CoV-2病毒有明显的抑制效果，因此经常饮用含有TSs的发酵茶类可能对预防新冠肺炎有帮助；甲基化儿茶素生物活性主要包括抗过敏、抗氧化、抗炎、降脂减肥、降血压及预防心血管疾病等；由茶叶中的儿茶素成分与茶氨酸等游离氨基酸反应生成的N-乙基-2-吡咯烷酮取代的化合物（N-ethyl-2-

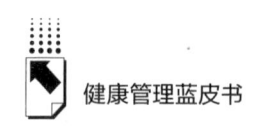

pyrrolidinone-substituted flavan-3-ol，EPSF）改善阿尔茨海默病患者的胆碱功能，并缓解神经性紊乱症状，对患有糖尿病的 ApoE（-/-）小鼠具有治疗作用，对早衰型 SAMP8 小鼠的神经退行性疾病具有显著抑制作用。

咖啡碱对人体具有诸多生理功效。咖啡碱能刺激神经系统，增强学习和识别能力，提高瞬时记忆力，降低患神经退行性疾病的危险；苦茶碱通过激活脂质代谢相关酶通路，减少游离脂肪酸的合成和甘油三酯积累，改善高脂饮食引起的小鼠肝损伤，还能通过提高抗氧化酶的活性及基因表达水平，清除自由基和增强抗氧化能力，改善束缚应激诱导的肝损伤。

研究表明，绿茶、黑茶、乌龙茶和普洱茶茶多糖都可以显著降低血清中的血糖、胰岛素、α-葡萄糖苷酶活力水平，有效增加胰岛素抵抗作用，是防治高糖症和糖尿病的健康食品之选。

2. 不同茶类的保健功能研究

科研人员发现绿茶可激发体内细胞的抗氧化防御系统，减轻炎症，诱导癌细胞凋亡，防止肝脏、肺、肾等器官损伤；表没食子儿茶素没食子酸酯（EGCG）约占绿茶儿茶素总量的60%，因其富含酚羟基而具有良好的抗氧化、抗炎症及抗肿瘤活性，是使绿茶具有保健功能的主要活性物质之一。

红茶属全发酵茶，发酵过程中儿茶素在酶促作用下，氧化结合生成茶黄素和茶红素等。现代药理研究表明，红茶中生物活性物质主要由儿茶素和茶黄素组成，两者使红茶对人类疾病具有防治作用，主要表现在预防癌症和抗肿瘤以及防治心血管疾病、慢性炎症、肥胖、神经退行性疾病等方面。

通过开展对乌龙茶特殊的药用保健功能及机理的全面系统研究发现，乌龙茶除具抗肿瘤、抗辐射、减少自由基等作用外，还具有降低血脂、预防蛀牙、延缓衰老及抗炎症、减肥等良好功效，这些研究成果对提高消费者对乌龙茶药用价值的认识，加快对乌龙茶的深度、系列开发发挥了积极作用。

白茶性味寒凉，一直是民间常用的"降火抗炎"良药，特别是贮藏一定年份的"老白茶"被认为具有更好的保健功效，福建民间也一直具有"一年茶、三年药、七年宝"的说法。大量的细胞学研究和动物实验已证实白茶在抗氧化、抗炎、抗菌、抗细胞突变及抗癌、降血糖、降血压、降血脂等方面具有良好的保健功效。

黄茶在降糖降脂、促能量代谢、改善胰岛素抵抗和糖尿病症状、改善肠道微生物环境、抗炎症、抗氧化和抗癌等方面，均呈现突出的保健功效；除上述保健作用外，黄茶还有一些其他方面的功效。例如 Hashimoto 等研究发现，黄茶相比其他茶类可更好地抑制对肝脏的毒性以及相关的肝损伤，体现了很好的肝脏保护功能；相关研究发现，黄茶水提物能显著增强心肌收缩力，具有优异的强心效果；黄茶对 $PM_{2.5}$ 导致的肺损伤也具有一定的干预作用。

近年来，研究者通过细胞培养、动物模型和人群临床实验，在分子、组织、个体和群体水平揭示了黑茶具有良好的调节代谢综合征、调节肠胃功能等的作用，其中黑茶降血糖、血脂的功效关注度最高。黑茶的健康功效成为 21 世纪茶与健康研究的热点之一。

（五）茶与慢病健康研究进展

近 20 年来，我国居民的膳食结构和生活方式发生了巨大改变，伴随着人口老龄化的压力，功能性疾病、慢性疾病的患病率急剧上升，困扰人们的正常生活。近年来，除超级水果和蔬菜之外，茶饮作为"健康中国"的重要载体，在"治未病"和慢病防治方面的功效也备受科学家们的关注。研究表明茶饮及茶叶功能成分在调整机体代谢不平衡、保持身心健康方面有很大的潜力，特别对高血压、高血脂、肥胖和糖尿病等代谢综合征类慢性疾患具有良好的预防甚至治疗作用。

四 茶健康产业发展现状

（一）茶健康产业的形成与发展

随着社会发展和人们对生活水平的健康要求的日益增长与普遍提高，以及人们生活方式的改变，大健康产业的发展十分迅速，茶叶经济也在大健康

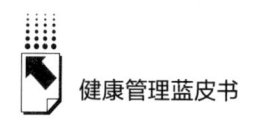

产业的发展中萌生出更为强劲的生命力,越来越多的茶健康产品被推出。茶健康食品以茶叶成分占主导,将茶叶与食品有机结合,是更具营养保健价值和健康养生意义的绿色食品,我国很多知名传统茶企如天福、八马、吴裕泰等都相继推出了系列茶健康食品;茶饮料是指用水浸泡过茶叶后,经过各种工艺制成的茶汤或在茶汤中加入各种食品添加剂后加工而成的成品,其在年轻人中很受欢迎,一系列具有减脂、润肺、抗氧化等功能的茶饮料在近几年也已开发上市;茶美容化妆品、茶环保产品也是茶健康产业中的重要组成部分,茶叶中的功效提取物被用来制成面膜等化妆品,茶叶中的多酚等物质被应用于保鲜膜之中;茶疗是根植于中医药文化与茶文化之上的一种养生方式,参与中医治疗高血压、痛经等疾病的过程。保健茶是以茶为主,配有适量中药,具有保健治疗作用的饮料,我国部分保健茶产品早已进入国际市场,畅销日本、新加坡等多个国家。

(二)茶健康产业发展现状

传统茶叶产业向健康产业延伸,对于开拓中低档茶出路、提高茶叶附加值有重要意义。茶饮料和茶食品是我国深加工产业最重要的领域,已成为解决我国茶业结构性产大于销和中低档茶原料利用率低等难题的重要抓手。茶饮料和茶食品加工学是以茶叶为主要对象,重点开展与液态茶饮料、固态速溶茶和含茶食品等产品加工相关的应用基础、关键技术和产品开发方面的研究。"十三五"以来,我国茶饮料与茶食品加工产业得到了稳步发展,目前年产值接近1000亿元,占深加工产品产出的80%以上[①]。

1.茶饮料产业发展现状

我国茶饮料行业发展迅速,经历了初始阶段、快速发展期、结构调整期和当下由"量"向"质"的转变期。1993年旭日升集团成立,茶饮料市场初步开启。1999年康师傅、统一与旭日升形成三足鼎立之势,推动茶饮料

---

① 尹军峰、许勇泉、张建勇等:《茶饮料与茶食品加工研究"十三五"进展及"十四五"发展方向》,《中国茶叶》2021年第10期。

行业的快速发展。2009年后,"百事可乐""可口可乐"等饮料巨头的加入,使茶饮料市场竞争更加激烈。2010年后,茶饮料进入结构性调整阶段,农夫山泉推出的"东方树叶"茶饮,已经相当接近传统泡饮茶。2014年后,低糖、无糖茶饮产品越来越受消费者欢迎,无糖茶饮料增长速度总体高于含糖饮料。许多品牌嗅到了无糖市场的商机,2017年元气森林推出了产品"燃茶"。2020年后,新式现制茶饮企业推出瓶装茶饮料产品,行业内出现新的竞争者。

我国液态茶饮料产业经过20多年的快速发展,年产量已达到1500多万吨,我国已成为世界第一大茶饮料生产国。"十三五"期间,茶饮料品质调控应用基础研究、原料茶专用化加工和饮料加工新技术等方面的科技创新,促进了我国液态茶饮料产业的进一步发展。

经过30年的快速发展,我国已成为速溶茶第一大生产国,固态速溶茶粉年生产量超过2万吨,国内速溶茶产品主要应用于香飘飘、雀巢等固态奶茶和康师傅、统一、娃哈哈等液态调味茶饮料以及各类茶食品等食品(饮料)工业领域,国际上远销日本、美国及欧洲各地。"十三五"期间,动态逆流提取和冷冻干燥等速溶茶加工核心关键技术创新有力地推动了速溶茶产业的发展。

2. 茶食品产业发展现状

茶食品是一类利用超微茶粉(或抹茶)、茶汁或茶叶提取物等原料,配以其他可食材料加工而成的食品。2000年后,基于健康、天然、绿色等新概念的现代茶食品在国内迅速发展,并逐渐形成茶叶深加工和利用的重要发展途径。"十三五"期间,我国茶叶生产中的超微茶粉(抹茶)技术的突破和各种新产品的研发,促进了茶食品产业的可持续发展。茶食品的开发也从国外的糕点、糖果、饼干等主流产品向传统的方向发展,茶绿豆酥、茶月饼、茶辣椒酱、茶面条、茶豆腐等产品逐步进入市场,丰富和拓展了我国传统食品市场。

3. 保健茶产业发展现状

自20世纪90年代开始,我国保健茶产品和市场的开发进入快车道。北

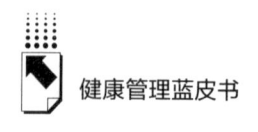

芪神茶、宁红保健茶、甜茶、林檎茶、绞股蓝、银杏茶、鱼腥草茶、藤茶等等众多保健茶产品日渐为人们所熟悉，它们因自身所含营养化学物质的不同而表现出不同的保健功效。我国保健茶消费市场不断扩大，吸引了众多饮料、制药企业，促使我国保健茶产量、销量持续增长。2018年我国保健茶产量已经达到16.85万吨[1]，市场规模达263.7亿元，预计2025年行业市场规模将超过500亿元。

4. 茶养生产业发展现状

当下，人们生活压力不断加重，"亚健康"人群逐渐增加，尤其这几年在疫情冲击之下，"养生健康"成为全民关注的热点。茶养生产业是由多种产业融合的综合服务体，其核心是以茶为媒介或者载体的养生茶消费、体验养生等综合性的养生服务[2]。

（三）茶健康产业的发展趋势与展望

随着现代生物技术和物质分析技术的发展，未来将会有越来越多的新型茶叶功能成分被分离出来，而对于茶叶中已知的活性成分，也会有更多新的功效被发掘。与此同时，通过对基因组学、蛋白组学、代谢组学与化学物质组学等多组学研究方法进行联用，茶叶主要功效组分间多通路、多靶点协同或拮抗作用的机制将会被更加清晰地揭示。茶叶功能成分鉴别、评定、应用的研究将成为茶学研究的重点，而相关研究的成果定会成为茶叶功能利用新的生长点，为科学饮茶与茶叶健康产业的发展提供更丰富的科学理论依据。

（四）存在的主要问题及建议

1. 茶健康产业存在的主要问题

经过几十年的发展，我国茶健康产业已经取得长足的进步，但仍然存在产品结构与消费需求不完全匹配、生产水平与高质量发展要求存在差

---

[1] 《2022~2027年养生茶市场投资前景分析及供需格局研究预测报告》。
[2] 《2021~2025保健茶行业分析调研报告》。

距、产业主体驱动产业发展能力不足、高附加值终端产品销售比例偏低等问题。

我国茶企为全世界供应了超过80%的茶叶提取物,但是与部分国际同行相比,我国茶健康行业仍然存在不足,还不能完全满足广大消费者对茶产品多样化、功能化、潮流化、个性化的需求,茶叶由天然农产品向高附加值健康商品的资源转化还有较大空间。

2.茶健康产业发展建议

传统茶产业的转型升级必须克服茶叶生产高成本的问题,尽快转变生产作业形式,采取高效节本田间生产技术、发展名优茶机采机制技术等自动化、现代化、智能化技术,使茶叶生产方式从滥用化肥、化学除虫剂转向保护生态的生产作业方式。新技术的集成创新应用是茶健康产业高质量发展的重点。充分应用高效节能装备、绿色提制技术、农残去除技术等,使茶叶功能成分提制产业转向绿色节能环保;将现代生物技术等其他高新技术与传统工艺技术密切结合,力争实现原料优质化、加工成本廉价化、产品多元化的发展[①]。

为充分开发利用我国特色发酵茶资源,可通过研究锁定核心功能酶与特有的微生物及菌种,结合原料的筛选、拼配以及新型发酵技术,使目标产物得到富集或调控,为茶叶中独有的功效成分如聚酯儿茶素的分离纯化、生物活性探究及高水平量产打下扎实基础。

当前,我国茶叶健康功能产品开发的势头如火如荼,研究人员不仅要持续地探索茶叶活性成分的健康功效,还要深入发掘其作用机理,通过修饰成分的结构、转化物质的状态、平衡组方的配伍等处理手段,改变产品中所存在的低水平重复与同质化的情况,开发出高附加值和多功能的茶健康终端产品。同时,通过跨学科、跨领域合作,茶及其功能成分在大健康生态环境下能得到充分的开发利用,从而引领国内外茶叶健康产品市场的发展趋势,推

---

① 刘仲华、陈宗懋、杨亚军等:《创新驱动中国茶产业高质量发展——从茶学基础研究到支撑产业发展》,《中国茶叶》2021年第2期。

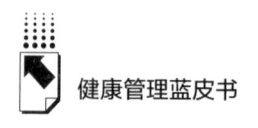

动我国茶健康产业蓬勃向前发展。

茶健康研究与产业的发展已经被纳入国家大健康产业发展的总体规划之中,我们坚信在茶叶科技支撑和文化引领的双引擎作用下,我国茶健康产业将持续稳步向前发展,创造新的辉煌。

区域篇
Region Reports

B.12 2021~2022年粤港澳大湾区健康产业数字化发展报告

钱 怡　梁振宁　周清平*

摘　要： 随着人工智能、互联网、大数据等技术的发展，全球正在以新的姿态拥抱数字化时代，数字技术赋能健康产业领域焕发出新的活力，健康产业与数字技术将得到深度融合，将极大推动健康产业深度变革，为卫生健康领域新技术、新产业、新模式及新业态发展注入新的活力。作为中国经济发展高地的粤港澳大湾区无疑拥有巨大的发展空间，积极推动健康产业数字化转型将会是推进"健康湾区"建设的关键举措，同时为推进"健康中国"战略建设添砖加瓦。本报告聚焦粤港澳大湾区健康产业数字技术应用领域，总结大湾区在医药电商、智慧医疗与健康科技、医疗合作平台建设以及健康管理数字化等领域取得的成果，并分析当前大湾

---

* 钱怡，博士，南方医科大学卫生管理学院研究员、副院长，主要研究领域为健康政策与管理、健康产业管理；梁振宁，南方医科大学卫生管理学院硕士研究生，研究方向为健康政策与管理；周清平，南方医科大学卫生管理学院硕士研究生，研究方向为健康政策与管理。

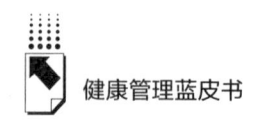

区健康产业数字化面临的问题与困境，如制度壁垒、人才缺口、数据流通不畅及合作机制不完善等，提出要积极推进法律法规和行业规范衔接、创新人才政策与加快构建大健康数据平台，进一步推进湾区健康产业数字化转型及湾区各城市群卫生合作交流。

关键词： 粤港澳大湾区　健康产业　数字化转型　数字健康

一　健康产业数字化概述

（一）中国健康产业数字化概况

1. 健康产业数字化概念界定

"健康产业数字化"这一概念可以溯源至"数字健康"。数字健康（Digital Health）相关概念出现于2010年前后，2018年WHO发布《数字健康行业指南》明确其统一概念和范围[1]，并于2019年发布的《数字健康全球战略（2020—2024年）》文件中将"数字健康"定义为"与开发和使用数字技术改善健康相关的知识和实践领域"[2]。目前，国内对数字健康尚未形成一致定义，最新定义认为，数字健康不仅是"满足居民医疗健康需求的创新性经营活动"，还是"数字技术与健康治理的融合"，认为数字健康是在政府主导下"提升医疗、医养、医保、医药等领域数字治理能力，最终增进居民健康福利水平的治理活动"。可见，数字健康是一个范畴更广泛、意义更深远的概念。

数字健康作为一个广泛而深远的概念，本报告聚焦粤港澳大湾区，仅涵盖了一定的研究范围，因此为了更深刻、准确地把握报告所需，我们几经查

---

[1] 动脉橙产业智库：《2020全球数字健康产业发展趋势展望》，2020。
[2] 世界卫生组织：《数字健康全球战略（2020—2024年）》，2020。

阅,选择从这一概念梳理本报告。"健康产业数字化"强调过程的特质,更能准确描述数字健康产业发展的程度,从而准确阐述数字健康产业发展的现状,并解答"从哪儿来、到哪儿去"的问题,高度契合我们的研究目的。健康产业数字化是数字健康范畴内针对健康产业形成的概念。《携手跨越重塑增长——中国产业数字化报告2020》一文首次专业阐释了"产业数字化",认为产业数字化是指在新一代数字科技支撑和引领下,以数据为要素,以价值释放为核心,以数据赋能为主线,对产业链上下游的全要素进行数字化升级、转型和再造的过程。

由此,本报告认为健康产业数字化是对健康产业的一种数字化改造,是指应用新一代数字技术和数据资源对传统健康产业进行全要素数字化升级、转型和再造的过程,其手段和目的是将数字技术与健康产业深度融合,进一步提升健康产业的产出与效率。

2. 健康产业数字化国内外现状

国外健康产业数字化发展较早,一些技术经过这些年的发展逐渐成熟。2020年被认为是数字健康发展元年[1],在2020年以前,全球数字健康产业投资逐步上升,但在2018年达峰后便急转直下,新冠肺炎疫情的冲击使得数字健康领域产业得到回暖[1],2021年数字健康市场规模为4090.9亿元,同比增长41.06%。国外数字健康已成最热赛道,医疗信息化、互联网+医疗健康、医疗自动化成为融资新热点[2]。

国内健康产业数字化应用方兴未艾,网经社"电数宝"大数据库显示,2022年国内互联网医疗市场规模达到3099亿元,同比增长38.96%,医药电商市场规模为2390亿元,同比增长29.12%,数字健康市场的两大主体市场规模,总体呈增长趋势。2022年上半年,数字健康迎来上市潮,诸多企业纷纷开启上市计划,已上市公司表现却不尽如人意,还有很大的发展空间。截至2022年6月,以京东健康(1684.51亿元)、阿里健康(628.68亿

---

[1] 冯贺霞、李韬、王佳:《我国数字健康发展历程、特征及展望》,《医学信息学杂志》2021年第5期。
[2] 网经社:《2022上半年中国数字健康市场数据报告》,2022。

元)、平安健康（224.06亿元）为代表，数字健康上市公司市值同比大跌（见图1）。融资方面，2022年上半年数字健康融资事件数共24起，融资总金额达21.3亿元，融资额同比下跌85.7%。以正雅齿科、励齿医疗、淘淘岭为代表的头部企业吸金效应明显，多处于投资早期。疫情防控常态下互联网医疗发展、医保及保险支付以及人工智能、医疗大数据、信息安全等成为技术增长新热点。我国拥有全球数字健康最大的应用场景，也将成为产业互联网时代最广阔的赛道①。

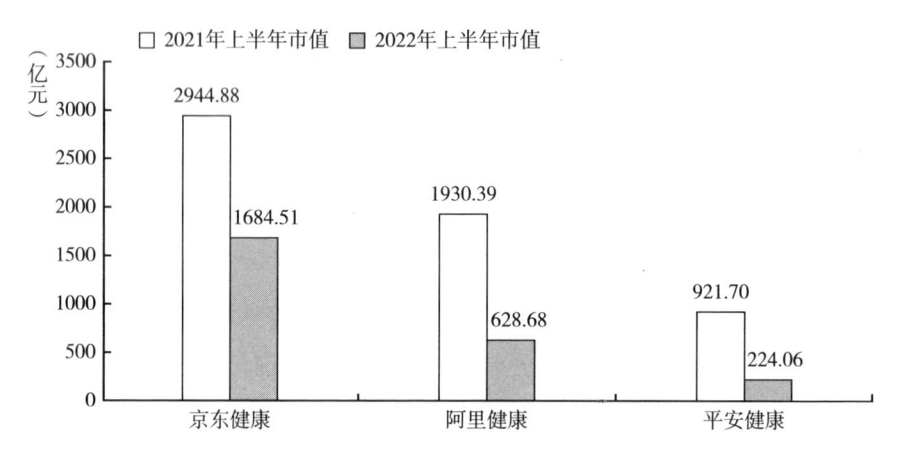

图1　京东、阿里、平安健康市值比较

资料来源：网经社。

（二）粤港澳大湾区健康产业数字化概况

1. 粤港澳大湾区概念

粤港澳大湾区［Guangdong-Hong Kong-Macao Greater Bay Area，缩写 the Greater Bay Area（GBA）］，包括香港特别行政区、澳门特别行政区和广东省广州市、深圳市、佛山市、珠海市、惠州市、中山市、东莞市、肇庆市、江门市。粤港澳大湾区城市群地理条件优越，"三面环山，三江汇聚"，具

---

① 动脉橙产业智库：《2020年全球医疗健康产业资本报告》，2021。

有漫长海岸线、良好港口群、广阔海域面，经济腹地广阔，泛珠三角区域拥有全国约1/5的国土面积、1/3的人口和1/3的经济总量，在国家发展大局中具有重要战略地位。

2. 粤港澳大湾区健康产业数字化概述、地位及意义

（1）粤港澳大湾区健康产业数字化概述

粤港澳大湾区医疗健康产业包含四大集群：保健品产业、医药产业、医疗产业和健康管理产业。而相对应的医疗技术包括：精准医学、细胞治疗、生物制药和移动医疗。

①保健品产业：主要分为可以调节人体机能的保健食品、保健药品、保健化妆品，以及具有日用品性质的可调节人体机能、促进健康的保健用品与器械，以及美妆个护类产品；

②医药产业：主要分为化学药、生物药、中药以及医药制造类；

③医疗产业：主要分为医疗服务、医疗器械以及以医药批发与零售为主的医药商业；

④健康管理产业：主要分为涵盖体检、咨询等业务的健康促进和涉及慢病管理与康复护理的疾病管理两类。

（2）粤港澳大湾区健康产业数字化的地位

近年来，我国数字经济发展迅速，为国民经济的快速发展做出了重大贡献，同时也为各地区经济的新增长点提出了新方案。我国步入"十四五"时期，数字经济向深化应用、规范发展、普惠共享新阶段转变，粤港澳大湾区作为我国数字经济发展程度最高的区域之一，在国家数字经济战略中具有重要的地位，建设具有国际竞争力的产业集群、打造全球数字经济发展新高地已经成为大湾区发展新方向。

（3）粤港澳大湾区健康产业数字化的意义——"打造健康湾区"

粤港澳大湾区是我国健康产业高质量发展的重要阵地，在《粤港澳大湾区发展规划纲要》第八章"建设宜居宜业宜游的优质生活圈"小节中"塑造健康湾区"部分提出要发展健康产业，推进健康城市、健康村镇建设。过去几年，数字化在助力健康产业的供给侧改革方面已经开始显现威

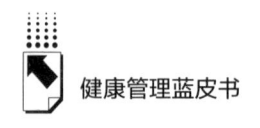

力。在数字化转型的推动下，信息化产生的大数据为产品研发、工艺优化、计划排产服务提供了便利条件，还能进一步提高健康产品的研发和生产能力，改善员工的劳动环境、减轻员工劳动强度；利用物联网技术打通企业上下游的信息渠道，服务的提供方式也由线下转变为线上线下相结合，能够极大地提高生产效率和服务效率，快速响应市场需求，给客户带来更好的体验感，为粤港澳大湾区健康产业的发展、"打造健康湾区"注入强大动力。

二 粤港澳大湾区健康产业数字化发展现况

（一）粤港澳大湾区发展背景

1. 全球背景

纵观全球经济发展，湾区或者城市群建设是推动区域经济水平提高的重要手段，特别是一些沿海城市群的构建，对城市资金、信息、人员与贸易流连接发挥着重要作用。有数据表明，全球60%的社会财富、70%的工业资本和人口以及75%的大都市都集中于入海口，世界几大湾区都背靠海港，拥有优越的地理位置，经过多年的发展均成为世界上经济全球化程度最高、最具深度的区域，这也给我国湾区建设提供了宝贵的经验。

另外，目前全球经济增速放缓，不稳定性因素增多，区域经济协调发展是各个国家推进经济健康发展的重要手段，城市之间互联互通在国家发展中发挥了重要作用，建设粤港澳大湾区，是抓住机遇进一步打造开放型经济新体制的重要举措。因此，在新的机遇下发展粤港澳大湾区，既是适应全球经济发展时代洪流，也是我国探索构建城市群、进一步提升大湾区在我国经济发展起到引领与辐射作用的重要抓手。

2021年，全球医疗健康产业投融资金额达6846.03亿元，横向对比世界四大湾区人口规模以及经济总量等可以发现，我国粤港澳大湾区相比其他湾区建设仍有一定的提升空间，详见表1。

表1　2021年粤港澳大湾区与世界三大湾区指标比较

湾区名称	面积（平方公里）	人口（万人）	GDP（亿美元）	人均GDP（美元）	世界财富500强企业（家）
纽约湾区	21500	2020	16600	90000	24
旧金山湾区	17900	777	7800	130000	10
东京湾区	36900	4400	17700	50000	40
粤港澳大湾区	56000	7112	16400	20000	25

资料来源：中国智库报告：《世界湾区发展指数研究报告》。

2. 政策背景

近些年，随着我国全面深化改革，发展粤港澳大湾区被党中央和国家提上日程。粤港澳大湾区的发展从学术界的讨论到地方政策的考量，再到国家战略的提出，历时20余年①。从2009年开始，粤港澳三地政府就有要构建珠江口湾区的想法，随后在2014年深圳首次把"发展湾区经济"写入政府报告；2015年国家发改委、商务部、外交部发布《推动共建丝绸之路经济带和21世纪海上丝绸之路的愿景与行动》，明确提出打造粤港澳大湾区的任务，要深化粤港澳三地合作；2016年国务院"十三五"规划中也提到要大力发展粤港澳大湾区，自此粤港澳大湾区被提升为国家规划；2017年在习近平总书记的亲自部署下，粤港澳三地行政负责人在香港签署《深化粤港澳合作推进大湾区建设框架协议》，自此粤港澳大湾区政策红利接踵而至。随后在2019年中共中央、国务院发布《粤港澳大湾区发展规划纲要》，为湾区建设、发展指明了方向；2021年国家"十四五"规划和广东省"十四五"规划也明确指出粤港澳大湾区发展重点，要积极稳妥推进粤港澳大湾区建设，加强粤港澳产学研协同发展。可以看出，国家近些年越来越重视湾区发展，不断出台新的扶持政策。健康产业是粤港澳大湾区发展的关键领域，《粤港澳大湾区发展规划纲要》明确提出要推动传统健康产业转型，发展新型健康技术；与此同时，2019年粤港澳三地共同签署了《粤港澳大湾区卫生健康合作共识》，明确指出

---

① 唐少清、谢茜、詹细明：《基于粤港澳大湾区中的横琴支点分析》，《中国软科学》2020年第S1期。

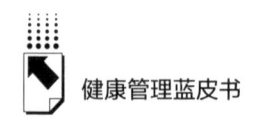

要推进粤港澳三地卫生健康合作以及促进健康产业发展；2021年印发的《粤港澳大湾区医药健康综合试验区建设总体方案》中也提到要整合粤港澳三地资源，推进医、药、研、养、健、游与互联网、大数据、人工智能等深度融合，打造大湾区医药健康产业发展新高地。在党中央和广东省的积极部署下，粤港澳大湾区健康产业的数字化应用处于机遇期。

3. 研究背景

随着2019年2月18日《粤港澳大湾区发展规划纲要》的正式发布，粤港澳大湾区发展正式上升为国家战略，这也标志着粤港澳大湾区建设将全面展开并迈入全新阶段。粤港澳大湾区建设体现的不仅仅是中央对沿海地区经济发展的扶持，更是中央坚定不移推进"一国两制"伟大事业继续前行的体现。同时，粤港澳大湾区发展建设将推动广东省9个城市以及港澳两个特别行政区的深度融合，促进广东和港澳地区的繁荣，在国家发展中发挥着重要作用。作为继纽约湾区、旧金山湾区以及东京湾区后的世界超级湾区，在国家和广东省政府的大力支持下，粤港澳大湾区近些年发展取得了可观的成绩。粤港澳大湾区城市群的形成，不仅仅是我国改革开放40多年来积累的结果，也是我国从外向型经济向开放型经济发展的必由之路，其快速发展具有世界影响力[1]。

人工智能、互联网等技术不断发展，全球将迎来以网络化、数字化、智能化为标志的工业革命时代[2]，作为我国发展战略高地的粤港澳大湾区无疑承担着重要的责任，大湾区将成为健康产业新模式新业态新技术创新发展的摇篮。因此，分析湾区城市群数字技术赋能健康领域发展现状和面临的挑战，思考如何进一步推进湾区健康产业创新型发展，从而推动粤港澳大湾区建设，既具有理论意义也具有实践意义，将极大提升湾区整体竞争力。

---

[1] 喻凯：《府际关系视角下的粤港澳大湾区协同治理研究》，中共广东省委党校硕士学位论文，2019。

[2] 于倩文：《粤港澳大湾区国际竞争力比较研究》，暨南大学硕士学位论文，2019。

（二）粤港澳大湾区健康产业数字化取得的阶段性成果

随着我国人工智能、5G以及互联网等数字技术的发展，数字技术赋能大健康产业将成为未来医疗健康领域发展的核心，引领新一轮产业格局变化。医疗产业在政策推动、技术迭代、市场演变、疫情防控常态化等多重因素的共同作用下，正在以前所未有的姿态拥抱数字技术，全面迈向"数治"时代，数字技术正在或将要重塑医疗健康产业，而承担着我国重要发展战略任务的粤港澳大湾区健康产业数字化发展也取得了可观成绩，2019年粤港澳大湾区健康产业规模达到7000亿元，特别是移动医疗、互联网以及智慧医疗等数字技术的发展，将支撑湾区健康产业发展。此外，粤港澳大湾区健康产业产品更加多样化、多元化及便捷化，各种高端医疗产品快速发展，医疗、康养、中高端器械制造以及生物制药等新的产业形态已经形成，粤港澳大湾区健康产业数字化建设成为发展重点，特别是深圳、广州两个一线城市在健康产业数字化方面取得了不错的成绩。据相关数据统计，2019年粤港澳大湾区（不含肇庆、澳门）医疗健康企业达353家（见图2），其中近八成的企业集聚在广州和深圳两大一线城市。而到2021年，粤港澳大湾区大健康产业再达新高度，特别是生物医药产业火热，单医疗器械生产企业就达4516家，广州生物医药产业规模也突破5000亿元，华为和腾讯两大科技公司纷纷助力医疗健康数字化应用，华大基因也在生物医药领域蓬勃发展，"AI+医疗"已然成为大健康领域的新趋势，在医药研发、辅助诊疗、健康管理以及精准医疗等多领域焕发出新活力。

2020年新冠肺炎疫情的蔓延在对线下医疗服务产生冲击的同时也催生了大量线上医疗需求，各种信息技术在医疗行业应用空间巨大，健康产业数字化转型发展驶入快车道，在疫情防控中涌现出许多数字化应用，例如中山三院运用大数据筛查可疑病例、广州呼吸健康研究院咽拭子采样机器人以及检测试剂盒研发等。数字技术正驱动大湾区健康医疗产业向数字化方向加速迈进，衍生出包括医药电商（如阿里健康、药师帮）、智慧医疗（如华大智造）、健康科技（如金蝶医疗）、互联网医院（如中山大学附属第一医院、

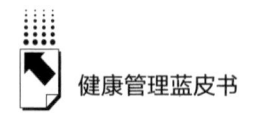

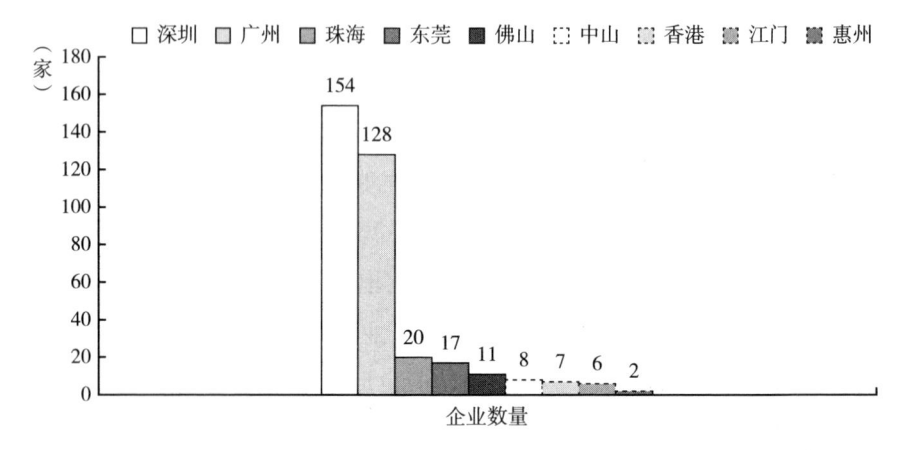

图 2　2019 年粤港澳大湾区（不含肇庆、澳门）医疗健康企业分布

资料来源：亿欧大健康数据。

南方医科大学南方医院、广东省第二人民医院）等不同类型的优秀健康产业主体（见表2）。

表 2　粤港澳大湾区部分数字健康行业企业介绍

所属领域	企业名称	成立时间	地址	模式/融资情况
医药电商	阿里健康	2014年	香港	B2C
	药师帮	2015年	广州	B2B
智能医疗	华大智造	2016年	深圳	B轮
健康科技	金蝶医疗	1997年	广州	A+轮

资料来源：头豹研究院。

1.医药电商领域

粤港澳大湾区众多医药电商企业在数字化浪潮中表现突出，实现药品交易全流程电子化覆盖，在平台搭建方面取得了卓著成绩。一方面，随着线下零售药店的数字化升级，实体零售药店与医药电商共同推进大湾区数字健康产业发展。例如，阿里健康凭借阿里巴巴集团在电子商务、互联网金融、物流、大数据和云计算等领域的优势，以用户为核心，多渠道推进医药电商及新零售业务建设，并为大健康行业提供一体化的全面解决方案。此外，阿里健康拥有在药品溯源方面的绝对优势,药品溯源业务占领整个市场的85%,从最初的药企不配合到现在形成阿里健康的护城河。另一方面,阿里巴巴利用其强大的大数据优势,积极探索结合现有业务,为用户提供个性化的保险产品,将医、药、险融合,形成互联网医疗的服务闭环。而药师帮是以"100万+线上/线下"零售终端和医疗机构为服务对象,通过打造海量标准化商品体系,以科技构建医药产业全链条数字化,为全国40万家零售终端提供了高品质的医药供应链电商采购服务,拥有药品B2B交易平台,可提供执业药师考前培训、继续教育服务、药知识服务。

2. 智慧医疗与健康科技领域

趁着这一股数字化改革浪潮,粤港澳大湾区智慧医疗企业和健康科技企业同样发展势头迅猛,涌现出许多优秀的企业。例如华大智造专注于生命科学与生物技术领域,以仪器设备、试剂耗材等相关产品的研发、生产和销售为主要业务,为精准医疗、精准农业和精准健康等行业提供实时、全景、全生命周期的生命数字化设备和系统。其次,手术机器人、康复机器人、辅助机器人和服务机器人也得到了广泛应用,自2016年中山大学附属第一医院、中山大学孙逸仙纪念医院及中山大学附属肿瘤医院就开始使用达芬奇机器人开展手术治疗。此外,金蝶医疗作为一家老牌医疗企业,在健康产业数字化的进程中积极寻求转型,主要业务为提供"数字化医院""互联网医院""HRP"等核心产品与解决方案,与680余家医院一同探索互联网医院的建设与运营,进一步将信息化、互联网化、智慧化业务丰富并升级为以智慧医疗、智慧服务、智慧管理、智慧分级诊疗为内涵的智慧医院整体解决方案。

数字化的大潮,给"健康湾区"建设带来了新视角,"健康广东行动"同样顺势提出探索新型互联网诊疗。以广东省互联网医院建设为例,众多医疗机构在数字化平台建设方面积极探索推进互联网医院建设,促进互联网企业、医药电商等申办互联网医院,利用互联网平台为患者提供服务,线上线下开展医疗服务。目前,广东全省已建成50家"互联网+医疗健康"示范医院,其中省内全部三甲医院已开设互联网医院(见表3),具备线上诊断药品到家服务,至今已累计接诊7000万人次。中山大学附属第一医院是采用互联网医

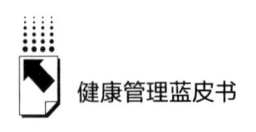

院自建模式的代表之一，主要是通过"中山一院"App联通实现线上线下一体化服务，2019年10月至今已服务患者63万人次，线上医护人员有1690人，药品检验检查累计开立55.8万单，累计总收入1.08亿元。2022年，月均问诊量达到1.5万人次。在开展医患管理、咨询服务、在线诊疗、健康教育、药事服务、专科赋能、多向协同、聚合支付、智能工具与质量监管十大模块，上线了40余项功能，如线上开具中西医处方，复诊慢病续方、处方流转、检验检查开单、线上MDT、护理上门以及健康宣教与随访等。

表3 广东省典型互联网医院建设情况

医院	互联网医院建立方式
广东省人民医院	华润医药
广东省妇幼保健院	微医
中山大学附属第一医院	自建自营
南方医科大学南方医院	自建自营
广东省皮肤病医院	金蝶
广州中医药大学第一附属医院	云医院
广州市妇女儿童医疗中心	百慧
南方医科大学深圳医院	微医
广东省第二人民医院	友德医
中山大学附属第六医院	云医院
南方医科大学附属第三医院	云医院
暨南大学附属第一医院	平安健康
广州中医药大学金沙洲医院	云医院
广州医科大学附属第二医院	嘉和美
珠海市人民医院	微医
汕头市中心医院	云医院
佛山市第一人民医院	微医
佛山市中心医院	微医
清远市连州市人民医院	云医院

南方医科大学南方医院同样采用自建模式（见图3），共有51个专科，注册医护人员有500余位医师、6位药师，能够在线提供图文问诊、视频问诊服务。2019年4月至今，总问诊量35000余人次，最高月问诊量近3000

人次，平均等候时间3.1小时（见图4）。在疫情期间，南方医院互联网医院秉承快速反应、智慧战"疫"的理念，提供了新冠肺炎疫情免费咨询服务，组织招募25名专家，累计服务患者7817人次，其中新冠义诊2989人次，专科问诊4828人次；参与"广东省线上专家问诊医疗团"对口支援荆州行动，累计服务荆州患者近500人次；组织了以"世界哮喘日""世界嗓音日"为主题的线上义诊品牌活动。

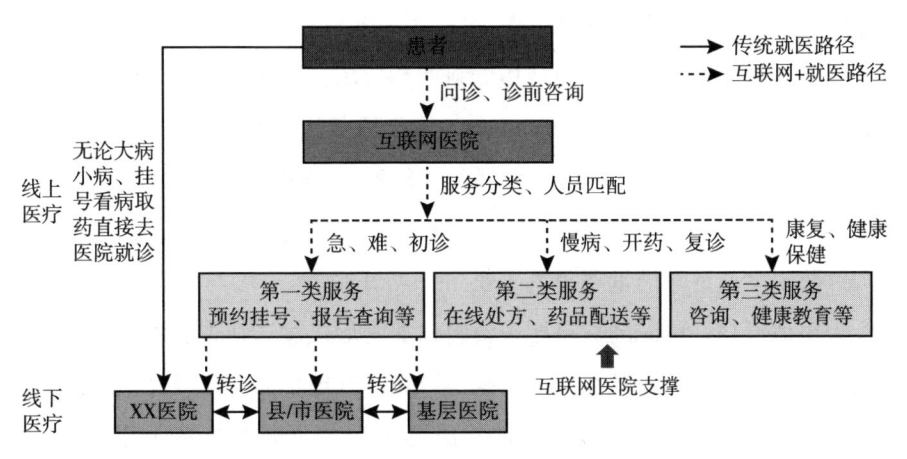

图3　南方医院互联网医院就医流程

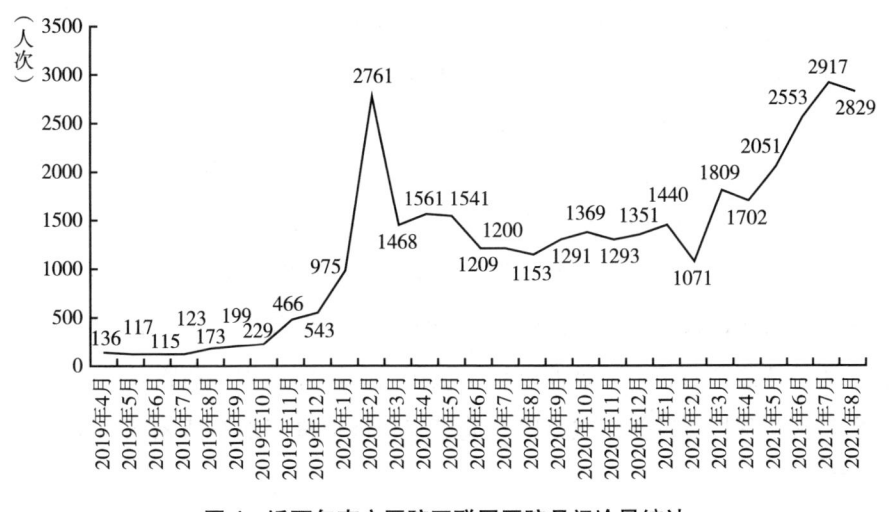

图4　近两年南方医院互联网医院月问诊量统计

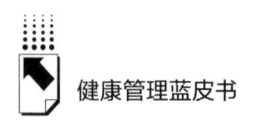

广东省第二人民医院是全国第一家有政府背书的互联网医疗机构，采用的是互联网医院平台模式，已为近1500万人次提供互联网医疗健康服务。除为门诊常见病、慢性病复诊患者提供在线问诊服务外，还结合互联网医院平台模式的特点，面向中小型医疗机构建立基于互联网的医联体，鼓励县级、镇级医院加盟。让患者先在当地看病，对于疑难杂症，再通过平台由医院专科医生提供远程诊断、会诊、MDT，从而打通分级诊疗渠道。

3.医疗数字合作平台建设领域

随着新技术加快推进电子病历的科研和应用，粤港澳大湾区率先实现电子病历互联互通，努力做到医院之间各诊疗环节数据共享、检查结果互认。自2020年11月开始，为解决疫情所带来的就医问题，香港特区政府委托香港大学深圳医院（以下简称"港大深圳医院"）推出特别支援计划，港大深圳医院为参与计划的港籍患者提供"一站式服务"。参与计划的患者先提交个人申请资料，医院随后将相关资料以加密形式发送到香港医管局电子健康记录统筹处进行身份核查、确定参与资格及处理相关授权事宜，包括申请登记电子健康记录互通系统（简称"医健通"）及提出查阅资料要求，并授权医院收取及使用有关其电子健康记录的副本，以便相关的医护人员为其提供合适的医护服务，电子病历互通涵盖了患者部分医疗资料，如住院报告、用药史、检查报告等，这次支援计划不仅是大湾区医疗融合的一个重大突破，是香港病历首次跨越了地域的限制，深港两地首次实现了病历互通①，也是大湾区健康产业数字化建设的关键举措。与此同时，国家公布的《粤港澳大湾区药品医疗器械监管创新发展工作方案》中提出经广东省审批后，粤港澳大湾区内地九市开业的指定医疗机构可以使用临床急需、已在香港上市的药物以及香港公立医院已采购使用、具有临床应用先进性的医疗仪器。香港特区政府将适时延伸政策至更多指定医疗机构、药物及医疗仪器，以香港大学深圳医院为试点落实有关措施积极推进三地医药领域互联互通。

---

① 《21世纪经济报道.深港两地医疗互通正成为现实，大湾区办医火热加速》，[EB/OL]，2021.https：//www.cn-healthcare.com/articlewm/20210124/content-1183790.html。

港大深圳医院作为粤港澳大湾区医疗融合先试先行探索者，在大湾区医疗健康产业融合方面做出了重大突破。

4. 健康管理数字化应用领域

在粤港澳大湾区健康产业数字化转型的背景下，数字技术赋能慢性病健康管理也正在如火如荼地开展，以南方医科大学南方医院健康管理科为例，南方医院健康管理科在实践中因地制宜，结合科室特点，利用数字化工具积极探索健康管理数字化应用举措。2021年南方医院健康管理科引入了不同新技术和新项目，完成了新体检系统与东华系统对接（支付方式更灵活，如支付宝、微信支付）、与门诊同步施行线上预约挂号系统及试行线上体检项目的预约与制定（如51预约App）；开展了碳13、骨密度、胃泌素、大便基因检测、人附睾蛋白检查等精准健康检查项目。此外，南方医院健康管理科在数字化的推动下，2021年体检收入较上年同期增长45%；体检项目人数逐年上升，完成医疗业务量151275人次，团体体检单位有386个，全年共完成健康体检报告90719份。在客户服务方面，南方医院健康管理科优化客户检后复查短信内容，发送复查短信后及时在检后追踪系统做好标识，提高客户的满意度。在健康宣教方面，线上线下相结合，科室制作宣传粪便基因检测项目的视频和展板，大力推广碳13呼气试验检测胃幽门螺旋杆菌技术。

"数字技术+医疗健康"是助推健康中国建设的重要一环，广东省卫健委主任段宇飞曾在2021年全国人大代表会议上提出5G等新型基础设施应在医疗健康行业数字化、智能化转型中发挥关键作用，但急需先行先试、积极探索，形成可复制、易推广的经验，促进"5G+医疗健康"规模化发展。他还特别提出要加强对"5G+医疗健康"的分类指导，各地要结合实际状况制定发展战略，充分发挥"头雁效应"，条件好的地区应率先发展再带动梯次发展，构建百花齐放的"5G+医疗健康"发展新格局。在推进健康产业数字化转型的浪潮中，坐拥广深两个一线城市的粤港澳大湾区作为国家重点发展区域也在近些年把握机遇，积极探索尝试，取得了一定阶段性成果，未来，大湾区将进一步促进数字技术与医疗健康的融合，打通粤港澳三地之间

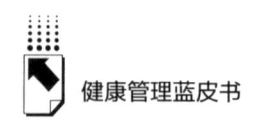

的沟通桥梁，搭建数字化合作平台，推进数字健康服务产业的蓬勃发展，进一步打造"健康湾区"。

三 粤港澳大湾区健康产业数字化发展趋势与建议

（一）粤港澳大湾区健康产业数字化未来趋势

在国内新冠肺炎疫情防控依然严峻的态势下，健康产业数字化既是满足我国未来社会健康需求、打破医疗信息壁垒的重要举措，也为我国探索应对重大突发公共卫生事件的有效措施提供了新思路。"十四五"规划为健康产业数字化指明了方向：推动数字化服务普惠应用，持续提升医院、养老院等公共服务机构资源数字化，推广远程医疗；加快推动数字产业化，构建基于5G的应用场景，在智慧医疗等重点领域开展试点示范[1]。以国家政策为基本方针，广东省卫生健康事业发展"十四五"规划明确提出"大力发展数字健康"，在推动粤港澳三地卫生健康协调发展的基础上，普遍推行以数据为核心的智慧医院建设、智慧管理优化等新型数字化服务改造，同时规范和加强健康医疗大数据保障体系建设，深化健康医疗大数据在各方面的应用[2]。与此同时，广东省也同步落地了一系列具体规划方案，如《粤港澳大湾区医药健康综合试验区建设总体方案》《中新广州知识城总体发展规划》等，提出以推动传统健康产业与下一代互联网、人工智能、大数据、金融科技等深度融合为指导思想，以引导医药健康与新一代信息技术融合发展、建立生命健康大数据平台等为主要任务，全方位、全周期完善数字健康产业，推动粤港澳大湾区成为健康产业发展高地。

1. 互联互通，协同发展，构建健康数据共享机制

相关技术的完善发展和利用将有利于连接湾区各城市群健康数据，

---

[1] 中国共产党中央委员会：《中华人民共和国国民经济和社会发展第十四个五年规划和2035年远景目标纲要》，2021。
[2] 广东省卫健委：《广东省卫生健康事业发展"十四五"规划》，2022年1月12日发布。

实现数据的互联互通，使"互联网+健康医疗"服务得到完善和创新。未来湾区将基于区域人口健康信息平台的开放共享医疗健康大数据，建立跨部门跨领域紧密合作、统一管理的健康医疗数据共享机制，打破数据壁垒，扎实推进覆盖全生命周期的预防、治疗、康复和自主健康管理一体化的国民健康信息服务建设，实现医疗服务、公共卫生、药品供应、医疗保障、综合管理等应用信息系统数据收集、资源共享和业务协同，加快健康产业与医疗健康大数据融合，并推进生物医药协同创新及临床和科研应用创新。

2. 整合资源，深度融合，培育数字健康产业新业态

粤港澳大湾区健康产业数字化将整合资源，推动医、药、研、养、健、游与下一代互联网、人工智能、大数据、金融科技等深度融合发展，拓展全方位、全周期健康产业链，形成产业融合互动、资源集约共享、服务链条完整的医药健康产业集群，培育医药健康新业态。推进建设湾区医药健康数字服务中心，加快云计算、大数据、区块链技术在医学诊断、药物早期研发和临床决策支持系统等方面的应用，形成生物医疗数据集成开发应用领先优势，加速培育发展智能医学影像、智能诊疗、智能健康管理等数字服务业态，全面推进大数据、智能传感器等核心技术在湾区医疗设备、医药研发及诊疗系统上的协同应用。

3. 顺应时代，创新技术，打造专业健康管理平台

居民多元化健康需求与新冠肺炎疫情的双重刺激，催生了一系列新产业链，粤港澳大湾区作为健康产业集聚的重要区域，生物医药产业发展迅速，未来大湾区将推动健康管理产业加速升级，建立专业、闭合式健康管理平台。数字化背景下的健康管理产业，已经站在时代的风口浪尖，疫情之下各种人工智能、互联网技术及数字化为居民自我健康管理提供专业服务的同时也带来了极大便利性，健康数据的收集与共享将持续推进健康管理行业的发展，大数据已然成为未来社会和企业发展需要获取的宝贵资源，粤港澳大湾区将加快数字化转型，积极推动健康管理产业新模式的应用。

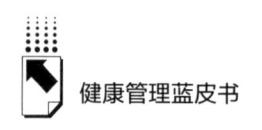

（二）粤港澳大湾区健康产业数字化存在的问题

"一国,两制,三法域"是粤港澳大湾区特有的社会背景,在疫情防控常态化的特殊背景下,要达到区域一体化、实现粤港澳互利共赢,还存在以下几点问题。

1. 制度壁垒仍然存在,行业鸿沟难以逾越

香港、澳门拥有相对独立的立法权和司法权,建设数字湾区缺乏统一互信的数据安全和数据属权的法律法规与统一的行业规范。粤港澳大湾区特殊的制度背景使得其长期以一种准行政区划形式运行,在协同发展的过程中,将哪些功能置于政府间协调的范畴、哪些留给市场主体尚不清晰[1],跨境协调机制尚不完善。大湾区健康产业人、财、物等要素流动面临通关障碍,健康产业从业资质未能互认[2],如何在不同的制度框架下实现生产要素跨境流动、资源整体规划是今后大湾区发展所面临的核心问题。

2. 湾区金融支持水平不足,人才缺口仍然存在

粤港澳大湾区内地9市中除深圳以外,其他城市金融业发展水平均有待提高,特别是生物医药产业的支持水平不够,部分生物医药公司在初创阶段很难获得融资支持[3]。另外,粤港澳三地特有的文化差异导致部分港澳青年身份认同模糊,对国家人才引进模式存在认知偏差;同时全国各地出台的"人才引进"政策给粤港澳大湾区带来一定的压力,导致在数字化建设方面的核心科研人才不足,基础研究与核心技术的创新融合方面落后于其他湾区。

3. 健康大数据流通不畅,"产—学—研"合作机制不完善

随着湾区老龄化问题加剧,民生健康成为大湾区未来智慧发展的重要主

---

[1] 刘云刚、张吉星、王丰龙:《粤港澳大湾区协同发展中的尺度陷阱》,《地理科学进展》2022年第9期。

[2] 李军、张雨、王铭:《新流动性背景下粤港澳大湾区健康旅游协同发展的形势与思路》,《旅游学刊》2022年第3期。

[3] 梁云、岳霄霄、邵蓉:《粤港澳大湾区生物医药产业发展分析及建议》,《中国药房》2021年第21期。

题之一。我国目前缺乏统一的信息系统和健全的医疗健康大数据开发共享平台①，行业内部不同业务系统之间联通也并不顺畅，这严重阻碍了跨机构、跨地域的数据流通。此外，粤港澳三地高校与内地交流合作机制不健全、高校科研成果落地渠道不足、三地科研资金跨境流通存在障碍等不足仍较突出，严重阻碍健康产业数字化转型。

（三）粤港澳大湾区健康产业数字化发展对策

1. 消除制度障碍，推动法律体系、行业规范的衔接

破除制度障碍，推动港澳和内地间的资格互认、人才互通、市场互用以及医药监管规则有效衔接。完善法律法规和行业规范，促进粤港澳地区交流合作和协同发展，坚决防范并有效制止危害国家统一、分裂国家和颠覆国家政权的行为，为粤港澳大湾区健康产业数字化发展提供一个良好的政治、法律、社会环境。

2. 持续优化营商环境，创新人才政策

政府需加强金融间的支持，发挥两种制度、两种经济活力，增强三地人才、资本、信息、技术等创新要素流通，使创造财富的源泉充分涌流，建立产学研合作交流平台推动政策链、产业链、人才链、资金链及创新链的深度融合，促进政府、健康产业企业、科研机构与高校等多方联动，形成常态化的交流合作机制。积极发挥粤港澳大湾区创新创业孵化基地、广州南沙粤港澳重大合作平台等对人才的吸引和培养作用，采取灵活多样的人才引进模式，提升青年创业就业合作水平，探索创新科技金融服务新业务新模式，建设港澳青年安居乐业的新家园。

3. 构建大健康数据平台，促进跨机构、跨地域的数据流通

政府顶层设计，大力推动数字产业化和产业数字化，推动5G智能技术在健康产业的试用和基础设施建设，实现统一系统标准化管理。实现粤港澳三地应急管理数字化转型，在统一、有保障的数据平台上进行个人健康数据

---

① 余姗珊、吕津：《福州医疗健康产业数字化发展对策研究》，《商业经济》2021年第11期。

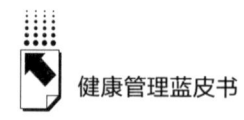

共享，打破"数据孤岛"的困局，弥补信息不对称的"鸿沟"[1]，为健康产业行稳致远提供信息支持。加强"产学研"一体化，提高健康产业核心竞争力，支持企业在高新技术、绿色金融和健康等产业上加大探索力度，把握住大湾区未来的发展机遇，为大湾区创造价值。

---

[1] 王盼：《医疗健康产业数字化的未来：消费者参与的新世界》，《清华管理评论》2020年第10期。

B.13
2021~2022年中国区域健康产业发展现状及案例研究

苏景宽 强东昌 曹 霞*

摘 要： 本报告在分析2021年中国六大区域健康产业发展现状的基础上，以6个样本案例切入，从不同角度勾勒了当前中国区域健康产业发展的生机轮廓。同时，就目前区域健康产业发展存在的部分共性问题提出了在精准推动产业布局、促进集聚集约发展、强化科技创新驱动和补足人才要素短板等方面推动新时期中国区域健康产业高质量发展。

关键词： 区域健康产业 融合创新 高质量发展

2021年，中国共产党迎来百年华诞。这一年是"十四五"规划开局之年，也是开启全面建设社会主义现代化国家新征程的第一年。世界百年变局和世纪疫情交织，在政策推动、技术迭代、市场演变、疫情防控常态化等多重因素的共同驱动下，新技术、新产业、新业态、新模式激发了中国健康产业转型升级和融合发展。本报告参考行政和地理区划，结合区域社会经济、健康产业发展基础和特色，主要聚焦于中国健康产业发展的以下六大区域：京津冀及周边地区（北京、河北、天津、山东）、长三角地区（上海、江

---

* 苏景宽，空军军医大学原副校长，长期从事健康管理、教育教学管理、科研管理及医疗管理工作；强东昌，中关村新智源健康管理研究院副院长，主要研究方向为健康管理个体化方案制作和健康评估；曹霞，中南大学湘雅三医院健康管理中心副主任，博士，主要研究方向为慢病风险筛查与管理、健康管理与健康产业。

苏、浙江、安徽)、粤港澳大湾区及周边(香港特别行政区、澳门特别行政区、广东、海南)、成渝地区及周边(四川、重庆、贵州)、中部地区(山西、河南、安徽、湖南、湖北、江西)以及西北地区(陕西、新疆、甘肃、宁夏、青海)。整体而言,中国健康产业呈现出的区域发展不平衡和差异化发展格局是当下乃至未来一段时间内中国健康产业发展的新常态。一方面,健康产业空间布局将结合当地资源禀赋特征和产业发展趋势进行梯度开发与转移,从而有效平衡产业均衡化与区域差异化发展的关系;另一方面,新一轮科技革命和产业变革推动健康产业与各产业领域创新融合,加快健康产业结构调整,从而促进地区经济发展方式转变和内涵提升。

一 中国区域健康产业发展现状

2021年,多元因素驱动中国健康产业整体逆势向好。新冠肺炎疫情对健康产业的全面影响有所减弱而转变为局部抑制,政策监管举措频出促进和引导构建多元化与合规化健康产业发展格局,前沿新兴技术赋能全产业链优化和数智化转型。健康产业在推进区域经济发展、优化产业结构和改善保障民生等方面发挥的作用日益突出。与此同时,各区域健康产业在发展规模与路径上的差异化仍是今后相当长一段时期内的基本特征。

(一)政策体系进一步完善,引导推进健康产业成为新兴支柱产业

健康产业的发展受到各地区的高度重视,其发展的广度和高度是未来各区域综合竞争力的重要标杆之一。自2019年《促进健康产业高质量发展行动纲要(2019—2022年)》发布以来,各地各部门围绕完善产业规划、优化发展环境、增强产业支撑等诸多方面,出台了系列政策规划文本和规范标准。2021年至今,各地更是密集出台了旨在加快构建支持健康产业高质量发展的"十四五"规划及相关扶持政策,主要政策内容涵盖推进卫生健康事业、人才培养、科技创新、放宽市场准入、发展智慧康养、促进产业集群融合发展等方面(见表1)。

表1 2021~2022年六大区域重点省份城市出台的部分健康产业政策规划

地区	省市	发布时间	政策规划名称
京津冀地区及周边	北京市	2021年12月	《"十四五"时期健康北京建设规划》
	河北省	2021年11月	《河北省康养产业发展"十四五"规划》
	天津市	2021年12月	《天津市"十四五"卫生健康人才发展规划》
	青岛市	2021年9月	《青岛市"十四五"卫生健康发展规划》
长三角地区	上海市	2021年7月	《上海市卫生健康发展"十四五"规划》
	浙江省	2021年5月	《浙江省健康产业发展"十四五"规划》
	江苏省	2022年1月	《江苏省"十四五"健康产业发展规划》
	南京市	2021年11月	《南京市生物经济发展三年行动计划（2021—2023年）》
	杭州市	2021年7月	《关于加快杭州市生物医药产业高质量发展的若干意见》
	苏州市	2021年4月	《苏州市生物医药及健康产业强链补链三年行动计划（2021—2023）》
粤港澳大湾区及周边	广东省	2022年1月	《广东省卫生健康事业发展"十四五"规划》
	海南省	2021年4月	《国家发展改革委、商务部关于支持海南自由贸易港建设放宽市场准入若干特别措施的意见》
	海南省	2021年6月	《海南省"十四五"卫生健康规划》
	广州市	2021年11月	《广州市智慧健康养老产品及服务推广目录（2021年版）》
	深圳市	2022年6月	《深圳市培育发展大健康产业集群行动计划（2022—2025年）》
	珠海市	2021年12月	《珠海市全民健身实施计划（2021—2025年）》
成渝地区及周边	四川省	2021年11月	《四川省健康产业发展规划（2021—2025年）（征求意见稿）》
	重庆市	2022年1月	《重庆市大健康产业发展"十四五"规划（2021—2025年）》
	成都市	2022年4月	《成都市"十四五"卫生健康发展规划》
中部地区	湖北省	2021年12月	《湖北省大健康产业"十四五"发展规划》
	湖南省	2021年9月	《健康湖南"十四五"建设规划》
	河南省	2022年2月	《"健康中原2030"规划纲要》
	武汉市	2021年11月	《进一步推进大健康和生物技术产业发展政策措施》
	长沙市	2021年12月	《长沙市"十四五"卫生健康事业发展规划》
	郑州市	2022年6月	《郑州市"十四五"战略性新兴产业发展总体规划（2021—2025年）》

续表

地区	省市	发布时间	政策规划名称
西北地区	陕西省	2022年4月	《陕西省"十四五"卫生健康事业发展规划》
	西安市	2022年3月	《西安市"十四五"卫生健康事业发展规划》
	宁夏回族自治区	2022年1月	《宁夏回族自治区卫生健康事业发展"十四五"规划》
	银川市	2021年7月	《银川市关于全民健康水平提升行动的实施方案》
	新疆维吾尔自治区	2021年9月	《新疆维吾尔自治区卫生健康事业"十四五"发展规划》
	乌鲁木齐市	2022年7月	《乌鲁木齐市卫生健康事业发展"十四五"规划》
	青海省	2022年2月	《青海省"十四五"卫生健康事业发展规划》

资料来源：根据公开资料整理。

（二）人口老龄化和消费升级，需求拉动区域健康产业发展后劲十足

一方面，人口老龄化已成为中国人口发展的总趋势，但人口发展进程存在地区差异，加之社会经济发展的不平衡，人口老龄化对健康产业发展的影响也可能存在地区差异；另一方面，"疫情防控常态化+新经济"时代，消费潜力释放和消费结构升级推动医疗健康等与服务型消费相关领域发展空间巨大，并不断刺激和开拓生命健康、数字健康等新兴领域在高质量发展轨道上不断前进。

根据第七次全国人口普查数据，截至2020年11月1日，我国60岁及以上人口达到2.64亿，老龄化率为18.7%。预计到2025年，我国老年人口将突破3亿，2033年突破4亿。根据该普查数据，我们对31个省、区、市人口老龄化程度（60岁及以上人口占比）按区域分类进行了统计梳理（见图1）。以国际通行标准（60岁及以上人口比重在20%~30%）划分中度老龄化社会，从图1中数据可见，截至2020年已有10个省市进入中度老龄化社会。这其中，辽宁省的占比最高，超过了25%。从区域分布来看，10个省市主要分布于东北地区、长三角地区的上海和江苏、成渝地区、京津冀及周边的天津和山东、中部地区的湖北。相较而言，粤港澳大湾区及周边的广

东和海南（不包括港澳台），以及西北地区的宁夏、青海和新疆人口年龄结构较年轻。近十年来，中国人均预期寿命由74.8岁增长到78.2岁，老年人的健康、医疗、康复、护理等服务需求随之而来，积极推动健康老龄化势在必行。"山雨欲来风满楼"，各地均已启动建立旨在覆盖城乡居民，集健康管理、疾病诊治、康复护理、长期照护和安宁疗护于一体的老年健康服务体系。

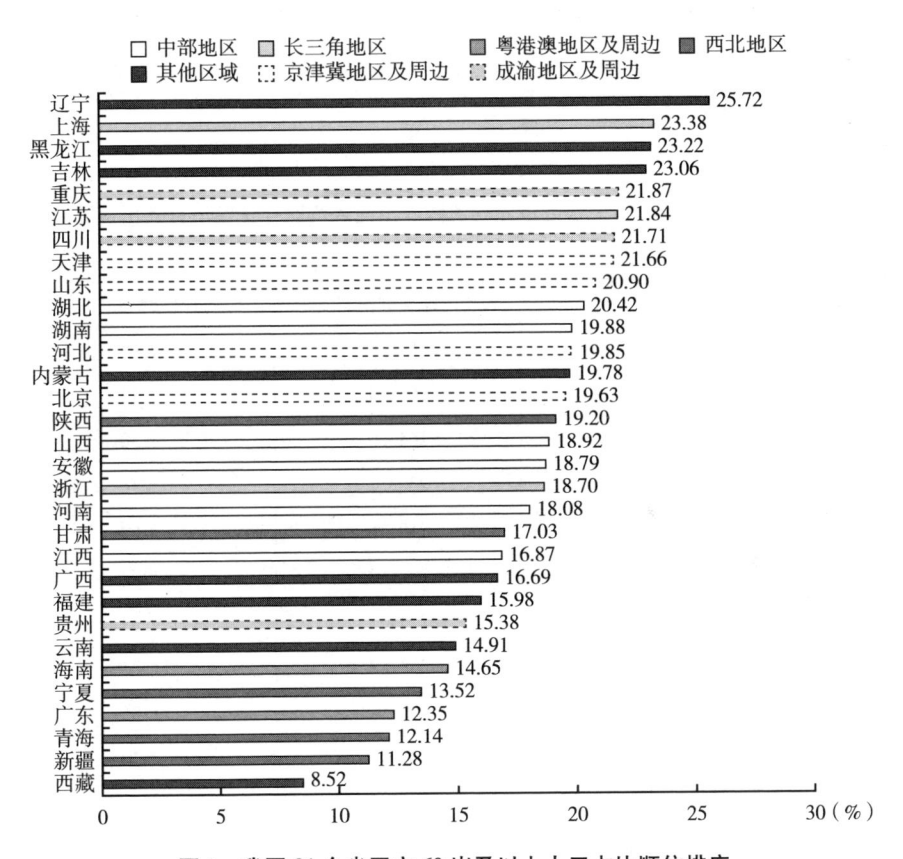

图例：□ 中部地区　□ 长三角地区　□ 粤港澳地区及周边　□ 西北地区　■ 其他区域　┈ 京津冀地区及周边　▦ 成渝地区及周边

省区市	占比(%)
辽宁	25.72
上海	23.38
黑龙江	23.22
吉林	23.06
重庆	21.87
江苏	21.84
四川	21.71
天津	21.66
山东	20.90
湖北	20.42
湖南	19.88
河北	19.85
内蒙古	19.78
北京	19.63
陕西	19.20
山西	18.92
安徽	18.79
浙江	18.70
河南	18.08
甘肃	17.03
江西	16.87
广西	16.69
福建	15.98
贵州	15.38
云南	14.91
海南	14.65
宁夏	13.52
广东	12.35
青海	12.14
新疆	11.28
西藏	8.52

图1　我国31个省区市60岁及以上人口占比顺位排序

资料来源：第七次全国人口普查数据。

同时，近年来我国居民消费持续增长、消费结构不断升级、消费拉动经济效应明显增强，呈现从量变到质变、从有形向无形、从模仿从众向个性化多样化转变的趋势。尽管消费市场因诸多外界因素受到不同程度冲击，但健康消费整体呈现逆势增长势头。根据国家统计局公布的数据，2021年我国人均医疗保健消费支出2115元，同比增长14.8%，增速高于人均消费支出1.2百分点。根据国家统计局披露的31个省区市2020年居民人均消费支出情况，有11个省市2020年人均消费支出超过2万元，其中上海以42536.3元位居第一，北京和浙江分别以38903.3元和31294.7元位居第二和第三。而就同年人均医疗保健消费支出而言，有17个省市高于全国平均水平（1843.1元），其中北京、上海的人均医疗保健消费支出均超过3000元，居前两位（见表2）。

表2 2020年全国31个省区市人均消费支出与人均医疗保健消费支出情况

单位：元，%

地区	人均消费支出	人均医疗保健消费支出	医疗保健支出占比
北京	38903.3	3513.3	9.03
上海	42536.3	3033.4	7.13
天津	28461.4	2646.0	9.30
辽宁	20672.1	2303.2	11.14
重庆	21678.1	2101.5	9.69
陕西	17417.6	2078.4	11.93
湖南	20997.6	2034.7	9.69
吉林	17317.7	2031.2	11.73
黑龙江	17056.4	2023.2	11.86
江苏	26225.1	2018.6	7.70
青海	18284.2	1975.7	10.81
浙江	31294.7	1955.9	6.25
山东	20940.1	1914.0	9.14
四川	19783.4	1908.0	9.64
宁夏	17505.8	1906.3	10.89
内蒙古	19794.5	1891.5	9.56

续表

地区	人均消费支出	人均医疗保健消费支出	医疗保健支出占比
山西	15732.7	1854.0	11.78
全国	21209.9	1843.1	8.69
湖北	19245.9	1764.9	9.17
河北	18037	1692.0	9.38
广东	28491.9	1677.9	5.89
河南	16142.6	1621.9	10.05
新疆	16512.1	1611.7	9.76
福建	25125.8	1583.2	6.30
安徽	18877.3	1548.0	8.20
云南	16792.4	1547.4	9.21
甘肃	16174.9	1544.7	9.55
广西	16356.8	1540.7	9.42
江西	17955.3	1437.3	8.00
海南	18971.6	1407.3	7.42
贵州	14873.8	1269.6	8.54
西藏	13224.8	589.9	4.46

资料来源：国家统计局官网。

（三）供给要素质量提升，蓄力驱动区域健康产业高质量发展

健康产业是典型的技术密集性和知识密集性产业，人才作为最重要的生产要素，其素质提升是推动健康产业发展的核心之一。高校、科研院所和职业院校作为支撑区域健康产业发展的重要基石，为区域及其全国健康产业发展提供了坚实有力的科技支撑和人才保障。从区域分布来看，京津冀地区、长三角地区、粤港澳大湾区占据较多的高校及科研机构资源。根据《2021年我国卫生健康事业发展统计公报》，截至2021年底，全国共有卫生技术人员1398.3万人，其中执业医师和执业助理医师428.7万人，注册护士501.8万人，连续多年呈现稳步增长。除传统医疗卫生服务领域外，其他新兴健康

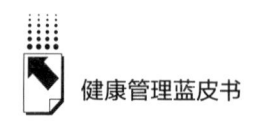

领域的人才也不断增多,健康管理师、健康照护师、公共营养师、呼吸治疗师、出生缺陷防控咨询师、康复辅助技术咨询师等新兴职业类别不断涌现,针对新型健康人才的职业教育培训热度也随之升温。以健康管理专业为例,其大部分隶属于管理学门类和医学门类,致力培养优秀健康管理实用型人才,能独立开展健康管理的学术研究以及承担各级健康服务与管理工作的复合型人才。根据相关调研数据,截至2021年9月,国内共有123所院校获批设立了健康服务与管理本科专业,其中四川(10所)、山东(9所)和广东(8所)获批院校数位居前列[1]。从进入职业教育专业目录,再到教育部鼓励高校开设健康教育专业、健康教育学院,提示健康管理在专业学科领域日益获得教育部门及高等教育机构的认同。

"十三五"期间,我国卫生健康领域的科技创新体系建设持续加强,已基本建成高等院校与科研院所知识创新、企业技术创新、医疗卫生机构转化创新相结合的卫生健康协同创新体系。干细胞研究、基因组学、蛋白质组学等高新生物技术领域取得重大突破,带动心脑血管、恶性肿瘤等重大疾病防治领域形成数百项技术指南、诊疗规范,有力推进重大疾病防治。根据国家卫生健康委发布的数据,在心血管等常见病、多发病的20个领域建成了50家国家临床医学研究中心(见表3),在生物医药领域建成75家国家重点实验室,在各学科领域中居首位。经梳理,50家国家临床医学研究中心分布在12个省市,主要集中于京津冀和长三角地区,其中北京以23家(占比46%)居首,上海以6家(占比12%)位列第二,天津、湖南、广东、浙江各3家(各自占比6%),江苏、陕西、四川各2家(各自占比4%),辽宁、湖北、重庆各1家(各自占比2%)。同时,一大批自主创新药物和诊疗方案相继问世,组织工程皮肤、骨科机器人、脑起搏器等关键生物医用材料和医疗设备等高端医疗器械实现"中国制造",逐步打破国外长期垄断,以上均为我国健康产业发展提供不竭动力。

---

[1] 司建平、王先菊、郭清:《健康服务与管理本科专业建设现状及发展趋势分析》,《中华健康管理学杂志》2022年第2期。

表3 50家国家临床医学研究中心依托单位及其地区分布

区域	省市	依托单位(研究领域)
京津冀地区	北京	中国医学科学院阜外心血管病医院(心血管疾病)、首都医科大学附属北京安贞医院(心血管疾病)、首都医科大学附属北京天坛医院(神经系统疾病)、中国人民解放军总医院(慢性肾病、老年疾病、骨科与运动康复、眼耳鼻喉疾病)、中国医学科学院肿瘤医院(恶性肿瘤)、北京医院(呼吸系统疾病、老年疾病)、首都医科大学附属北京儿童医院(呼吸系统疾病)、北京大学第六医院(精神心理疾病)、首都医科大学附属北京安定医院(精神心理疾病)、中国医学科学院北京协和医院(妇产疾病、皮肤与免疫疾病)、北京大学第三医院(妇产疾病)、首都医科大学附属北京友谊医院(消化系统疾病)、北京大学口腔医院(口腔疾病)、首都医科大学附属宣武医院(老年疾病)、中国人民解放军第三〇二医院(感染性疾病)、北京第一医院(皮肤与免疫疾病)、北京大学人民医院(血液系统疾病)、中国中医科学院西苑医院(中医)
	天津	天津医科大学附属肿瘤医院(恶性肿瘤)、中国医学科学院血液病医院(血液系统疾病)、天津中医药大学第一附属医院(中医)
长三角地区	江苏	中国人民解放军南京军区南京总医院(慢性肾病)、苏州大学附属第一医院(血液系统疾病)
	上海	上海交通大学医学院附属瑞金医院(代谢性疾病)、第二军医大学长海医院(消化系统疾病)、上海交通大学医学院附属第九人民医院(口腔疾病)、复旦大学附属华山医院(老年疾病)、上海市第一人民医院(眼耳鼻喉疾病)、复旦大学附属中山医院(医学检验放射与治疗)
	浙江	浙江大学医学院附属第一医院(感染性疾病)、浙江大学医学院附属儿童医院(儿童健康与疾病)、温州医科大学附属眼视光医院(眼耳鼻喉疾病)
粤港澳大湾区	广东	南方医科大学南方医院(慢性肾病)、广州医科大学第一附属医院(呼吸系统疾病)、深圳市第三人民医院(感染性疾病)
中部地区	湖南	中南大学湘雅二医院(代谢性疾病、精神心理疾病)、中南大学湘雅医院(老年疾病)
	湖北	华中科技大学同济医学院附属同济医院(妇产疾病)
西北地区	陕西	第四军医大学西京医院(消化系统疾病)、第四军医大学口腔医院(口腔疾病)
成渝地区	四川	四川大学华西口腔医院(口腔疾病)、四川大学华西医院(老年疾病)
	重庆	重庆医科大学附属儿童医院(儿童健康与疾病)
其他地区	辽宁	中国医科大学附属第一医院(医学检验放射与治疗)

资料来源:编者根据公开资料整理。

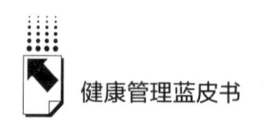

（四）产业集聚加快推进，区域集群辐射作用渐显

当前，我国各区域发展健康产业多以园区和龙头企业为引擎，以点带面推动产业集聚发展。国内主要健康产业集聚区域结合各自资源禀赋，围绕新兴生物医药科技、数字化健康智造和数字健康管理应用等核心环节，各辟蹊径建设优势互补的健康产业园区，部分区域逐渐形成技术与资本聚集高地，形成了错位发展的典型特征。根据中国生物技术发展中心发布的相关报告（见表4）[①]，可窥见我国健康产业布局呈现空间布局上的集群式特点，已形成京津冀地区及周边、长三角地区、粤港澳大湾区及周边、中部地区及成渝地区等主要集聚区。与此同时，还呈现了其中的三大聚集区域（京津冀地区及周边、长三角和粤港澳大湾区及周边）领先发展，中西部后发跟进，产业逐渐由东向西转移，区域协同发展的竞合态势。在疫情防控常态化背景下，生物医药园区也成为带动区域经济发展的重要引擎。2020年，部分园区生物医药产值不降反增，在疫苗研发和生产等领域呈现比较好的发展态势。由于疫情的长期存在，检测试剂、中医药、中和抗体、重症救治装备等方面的研发为园区和企业发展带来了机遇。

表4 2020年国家生物医药产业园区综合竞争力前50强（按区域）

区域	省市	园区名称（排名）
长三角地区	江苏	苏州工业园区(1)、南京生物医药谷(11)、泰州医药高新技术产业开发区(12)、南京江宁高新技术产业开发区(18)、连云港高新技术产业开发区(20)、无锡高新技术产业开发区(24)、南京经济技术开发区(25)、昆山高新技术产业开发区(27)、连云港经济技术开发区(29)、常州高新技术产业开发区(32)、常州西太湖科技产业园(34)、吴中经济开发区(35)、徐州经济技术产业开发区(43)
	上海	上海张江高新技术产业开发区(3)
	浙江	萧山临江高新技术产业开发区(22)、杭州高新技术产业开发区(28)、绍兴高新技术产业开发区(30)、浙江余杭生物医药高新技术产业园区(37)、宁波高新技术产业高发区(48)、杭州余杭经济技术开发区(49)

---

① 中国生物技术发展中心：《2021中国生物医药产业园区竞争力评价及分析报告》，https://www.safea.gov.cn/kjbgz/202111/t20211104_177831.html，2021年11月4日。

续表

区域	省市	园区名称(排名)
京津冀地区及周边	北京	中关村国家自主创新示范区(2)
	山东	济南高新技术产业开发区(6)、淄博高新技术产业开发区(23)、威海火炬高新技术产业开发区(26)、青岛高新技术产业开发区(42)、临沂高新技术产业开发区(46)
	河北	石家庄高新技术产业开发区(7)
	天津	天津滨海高新技术产业开发区(8)、天津经济技术开发区(21)、武清经济技术开发区(50)
粤港澳大湾区及周边	广东	深圳高新技术产业开发区(9)、广州高新技术产业开发区(10)、佛山高新技术产业开发区(19)、中山火炬高新技术产业开发区(41)、东莞松山湖高新技术产业开发区(45)
	福建	厦门生物医药港(15)、莆田高新技术产业开发区(39)
	海南	海口高新技术产业开发区(33)
成渝地区	四川	成都高新技术产业开发区(4)、成都医学城(16)
中部地区	湖北	武汉东湖新技术开发区(5)
	湖南	长沙高新技术产业开发区(13)、浏阳经济技术开发区(44)
	安徽	合肥高新技术产业开发区(14)
	江西	南昌高新技术产业开发区(47)
其他区域	吉林	长春高新技术产业开发区(17)
	辽宁	沈阳高新技术产业开发区(31)
	广西	南宁高新技术产业开发区(36)
	云南	昆明高新技术产业开发区(38)
	黑龙江	哈尔滨高新技术产业开发区(40)

资料来源:《2020年国家生物医药产业园区竞争力排名》。

二 中国区域健康产业发展案例

2021年是"十四五"开局之年,也是高举发展数字经济、生物经济大旗,培育打造发展新引擎的崭新开端。宏观层面,随着国家深化医药卫生体制改革政策红利和居民日益增长的健康服务需求的进一步释放,地方政府对将健康产业打造成为当地重要经济支柱性产业的战略认识进一步提升,中国

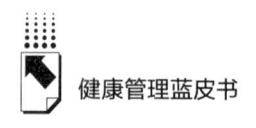

区域健康产业的发展在业态、规模、发展模式和路径选择上开始出现细分和差异。微观层面,境内外的一些健康产业龙头企业与知名科研机构联袂,凭借资本实力与专业优势互补,整合培育孵化各类初创企业,打造新兴健康产业集群,也涌现了不少健康产业领域"企政院"共谋合作、联动发展的成功范例。因篇幅有限,本报告基于健康产业高质量发展重点领域和关键环节,从六大区域各撷取一个具有鲜明特色的样本案例,以点带面从不同角度勾勒当前中国区域健康产业发展的生机轮廓。

(一)"互联网+医疗健康"提升服务可及度——微医天津数字健共体案例

2020年1月6日,微医集团与天津市政府签署《"数字健康"战略合作协议》,由天津微医互联网医院牵头、协同全市266家基层医疗卫生机构共同组建天津市基层数字健共体。基于云管理、云服务、云药房、云检查"四朵云"平台及线下标准化慢病管理中心,天津市基层数字健共体实现了医疗健康服务的端口前移和战略前移,不仅在基层医院落地"以筛促防、医防融合"的服务方式,也让基层百姓真正感受到了:管好慢病,"家门口的医院"就可以实现。构建的贯穿患者全生命周期的"防、诊、治、管、健"一体化的医疗健康服务模式为实现"健康责任制"提供了可能。相关数据显示,随着数字健共体建设的持续完善,天津市已落地改革举措的部分基层医疗机构门诊量提升了100%,最高同比提升280%。与此同时,在不断建设完善的实践过程中,天津市基层数字健共体形成了"数字健共体平台+北方药械联采平台"双平台服务模式,通过慢病药品联采优化各级医疗机构的药品采购成本,并通过"三医联动"综合服务持续提升医保资金的使用效率。

(二)以全球视野推进健康产业集群发展——广州国际医药港案例

广州国际医药港地处广州市荔湾区CBD商圈核心,是国家食品药品监督管理总局批准建设的重要项目,是广东省"建设中医药强省"重要抓手、广州市"推进大湾区建设"重点项目、广州市"十四五"规划重点项目和粤港澳大湾区医药健康综合试验区的重要载体。项目首期健康方舟已经正式运营,"全球中药材、滋补品一站式采购中心"广州国际医药展贸中心已开业,来自全国各地的中药材、滋补食材、海味干货等经销商都已经入驻经营,其中不乏广州"老字号"的身影,总数超过千家。该项目定位为"粤港澳大湾区国际智慧健康城",以"新医疗+泛健康"为核心,打造全链条、全场景、全渠道、国际化、标准化、智慧化的国际大健康产业综合体,涵盖线上线下大健康展贸区、大健康会展中心、中药材交易中心、标准化检验检测中心等业态,全力构筑大健康产业集聚综合总平台,并立志建设成为"一带一路"国际大健康产业门户和枢纽、超千亿级大健康产业集群,构建大健康产业生态圈。

(三)数智化转型推动健康产业升级——成都医学城智慧共享创新空间案例

成都医学城是成都市发展生物医药产业的主承载区,总面积35.57平方千米,聚焦生物技术、价值医疗等,打造西南最大的全链式生物医学产业集群聚集区、医学医疗技术转化中心、全国知名医疗服务目的地。成都医学城在全国率先提出"三医融合"发展理念,准确把握全球健康产业五大发展趋势,确定8个产业方向17个细分领域,推动"三医+大数据/AI"集群成链。截至2020年末,累计引进亿元以上医药健康重大产业化项目200余个、总投资超过1700亿元,主导产业占比达75%。会聚三医行业企业和上下游协作企业近500家,"高能级500强"和医药工业百强企业20余家。为更好地服务入驻企业,促进交流创新,成都医学城携手华为,在园区核心区域三医创新中心打造智慧共享创新空间,提供国际化、智能化的会议服务和交流场地,辐射三医创新中心园区及周边地区。项目共设置会议室19间,满足会议、培训、洽谈、路演、签约、团队孵化、灵活办公等多种需求。按照高标准智能化建设,采用依托于5G技术的新一代Wi-fi 6、人工智能、云计算、物联网等新ICT技术,同时搭载了华为智真会议、智慧屏等会议设备。

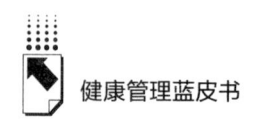

同时，利用华为数字平台和云平台，智慧园区管理方案将所有系统互联互通，实现系统间的联动，共同打造智慧会议空间。在国际知名咨询机构IDC公布的2021年"未来企业大奖"优秀案例获奖名单中，凭借在数字化转型中的卓越表现，成都医学城智慧共享创新空间斩获"未来工作领军者"优秀案例大奖。

（四）打造社会经济发展重要增长极——武汉促进医研产融健康产业示范案例

武汉具有得天独厚的区域交通和科教人才优势，有全国领先的生物医药基础，有大健康领域独角兽企业2家，百亿级总部企业4家，上市公司12家，高新技术企业600多家，总产值已突破4000亿元。在2022年上半年中国城市GDP排行榜中，武汉GDP实际增速达到4.3%，位列全国前十，其中医药制造业规上工业增加值同比增长31.4%，大健康产业俨然成为武汉经济发展的重要增长极，并初步形成了"一城一园三区"的发展格局。"一城"指目前位列全国生物医药产业集群第一方阵的"光谷生物城"，"一园"和"三区"分别代表光谷南大健康产业园，以及汉阳大健康产业发展区、环同济—协和国家医疗服务区和武汉长江新城国际医学创新区。在形成大健康产业完整布局的同时，武汉在健康产业创新发展领域的后劲动力十足，体现为区域内高校和生物研究机构众多，拥有国家重点实验室8个、国家工程技术研究中心6个、国家级企业技术中心4个、国家临床医学研究中心1个、国家药物临床试验机构14家等，每年为国家输送生物相关人才超过5万名。

（五）突出比较优势和深化跨界融合——西安临潼大健康产业发展规划案例

西安市临潼区以"十四五"规划为引领、项目为龙头、科技为抓手、人才为支撑，合理有序推进大健康产业发展，着力将临潼打造成为国内一流、国际知名的宜居康养胜地和世界级健康旅游目的地。以健康新兴消费生产与服务为核心，依托西安国家中心城市副中心建设、全域旅游示范区的优势和相关产业基础,以"文化旅游+"产业融合新业态为重要载体,以预防和康复为两大重点发展领域,积极搭建基本医疗卫生服务、健康管理(体检)、疗养康复、传统医药、健康文旅五大健康产业体系,稳步建设传统医药、现代疗康、国际康旅三大健康产业园区。"十四五"期间,重点推进基本医疗卫生服务扩容提升工程、国际扁鹊医祖中医药产业园、智能助老康复器具研产基地、现代生物健康经济产业谷、新兴健康消费产品交易中心、文旅健康管理(体检)先行区六大重点健康产业工程项目,力争打造包括医疗卫生服务品牌、健康文化品牌、健康管理品牌、传统医药品牌、康养康复品牌在内的十大优势健康品牌产品。

三 中国区域健康产业发展存在的部分共性问题和对策建议

(一)部分共性问题

1."量身定制"仍较缺乏,产能过剩隐忧浮现

从目前国内各区域的"十四五"健康产业相关规划来看,多数把生物医药、医疗器械或健康旅游等作为当地发展健康产业的主攻方向,缺乏统一规划和通盘考虑,存在较为严重的趋同现象。大力发展健康产业是在新发展阶段加快转变我国经济发展方式、实现经济结构优化调整的必然选择,各区域对在国家政策指引下高质量发展当地健康产业应给予充分的肯定。但是国家宏观层面的新兴产业战略导向与各省区市微观层面的健康产业发展定位应该有所区别。由于各地区在资源禀赋、社会经济、产业基础、发展阶段、人文环境等方面存在显著差异,因此如果不加选择地一哄而上,则难以发挥区域特色和比较优势,势必形成新一轮的低水平恶性竞争、重复建设和产能过剩等问题。例如,各地曾批量上马、如火如荼建设的各类"健康小镇"和康养项目,其中不少已闲置荒废成为"反面教材";近年来,我国部分原料药出口低价竞销的现象时常上演;以及我国医疗器械生产企业90%以上为

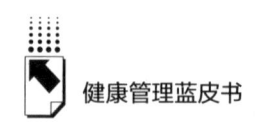

中小型企业，中低端产品重复性高、同质化竞争严重等。以上均提示健康产业部分领域的产能过剩隐忧浮现，这势必造成新的资源分布不平衡和有限资源的极大浪费。各区域在出台健康产业扶持政策时应注意因地制宜，因势利导、因时制宜、因情施策。

2. 供需失衡依然突出，集群集聚效应有待提升

健康产业是一个综合性和关联性较强的复合产业。目前我国健康产业发展总体上仍处于初期阶段，产品和服务供给结构仍较单一，优质产品和服务供给不足。各区域健康产业与支撑产业互动不足且融合度较低，客观上阻碍了产业集群效应的释放。一方面，部分地区仍以盲目粗放式招商引资模式发展健康产业，产业链偏短而不全，许多所谓的"健康产业集群"仅限于地理空间上的集中，缺乏上下游联动与协作。另一方面，健康产业结构单一，以医疗服务和医药产业为主，部分地区缺少具有较强引领带动效应的龙头企业。另外，部分区域健康产业在资源整合上面临多重体制机制障碍，各板块间的关联度和系统性不足，难以形成合力，也难以培育成为产业结构转型升级的新引擎。

3. 创新驱动能力不强，核心竞争力尚未形成

健康产业的高质量发展离不开强有力的科技支撑，但创新能力不足仍是掣肘我国健康产业高质量发展的关键问题。长期以来，我国对于生命健康领域基础性研究和原创性研究的研发投入与发达国家有较大差距，导致相关领域拥有自主知识产权的创新技术不多，不能很好适应产业结构优化升级和经济增长的需要。尽管我国医疗器械行业研发投入占销售收入的比重由2015的3%上升至2020年的8%，但相较发达国家15%以上的比例仍有不小差距。如果对国外技术惯性依赖和专利壁垒障碍不能有效突破和改变，我国生命健康产业长期以来"大而不强"的问题将依旧突出。

4. 人才要素支撑不充分，行业监管滞后发展需求

健康产业特别是涉及医学服务的细分领域对从业人员的理论和技能要求较高。但目前健康产业人才短缺的瓶颈十分突出，不能满足快速扩容和升级的产业发展步伐。我国尚未建立健全与健康管理与健康产业相关的学科与人才体系，专业型复合型人才培养基础薄弱。同时，我国健康产业发展日新月异，但行业标准缺乏及政府监管滞后，健康产业尤其是健康管理领域参差不齐，导致各种违法违规行为屡禁不止，质量安全事件屡有发生，也在一定程度上挫伤了部分居民健康消费的信心和积极性。

（二）对策建议

1. 厘清发展理念，精准推动产业布局

目前各区域"十四五"健康产业规划已基本出炉，下一步建议可从以下两方面着手精准推动当地产业布局。一是在区域发展大局中进一步校准健康产业发展定位。深入分析优势短板，关注市场需求，坚持精准发力，避免低水平重复布局和无序同质化竞争。统筹协调当地健康产业发展的重要政策工具、重大项目审批和重点工作推进等。推动区域间和省域间合作，积极对接京津冀协同发展、长江经济带发展、粤港澳大湾区建设等重大战略部署，形成优势互补的高质量发展新格局。加强发展农村健康经济的创新探索，以特色产业为抓手，促进三产融合，助力巩固脱贫攻坚和乡村振兴。二是进一步加强政策工具的整合完善。将健康产业按照战略性新兴产业予以支持，在财税、金融、土地、知识产权保护等方面给予配套支持，在政府核准投资项目目录和修订产业结构调整指导目录时，予以产业引导支持。

2. 加快转型升级，促进产业集聚集约发展

加快推进生物医药、医疗器械等与新一代数字技术深度融合，推动健康产业数智化、服务化、生态化，实现产业发展从增速到提质的转型，培育一批具有国际影响力和核心竞争力的品牌产品。结合区域资源禀赋和产业基础，因地制宜、科学规划区域产业布局，通过强化各具特色和优势的产业基地（园区）、集聚区和特色小镇等示范效应，引领健康产业集聚集约高质量发展，形成错位有序的良好局面。

3. 强化创新驱动，拓展产业发展空间

紧紧抓住全球生物经济、数字经济重大战略发展机遇，充分发挥科技创新引领支撑作用，从"补短板"、"促长板"和"强基础"三方面推动健康

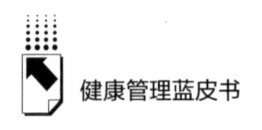

产业转型升级。首先，应积极推动区域科研机构和企业面向国民经济主战场和市场需求，顺应新一轮科技革命和产业变革趋势，加大研发投入力度，依托科技创新，着力破解生命健康、智能制造等相关前沿领域关键核心技术"卡脖子"问题。其次，应着力加强整体创新体系建设，积极推进健康产业与5G、人工智能等我国已具一定国际竞争力领域的交叉融合，在数字化健康产业领域形成具备国际引领能力的产业标准与认证体系。另外，各区域要进一步加强基础和应用研究以及科技成果转化，需在重大疾病防治、创新药物研发、生命科学与医疗健康设备、卫生应急、环境与健康、人工智能与智慧医疗和生物安全等重点领域长期持续投入。

4. 补齐人才要素短板，加强专业人才储备和标准化建设

依托住院医师规范化培训基地建设和鼓励社会资本举办健康产业相关专业职业院校，补齐基层医疗卫生人员缺口，加快培养养老护理员、康复治疗师等专业从业人员。加强制度机制建设，加快建设可体现健康服务医学技术内涵和劳务价值的医疗价格体系和医保支付体系，促进健康管理、康复、护理等人才队伍建设。各区域要基于审慎创新原则进一步健全产业监管制度和标准体系建设，积极探索适合各地的健康产业新技术、新产品、新业态、新模式发展的监管方式，鼓励和支持行业协会履行指导和规范当地健康产业发展的社会职责，制定和推行行规行约、技术标准、从业培训等。重点关注和防范过度医疗、过度检查，以及健康数据安全、生物样本安全、金融资本安全等一系列风险，科学有序推进健康产业高质量、可持续发展。

调查报告
Investigation Reports

B.14 2021~2022年全国三级医院健康管理学科建设调查报告

陈盔 李莹[*]

摘 要： 健康管理已在中国走过了近二十年的发展历程，在学术理论研究和服务实践方面取得了具有里程碑意义的成果与经验。但健康管理作为医学学科的建设思路尚需梳理。三级医院健康管理机构作为我国健康管理学科建设的主阵地，担负着健康管理学科创建与发展的重任，本研究通过调查全国三级医院健康管理（体检）机构（以下简称"健康管理机构"）的健康管理学科建设状况，拟调查全国范围内50家三级医院的健康管理机构的基本配置情况、服务能力、教学能力、科研能力、落实医改及履行社会公益能力、质量管理能力总计6个方面的现状，阐述我国健康管理学科建设内涵，总结学科发展历程，分析并讨论学科建设中存在的

---

[*] 陈盔，中南大学湘雅三医院健康研究中心，主管技师，主要研究方向为肺部健康管理；李莹，博士，中南大学健康管理研究中心，副研究员，主要研究方向为心血管疾病的健康管理。

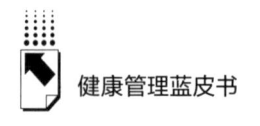

问题，最后总结提出未来健康管理学科建设的方向。此次调查结果提示：全国三级医院健康管理机构的科室基本配置、基础服务能力及质量管理方面已基本完善，均能为广大人民群众提供优质、便捷的健康管理服务。但健康管理学科建设过程中仍存在健康管理学科建设外部环境支持不足、健康管理学科建设内部支撑不够、健康管理学科建设进度不平衡等诸多不利因素，为了加快健康管理的学科建设，有必要明确学科定位及建设方向、适应新时代健康需求的目的，进一步提升健康管理服务能力、加强科研平台建设，激发人才创新活力、坚持高标准建设、深化学科交流与合作，为构建优质高效的健康管理医学学科提供强劲动力。

关键词： 健康管理　学科建设　健康中国

一　调查背景及方法

（一）调查背景

健康管理在中国走过了近二十年的发展历程，在学术理论研究和服务实践方面均取得了具有里程碑意义的成果与经验，形成了具有我国特色的健康管理创新理论，造就了一支学术与服务专家队伍，催生了一个新的学科与健康服务新业态，成为健康中国建设中不可或缺的重要力量，在我国慢病防控中将发挥不可替代的重要作用[1]。但健康管理学科建设仍面临诸多问题：目前我国健康管理学科定位不准，建设要素暂未完全厘清，健康管理学历教育未被纳入临床医学教育体系，且地区间、机构间健康管理服务内容和质量差

---

[1] 白书忠、田京发、吴非：《我国健康管理学的发展现状与展望》，《中华健康管理学杂志》2020年第5期。

距大、健康管理服务与医疗服务之间发展不平等。随着"十四五"国家进入高质量发展新阶段、健康中国建设深入广泛发展、国家加快医学/医疗中心建设与国家创新发展医学教育的同步进行,我国健康管理学科建设也迎来了新的挑战与机遇。三级医院健康管理机构作为我国健康管理学科建设的主阵地,担负着健康管理学科创建与发展的重任。

(二)调查意义

随着各健康管理机构服务能力的持续提升、学术交流及科研创新活动丰富多彩、健康管理相关行业组织在全国广泛开展,共同推动了我国健康管理的大发展,但我国健康管理学科建设过程中仍存在诸多突出问题亟待解决,鉴于此,此报告拟调查全国范围内50家三级医院的健康管理机构的基本配置情况、服务能力、教学能力、科研能力、落实医改及履行社会公益能力、质量管理能力总计6个方面的现状,阐述我国健康学科建设内涵,总结学科发展历程,最后分析讨论学科建设中存在的问题并指明未来健康管理学科建设方向、加快健康管理学科发展、努力实现三个转变(即从单纯健康体检服务向健康管理服务转变,从一般性健康管理服务向智慧健康管理服务转变,从机构孤立建设向体系化建设转变,构建健康管理健联体)。

(三)调查对象与调查方法

(1)调查对象:全国范围内50家大型三级医院的健康管理机构,仅涉及中国内地的三级医院,不包括中国香港、中国澳门、中国台湾的机构,也未包含独立的体检机构;调查的时间范围为2021年1~12月。

(2)调查内容:①健康管理机构的基本配置;②服务能力;③教学能力;④科研能力;⑤落实医改及履行社会公益情况;⑥质量管理。

(3)调查方法:①问卷调查:课题组自行设计问卷,在文献研究的基础上经课题组反复研讨形成初稿,最终经中关村新智源健康管理研究院组织专家进行小组讨论形成调查问卷。问卷由各三级医院健康管理机构负责人进行问卷填写并以电子邮件的形式发送至专题小组;②网络调查:以互联网为

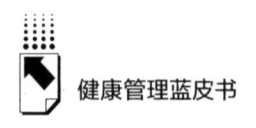

基础，通过查阅，汇总并分析各家三级医院健康管理学科建设情况，剔除重复数据和可疑数据；数据来源：a. 医院公开的数据；b. 各级人民政府公开的数据；c. 各级卫生健康委员会公开的数据；d. 健康管理专业相关会议来源数据及媒体报道；e. 专业学术网站可检索的学术论文；f. 其他来源数据。

4. 数据质控：本次被纳入调查的数据由中关村新智源健康管理研究院和健康管理蓝皮书编委会统一质控。对于未提供评价证据或者不能验证的数据不予采信。

二 健康管理学科建设调查结果

（一）调查信息收集情况

经项目组质控筛选，本研究调查对象最终囊括了华北、东北、西北、华东、华中、华南、西南七大行政区 21 个省（直辖市）的总计 34 家三级医院的健康管理机构，具体见表 1。其中有 27 家为健康管理学科建设与科技创新中心单位，占 79.4%；健康管理机构所属医院为大学附属医院的有 22 家，占 64.7%；公立医院健康管理中心 32 家，占 94.1%。

表 1 三级医院健康管理机构学科建设调查单位明细

序号	地区	单位名称	是否为健康管理学科建设与科技创新中心单位	所属医院是否为大学附属医院
1	华北地区	中日友好医院健康体检中心	√	
2	华北地区	北京航天总医院健康管理中心	√	
3	华北地区	国家电网公司北京电力医院健康管理中心		
4	华北地区	天津医科大学总医院健康管理中心	√	√
5	东北地区	中国医科大学附属第一医院健康管理中心		√
6	东北地区	吉林大学第一医院体检中心	√	√

续表

序号	地区	单位名称	是否为健康管理学科建设与科技创新中心单位	所属医院是否为大学附属医院
7	华东地区	上海交通大学附属仁济医院健康管理中心	√	√
8	华东地区	江苏省人民医院健康管理中心	√	
9	华东地区	江苏省太湖疗养院健康管理医学科	√	
10	华东地区	浙江大学医学院附属第一医院健康管理中心	√	√
11	华东地区	浙江大学医学院附属第二医院健康管理中心	√	√
12	华东地区	温州医科大学附属第一医院医疗保健中心	√	√
13	华东地区	中国科技大学附属第一医院（安徽省立医院）健康管理中心	√	√
14	华东地区	福建中医药大学附属第二人民医院健康管理中心（治未病）	√	√
15	华东地区	南昌大学第一附属医院健康管理中心		√
16	华东地区	南昌大学第二附属医院健康管理中心	√	√
17	华东地区	山东大学齐鲁医院健康管理中心	√	√
18	华东地区	青岛大学附属医院健康管理中心	√	√
19	华中地区	河南省人民医院健康管理中心	√	
20	华中地区	郑州颐和医院国际健康管理中心		
21	华中地区	湖北省人民医院健康管理中心	√	
22	华中地区	华中科技大学同济医学院附属同济医院健康管理中心	√	√
23	华中地区	华中科技大学同济医学院附属协和医院健康管理中心	√	√
24	华中地区	中南大学湘雅三医院健康管理中心	√	√
25	华中地区	中南大学湘雅医院健康管理中心	√	√
26	华南地区	南方医科大学南方医院健康管理中心	√	√
27	华南地区	深圳市人民医院健康管理中心	√	
28	华南地区	广西壮族自治区人民医院健康管理中心	√	
29	华南地区	佛山市第一人民医院健康管理中心		

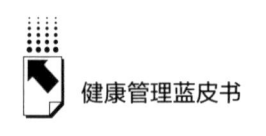

续表

序号	地区	单位名称	是否为健康管理学科建设与科技创新中心单位	所属医院是否为大学附属医院
30	西南地区	四川省人民医院健康管理中心	√	
31	西南地区	四川大学华西医院健康管理中心	√	√
32	西南地区	贵州医科大学附属医院健康管理中心		√
33	西北地区	西安交通大学第二附属医院健康管理部	√	√
34	西北地区	西安交通大学第一附属医院健康管理（体检）中心		√

（二）健康管理学科建设现状

1. 健康管理机构基本配置

通过近二十年的发展，目前我国健康管理机构已逐步规模化、健康管理服务流程逐步规范化、健康体检质量逐步标准化，这一切的前提是健康管理机构已完善最基本的健康管理机构配置。此次调查所纳入的34家健康管理机构均有着丰富的健康管理医学服务经验及成熟合理的健康管理医学科室运行机制，它们的基本配置完善情况主要体现在以下方面：①三级医院，独立设置了健康管理医学科室。②所在省市卫生行政部门高度重视健康管理医学学科建设，并出台了相关支持政策和规划：如近年来，四川省、湖北省和湖南省等卫建委非常支持健康管理医学专科的建设工作，其中2020年四川省人民医院成功申报全国首家健康管理省级重点学科，2021年湖南省卫生健康委在省临床重点专科建设项目申报范围中也增加了健康管理专业，中南大学湘雅三医院健康管理中心通过积极申报，于同年5月正式获批为湖南省临床重点专科，相信作为省临床重点专科的健康管理机构将进一步发挥示范、引领、带动和辐射作用，为广大群众提供高质量、高效能的医疗服务；在所属医院支持方面，如南方医院早在2007年在医院系统中就以独立科室的形式成立了"健康管理科",使南方医科大学南方医院健康管理科率先成为能为体检人群提供健康体检、健康风险评估、健康干预等综合性健康促进服务的现代化健康管理科。③建立了多学科融合协同的健康管理医学专业团队,由核心专业固定人员和支撑专业的相对固定人员组成。其中,核心专业包括内科、外科、妇产科、口腔科、耳鼻喉科、眼科、医学检验科、医学影像科,支撑专业包括:精神心理科、皮肤科、中医科、康复科等;④除2家健康管理机构受2021年当地疫情影响年体检服务量略低于5万人次外,近三年来另外32家年健康管理服务量均大于5万人次,且均已开展检后慢病管理门诊或慢病健康管理门诊。

2. 服务能力

我国健康管理经历短暂而快速的发展,健康管理服务实践已取得一定进展,也初步形成了健康管理机构服务评价体系,主要体现在以下方面:为规范健康体检机构设置和执业行为,科室及平台的设置、人力资源配置及专业技术人员结构参考《健康体检中心基本标准(试行)》《健康体检中心管理规范(试行)》[1]的要求;在健康体检的服务流程方面严格按照相关行业规范执行;近三年,检前问卷执行率均≥70%,体检项目设置方面符合《健康体检基本项目专家共识》[2]的要求,且开展包括针对心血管疾病、肿瘤等疾病的专项筛查套餐;检中实名制体检率100%、重大项目重要异常阳性结果处理率100%;检后开展了5种以上慢病随访工作,构建了针对不同慢病的随访路径,具有完善的慢病随访信息系统,实现精准有效的慢病随访管理,且年随访人次达到30%以上。体检数据符合国家健康管理卫生信息团体标准。对于此类基本的服务能力,此次调查的34家三级医院健康管理机构均已达标,具备对个体或群体整体健康状况及其影

---

[1] 国家卫生健康委办公厅:《关于进一步加强健康体检机构管理促进健康体检行业规范有序发展的通知》,2018。
[2] 中华医学会健康管理学分会、中华健康管理学杂志编委会:《健康体检基本项目专家共识》,《中华健康管理学杂志》2014年第2期。

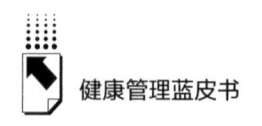

响健康的危险因素进行全面检测/监测、评估、有效干预与连续跟踪服务的能力，但想要持续提升服务能力，需进一步强化自身核心技术水平：①在健康体检体验方面，北京航天总医院健康管理中心及中国医科大学附属第一医院健康管理中心依托三级综合医院的完整医疗体系和自身品牌影响力设立高端住院体检，极大程度丰富了体检体验，使单次体检的价值提升；②在提升检后服务方面，19家（56%）承担或参与了2项及以上的优质健康管理服务包的研发及应用，进一步规范了常见慢病的管理流程、提升效能。17家（50%）健康管理机构借助本院优势专科，加强多学科协同合作，开展了以健康管理机构为主导的检后多学科联合会诊（Multiple Disciplinary Team，MDT）。此外，福建省福建中医药大学附属第二人民医院健康管理中心利用自身中医治未病的优势平台开设"检后门诊名医园"并自主研发出一系列中医特色干预产品及疗法，实现了多元化学科的创新实践；山东大学齐鲁医院健康管理中心获批为首批全国运动处方师培训基地的同时，也设立了运动健康管理部并开启了运动、营养、心理健康管理部的多学科融合运行模式助力慢病管理与干预；③在健康管理信息技术智慧化方面，26家（76%）健康管理机构实现体检数据、诊疗数据及健康监测数据等信息数据融会贯通，真正实现了全流程体检信息智慧化管理，其中深圳市人民医院健康管理中心利用"健康联合体网络工作站"，借助5G技术采取多举措开展信息数字化健康管理，内联院内各专科的同时外联企业、社区共建健联体网络工作站，开展院内外闭环健康管理服务，使2021年（1~8月）随访率提升至99%，促使健康管理真正落地实施。

3. 教学能力

在健康管理快速发展的近二十年里，我国健康管理队伍不断壮大，离不开的是健康管理行业的教学能力，本次调查的34家三级医院健康管理机构均能承担相应医学院校医学教育、毕业后医学教育和继续医学教育，以及面向全国提供健康管理医学服务相关继续教育培训，具体情况如下：①教学资源：34家健康管理机构条件和设施均能够满足健康管理机构各岗位包括慢病随访、主检、各检查岗位能力培训的需求；②组织管理体系完备：30家（88%）健康管理机构设置了教学委员会或职能部门且有规范的教学制度，其中5家（15%）以全科医学为平台搭建成立了全科医学教研室，14家（41%）成立健康管理医学教研室，其中天津医科大学总医院健康管理中心在此基础上成功申报天津市健康管理研究所；③师资队伍充分，结构合理：32家（94%）健康管理机构具备高级职称5人以上，28家（82%）具备中级职称不少于50%，34家（100%）均有相应教学保障制度；④教学培训：34家健康管理机构中的26家（76%）均能承担健康管理专业领域国家级继续教育项目≥2个/年，开展健康管理规范化培训≥4期/年，培训规模≥500人次/年；⑤学术会议：20家（59%）机构够组织或承担全国性或区域性的健康管理学科学术会议，其中以中关村新智源健康管理研究院联合中国健康促进基金会、中国医师协会、中华医学会健康管理学分会和《中华医学杂志》等相关机构合理组织，由中南大学湘雅三医院健康管理中心在长沙连续举办三届的"五湖健康大会"已成为我国健康管理与健康产业领域品牌会议及行业"风向标"；⑥教学成果：34家（100%）均有主编或参编国家级规划教程。

4. 科研能力

科研能力是健康管理医学创新活力和可持续发展的具体体现，是健康管理医学发展的原动力。本次调查分析的34家健康管理机构，主要通过调查以下方面分析各机构科研能力：①医院科研平台：31家（91%）所属医院同时拥有省级及以上重点实验室或研究机构/省级及以上临床重点专科建设项目的平台，拥有建设生物样本库/建设临床数据中心/建设临床医学转化中心的平台的基础条件；②医院科技人才队伍：25家（74%）所属医院的领军人才（中国科学院院士或中国工程院院士/国家卫生健康突出贡献中青年专家/教育部长江学者奖励计划特聘教授/曾任现任或候任中华医学会相关专科分会主委）及学科带头人（国家级人才计划获得者/省级人才奖励计划获得者/曾任中华医学会健康管理学分会常委）能达标，31家（91%）学科梯队设置合理，中级职称以上医师≥50%，并有多学

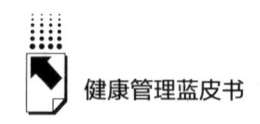

科融合协同的人才队伍；③科研项目：34家（100%）均开展了健康管理相关基础与临床研究，主要为健康管理理论研究、慢病危险因素机制研究、健康管理模式研究等；④科研成果：32家（94%）近三年发表的SCI论文≥5篇，26家（76%）主编出版健康管理相关领域专著或教材2部/参编出版健康管理相关领域专著或教材5部，32家（94%）至少获得1项国家级或2项省级科研奖项。

5. 落实医改相关任务及履行社会义务

坚持公立医院公益性，把社会效益放在首位，承担对口支援医疗任务、健康医疗扶贫项目，定期开展健康宣教等政府任务及社会公益项目是三级医院健康管理机构应履行的社会责任和义务，本次调查的34家健康管理机构均积极参与；23家（68%）机构利用自身平台优势开展健联体服务与实践，探索出特色的慢病管理服务联动模式，如华西医院四川大学华西医院健康管理中心开展的依托领办型医院合作的肺结节/肺癌全程管理模式，全周期同质化管理肺结节/肺癌人群，中国医科大学附属第一医院健康管理中心开展的"健康管理中心+社区卫生服务中心"的健联体特色服务，探索出医院与社区联动特色慢病管理服务模式；28家（82%）机构主持或参与健康管理医学行业诊疗规范相关工作，如国家级健康管理医学服务相关指南共识撰写工作、联合区域健康管理质量控制中心开展相关医学路径管理和质量控制、定期进行质量控制专业培训等，开展健康管理相关信息定期收集会诊分析和结果反馈等。

6. 质量管理

履行自身职能，不断完善管理体系、规范专业标准、加强队伍能力建设、围绕学科体系开展质控工作，逐步推动健康体检机构质量向规范化、同质化发展的质量管理是健康管理机构不可或缺的重要部分。本次调查的34家（100%）机构均按照建立完善的健康体检质量安全管理体系，制定了各项规章制度、人员岗位职责，并严格执行国家规定的技术规范和操作规程。

三 健康管理学科建设分析与讨论

(一) 主要发现

归功于2009年发布的《健康管理概念与学科体系的中国专家初步共识》[①]《中华健康管理学杂志》[②]的创刊、2016年出版的专著《中华健康管理学》[③]及其他健康管理相关专家共识、指南、团体标准等的陆续发布,我国特色健康管理理论体系及服务模式已初步形成。从本研究的调查结果来看,34家健康管理机构的科室配置、基础服务能力及质量管理方面已基本完善,已能为广大人民群众提供优质、便捷的健康管理服务,提示目前我国三级医院健康管理机构已为新时期的健康管理学科建设打下了坚实基础;除此之外,部分健康管理机构已能灵活运用自身优势平台或合理运用健康管理适宜技术打造具有自身特色的健康管理服务团队,如在健康管理医学专业团队中加入中医医师、营养师、运动干预师及心理医师等专业人才打造具有健康管理特色的慢病干预模式;另外,31家(91%)健康管理机构的所属医院拥有优质的科研平台,足以支持各健康管理机构的教学能力及科研产出的提升,进一步提升健康管理体系在行业内的声誉及地位。

(二) 存在的主要问题

1. 健康管理学科建设外部环境支持不足

随着各健康管理机构服务能力、教学能力、科研能力的提升,各机构在所属医院中的地位与声誉快速提升,极大地鼓舞了健康管理医学的发展,但从外部环境来看,健康管理学科建设仍面临以下问题:健康管理在

[①] 中华医学会健康管理学分会、中华健康管理学杂志编委会:《健康管理概念与学科体系的中国专家初步共识》,《中华健康管理学杂志》2009年第3期。
[②] 白书忠:《乘风破浪扬帆起航》,《中华健康管理学杂志》2007年第1期。
[③] 武留信、曾强主编《中华健康管理学》,人民卫生出版社,2016。

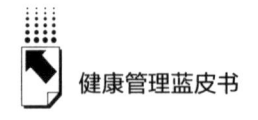

国际上虽已发展了40余年，健康管理医学体系设置也越发完善，但一直以来健康管理医学在国际上仍未形成公认的学科定位及建设方向，各国均是服务实践优先于理论研究；我国健康管理学历教育虽然已经在部分院校开展，但由于属于"管理学"的范畴，目前未被纳入临床医学教育体系，且健康管理学科未进入国家临床学科目录，极大限制了健康管理学科的发展。从本研究的调查结果来看，以下不足我们需重视：虽已有四川省、湖北省和湖南省等卫建委分别在省临床重点专科建设项目申报范围中增加了健康管理专业，但更多的是没有将健康管理专业纳入省临床重点专科评审的省份；此次调查中30家（88%）健康管理机构均设置了教学委员会或职能部门且有规范的教学制度，但仅有14家（41%）在所属医院的支持下成立健康管理医学教研室，这或许也是我国健康管理医学理论研究滞后的原因。

2. 健康管理学科建设内部支撑不够

尽管我国健康管理已完成跨越式发展，健康管理服务也在持续升级，但与当前我国人民群众的健康需求相比，我国现有的健康管理医学服务能力还存在较大的不足之处，主要体现在以下方面：虽然2018年健康管理（体检）科进入复旦大学医院研究所"中国医院专科声誉综合排行榜"有力地推动了健康管理学科建设，但从本次调查结果来看，部分健康管理机构内部科研能力及教学能力建设还有不足之处：25家（74%）健康管理机构的领军人才或学科带头人支撑不够，仅有20家（59%）健康管理机构能组织或承担全国性或区域性的健康管理学科学术会议，部分健康管理机构与健康管理学科建设紧密相关的科研成果产出不足；仅有19家（56%）健康管理机构承担或参与了2项以上的优质健康管理服务包的研发及应用，使得规范化的健康管理流程及同质化的健康管理服务无法完全落地；能提升健康管理机构检后综合管理能力的检后MDT仅有17家（50%）健康管理机构规范开展，这或许也是我国整体健康管理服务仍处于模式单一、服务技术科技含量低的处境的原因。

3. 各健康管理机构学科建设不平衡

为推动全国健康管理机构的发展和规范化建设，需实现三个转变，从此次调查结果看，34家健康管理机构间学科建设程度不平衡，部分机构未完全完成转变，主要体现在以下方面：从单纯健康体检服务向健康管理服务转变来说，部分健康管理机构营养师、运动干预师及心理医师等特色慢病干预适宜技术所需的专业人才储备不足，处在健康管理前沿的生活方式医学干预适宜技术发展受限；从一般性健康管理服务向智慧健康管理服务转变来说，仍有8家（24%）机构未实现体检、诊疗及监测信息的融合贯通，导致体检流程及体检数据管理优化的进程与大数据时代脱节；从机构孤立建设向体系化建设转变来说，34家健康管理机构中有11家（32%）健康管理机构由于尚未与医院相关科室协作，尚未开展健联体服务与实践，更缺乏与社区卫生服务中心的联动合作，使自身健康管理学科建设仍以孤立建设为主。

（三）对策与建议

首先，健康管理医学必须先明确学科定位、厘清学科体系及学科要素，同时要体现医学专业内涵及特色。目前我国健康管理已经进入健康服务与管理本科教育及国家职业教育专业新目录，甚至进入部分医学院校研究生培养方向，但仍面临学科定位不准、专业方向模糊、分支专业难设等挑战。就当前形势来说，我国健康管理学科建设较为迫切的需求是进入国家临床医学学科新目录、纳入临床医学教育体系，要达到这一目标，以下方面值得重视：健康管理学科定位需进一步明确；学科建设方向、学科建设保障、学科建设优势等学科建设要素均需厘清。同时也建议健康管理学科专业发展重点向健康体检专业、慢病健康管理专业、老年健康管理专业、儿童健康管理专业、企业健康与生产力管理专业、数字健康管理知识体系等方面倾斜，使新时期的健康管理具备危险因素和慢病管理救治先进理念和技术，能够针对个体或群体开展危险因素与疾病筛查、评估、干预及随访各项防治技术。

其次，健康管理医学要适应新时代健康需求，进一步提升自身健康管理服务能力。鉴于目前健康管理学科建设现状，建议如下：一是各健康管理机构灵活运用自身平台优势，打造适宜的健康管理发展模式，如浙大二院健康管理中心致力于探索将全科医学和健康管理有机整合的发展模式；二是各健康管理机构完善健康管理相关岗位人员配置，强化健康管理岗位技能培训，建议积极发展与传统临床医学干预技术有所区分的生活方式慢病干预技术，真正实现全生命周期从源头干预慢病；三是积极承担并参与各类慢病优质健康管理服务包，提升慢病管理效能、规范慢病管理流程、普及慢病管理相关适宜技术；四是各健康管理机构重视信息技术的建设，加快信息技术智慧化转型，实现健康管理全过程中信息数据的融合贯通，帮助提升科研产出，助力大数据时代下健康管理学科建设；五是各健康管理机构积极与院内优势科室合作，打造更多优质、高效的健康管理团队，丰富健康管理体验，提升检后健康管理质量，加强健康管理联合体建设，把高质量的健康管理服务同质化延伸到社区和基层，强化健康管理服务体系的覆盖。总的来说，想要满足人民群众多样化的健康需求，健康管理学科建设需强调以健康为中心，以自身平台优势为支撑，以提高健康管理服务能力、提升流程效率、强化信息技术智慧化、持续高要求质量控制为目的，结合中医、全科、生活方式指导及心理健康等特色服务，通过合理规划建设规范、加强能力建设、进一步完善健康管理资源配置，整合推进区域医疗资源共享，促进健康管理服务优质化以及同质化。

再次，加强科研平台建设，激发人才创新活力。科技创新是促进健康管理学科发展的关键环节和必经之路，而科研人才是创新的根本，各健康管理机构需加大力度吸引医学高层次领军人才，持续营造科研氛围、健全科研人才培养制度、完善科研人才梯队培养制度；除此之外，目前我国健康管理机构各从业人员多为半路转行，部分健康管理科研能力薄弱，且职称晋升路径不清晰缺乏科研动力。想要激发人才创新活力，充分调动科研积极性是关键，应持续探索健康管理人才独立的培养机制，并将科研活动教学化，鼓励多种形式加强科研方法培训，建议重点开展带有健康管理特色的临床干预性研究培训。

最后，坚持高标准建设、深化学科交流与合作。目前我国健康管理学科建设还面临理论研究滞后、学科建设缺乏标准与规范等瓶颈问题。为打破这类瓶颈问题，建议健康管理学科建设需保持以下原则：坚持高标准建设。健康管理作为一种医学服务，在学科建设方面应以国家医学中心与国家区域医疗中心为最高目标开展建设工作，有利于强化健康管理服务体系顶层设计，促进我国健康管理水平提升。同时建议各地区卫健委统筹协调，综合各方力量，制定配套保障措施，保障健康管理医学学科的建立和相关研究的顺利开展；深化交流合作，学习和借鉴其他成熟的临床医学成功经验，引进其他国家健康管理医学相关先进理念和技术，制定适合我国国情的健康管理医学学科建设规划和人才培养体系。总体来讲，以学科建设为纲、加快健康管理医学数字化转型、重视学科带头人和学术梯队的建设，重视理论研究和科技创新、开展学科建设标准与规范研究、优先品质发展是健康管理建设与发展需要重点理解和把握的问题。

B.15 2021~2022年中国健康管理与健康产业会议会展数字化调查报告

杨娉婷　杨赛琪　冯承强　付晗*

摘　要： 本报告通过对全国2021年1月至2022年8月健康管理与健康产业会议会展数字化情况进行调研分析，了解和分析我国健康管理与健康产业会议会展数字化发展的现况、面临问题及解决建议，为我国健康管理领域会议会展数字化情况提供数据支持，为推动数字化会议的发展提供参考。调查发现，会议会展规模和数量较疫情前减小和减少，数字化发展使其呈恢复趋势；会议会展的时间及形式与疫情态势息息相关；线上会议成为标配，双线融合是大势所趋；数字化赋能，实现线下场景线上探索。但健康管理与健康产业会议会展数字化还存在问题和挑战，如数字化创新能力亟待加强，数字化运营能力有待提升，数字化人才体系尚需完善，"数据安全"和"用户隐私"等值得关注的问题。据此提出延伸产业链，促进数字化会议会展生态健康发展，利用智能技术创新会议会展运营管理新模式，培育复合型人才推动健康管理与健康产业会议可持续发展，健全落实制度保障信息安全等相应的对策建议。

关键词： 健康管理　健康产业　会议会展　数字化

---

* 杨娉婷，临床医学博士，中南大学湘雅三医院健康管理科，副主任医师，研究方向：慢性病健康管理；杨赛琪，临床医学硕士，中南大学湘雅三医院健康管理科，主管技师，研究方向：乳腺疾病健康管理；冯承强，北京国卫华阳国际展览有限公司总经理；付晗，健康服务与管理专业学士，湖南医药学院。

一 调查背景与目的

"会议展览服务业"的类别于2002年首度被加入《国民经济行业分类》(GB/T4754—2002)中,定义为"以民间交流、商品促销、国际往来、经贸洽谈等为目的而举办的活动,譬如:会议、展览等"。在2017年的《国民经济行业分类》中,"会议、展览及相关服务业"由小类升级为中类,定义也变更为主要为会议,也可附带其他形式的相关活动,涵盖有场馆租赁、项目策划、安保等。随着我国改革开放持续深化,世界经济格局不断变化,中国会展业也迎来了众多发展契机,特别是会议会展业在管理制度及运营机制方面的革新,带来了行业的跨越式发展。中华医学会健康管理学分会在2007年正式成立,分会的主要工作包括健康管理学研究和临床新技术、新产品的推广以及提高学术交流质量。伴随着健康管理学十余年的飞速发展,以传播健康管理理念、促进健康管理从业者交流为目的的会议会展也得到了长足的发展,从数量和质量上都达到了行业先进水平。

自2020年开始的新冠肺炎疫情,给全球的会议会展行业带来了沉重打击,2021年国际展览联盟(UFI)发布的报告显示,2020年国际会展业的收入较2019年下降了72%。2020年中国大陆举办展会5408场,较2019年下降51%,展出面积7726.61万平方米,较2019年下降48%[①]。疫情对中国会议会展行业带来怎样的影响?会议会展怎样在低迷的大环境下寻找发展的机遇?"数字化转型"和"绿色发展"是从国家战略层面给出的答案。数字经济是我国"十四五"时期发展重点之一。国家统计局发布的《数字经济及其核心产业统计分类(2021)》也将"会议展览及相关活动"纳入其中。2021年2月,国务院发布的《关于加快建立健全绿色低碳循环发展经济体系的指导意见》中涵盖制定会展行业发展绿色标准及办展设施循环使用的内容,以推动会议会展业绿色发展。目前,我国会展业已颁布《会展

---

① 张琼:《数字会展助力中国会展业加快复苏》,《中国外资》2002年第3期。

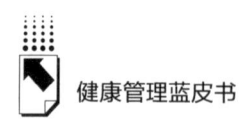

业节能降耗工作规范》《环保展台评定标准》作为行业标准①。

健康管理与健康产业会议会展在疫情防控常态化背景下，跟上整个行业的转型是大势所趋，不仅要实现自身生存发展，还要助力健康管理行业发展需求和国家大健康战略实施。近两年，中国健康管理与健康产业会议会展数字化规模如何？是否顺应趋势进行数字化转型？数字化进程中的机遇和挑战有哪些？遇到的困难和问题又有什么？为了全面了解疫情常态化背景下，我国健康管理与健康产业领域的会议会展数字化情况，为相关行业产业发展提供数据支持，本书编委会特组织了"中国健康管理与健康产业会议会展数字化调查"。调查组对"健康管理"的定义遵循2009年《健康管理概念与学科体系的中国专家初步共识》中的定义，对"会议会展"的定义遵循2017年《国民经济行业分类》中的定义。

二 调查内容与方法

（一）研究对象

2021年1月至2022年8月在我国举办的各类健康管理与健康产业数字化会议会展，包括健康管理学术会议、大健康产业会议、健康博览会、健康峰会等。收集的主要会议信息包括：会议名称、召开时间、举办地、会议性质、主办单位、承办单位、会议主题、参会人数、专家规模、是否有分论坛、分论坛数量、是否有会展公司协助、注册费、会议形式（线上、线下、线上/线下相结合）、会议征文、是否因疫情改期/改线上会议、是否授予学分、学分数、线上观看人次、线上会议形式、是否邀请国外专家、会议是否制作网站、会议宣传平台、会议亮点、会展面积、展商数量、当地防疫相关要求等内容。

---

① 陈泽炎：《会展业：抗疫前行又一年，更期发展高质量》，《中国对外贸易》2022年第2期。

（二）会议召开地域范围

地域范围仅限于我国大陆部分，包括各省区市，不包括香港、澳门和台湾。

（三）调查信息收集

1. 信息获取渠道

本次调查采用发放调查问卷和网络调查相结合的方式。以"健康管理蓝皮书"编委会的名义，向各个健康管理与健康产业会议会展主办、承办、服务单位开展调研工作，发放《关于开展2021~2022年中国健康管理与健康产业会议会展数字化调查的函》。并同时进行网络搜索，涵盖主要会议服务机构网站、公众号，以及中华医学会、各省区市医学会、各省区市医学会健康管理分会、各省区市健康管理学会、各省区市健康管理协会的官网和公众号。

2. 确定搜索关键词

调查开始前，调查组组织健康管理和会议会展领域及会展公司相关专家对搜索的主题词进行讨论和梳理，最终确定了搜索关键词：健康、大健康、健康管理、健康产业、健康体检、健康促进、慢病管理、论健（论剑）、数字化、智能、智慧、信息化等。

3. 数据整理

对调查和搜索结果采用人工进行初步整理，去除重复数据，排除专科会议及健康管理相关委员会的管理类会议。

（四）质量控制

调查组安排专人质控，从调查方案制定、调查问卷设计、调查人员培训和数据录入等方面进行了严格的质量控制和核查。数据录入采用双人录入和核对。

（五）统计学方法

采用Epidate软件进行数据录入，Excel软件建立数据库。计数资料采用百分比描述。

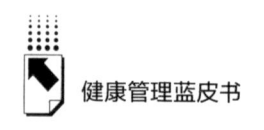

三 调查结果

（一）总体情况

本次共收集到自2021年1月至2022年8月在我国大陆举办的各类健康管理、健康产业会议89场，部分会议信息存在缺失。如77.53%（69/89）的会议调查到了会议形式，59.55%（53/89）的会议调查到了是否有会展公司协助，49.44%（44/89）的会议调查到了实际参会人数，49.44%（44/89）的会议调查到了会议讲课专家人次。

（二）会议时间及地域分布

2021年1月至2022年8月全国各地区举办健康管理、健康产业会议场次分布情况见图1。举办会议场次最多的区域是华东地区20场次（22.47%），举办会议场次最少的区域是西北地区4场次（4.49%）。

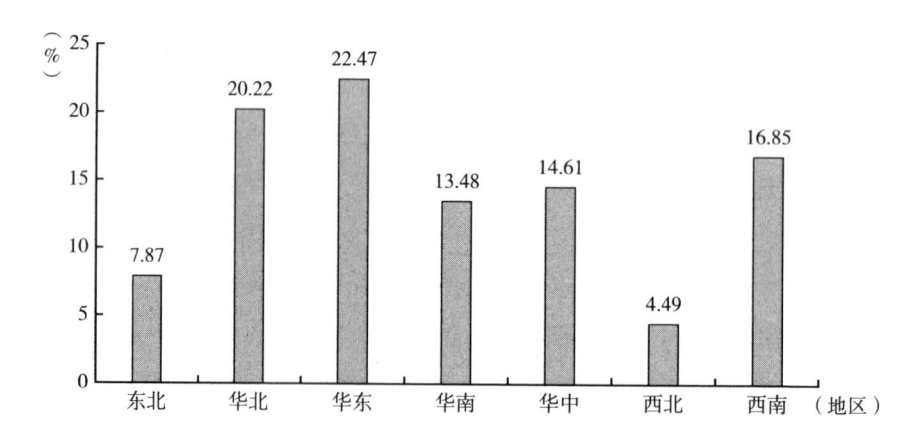

图1 2021年1月至2022年8月全国各地区举办健康管理、健康产业会议场次分布情况

2021年1月至2022年8月全国各地区举办健康管理、健康产业会议季度分布情况见图2。举办会议场次最多的季度是第三季度44场次（49.44%），举办会议场次最少的季度是第一季度7场次（4.49%）。

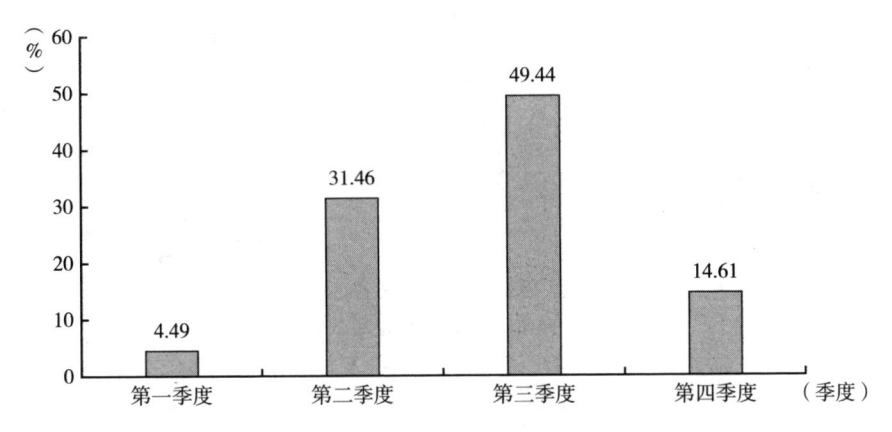

图2　2021年1月至2022年8月全国各地区举办健康管理、健康产业会议季度分布情况

（三）会议形式及会展公司协助情况

共计收集到了69场会议的会议形式，主要的会议形式及占比：线上会议14场（占比20.29%），线上线下相结合会议38场（占比55.07%），线下会议17场（占比24.64%）。在确定有会展公司参与协助的50场会议中，线上会议12场（占比24.00%），线下会议8场（占比16.00%），线上线下相结合会议23场（占比46.00%）。有35场线上会议收集到了线上会议形式，线上会议形式占比见图3。其中，录播+直播和直播两种形式占比均超45%，分别为48.57%（17/35）和45.71%（16/35）；采用单纯录播的会议形式最少，仅占5.72%（2/35）。

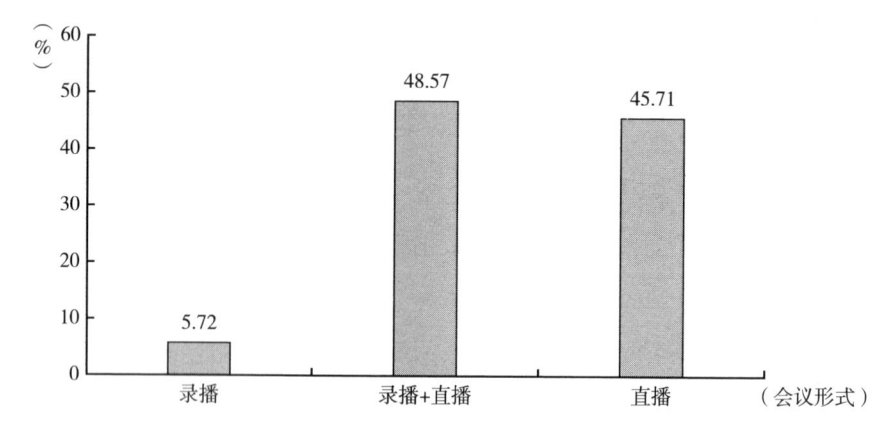

图 3 2021 年 1 月至 2022 年 8 月全国各地区举办健康管理与健康产业线上会议形式情况

（四）会议数字化主题分析

数字化、智能化不仅为会议/会展的顺利开展提供新的服务模式，同时也成为健康管理与健康产业会议的热点和主题，如第七届金陵论健以"创新融合智领发展"为会议主题，"5G+三早"健康管理项目应用试点研讨会以"协同创新应用，数智赋能未来"为会议主题，第一届 2022 中国大健康产业（数字）大会以"大健康＆元宇宙数字赋能"为会议主题等。

（五）会议数字化平台

部分大型会议、年度品牌会议制作了专门的会议网站，用于该会议的注册、宣传、直播、云会展等服务，比如：五湖健康大会、301 论健、健康界峰会、金陵论健等。该类会议共 23 场（占比 25.84%）。

有 47 场会议通过线上平台开展会议宣传和展播，宣传平台使用情况见图 4。其中，有 30 场会议采用"微信公众号+网页"联合形式，占比最多为 63.83%；单纯使用抖音或网页的会议最少，仅各 1 场。

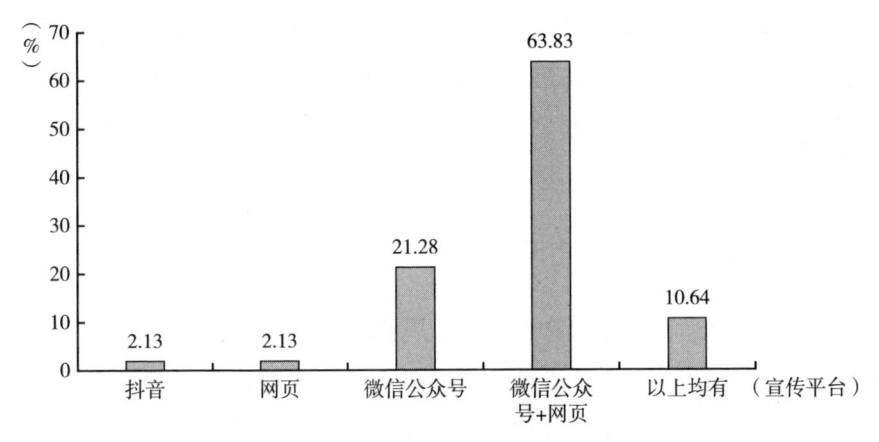

图4 健康管理与健康产业会议会展线上宣传情况

（六）线上会议流量情况

线上会议观看人次见图5，有29场线上会议收集到了参会人次及流量情况。其中，有11场会议有10万（不含）~100万（含）人次参会，占比最多为37.93%（11/29）。

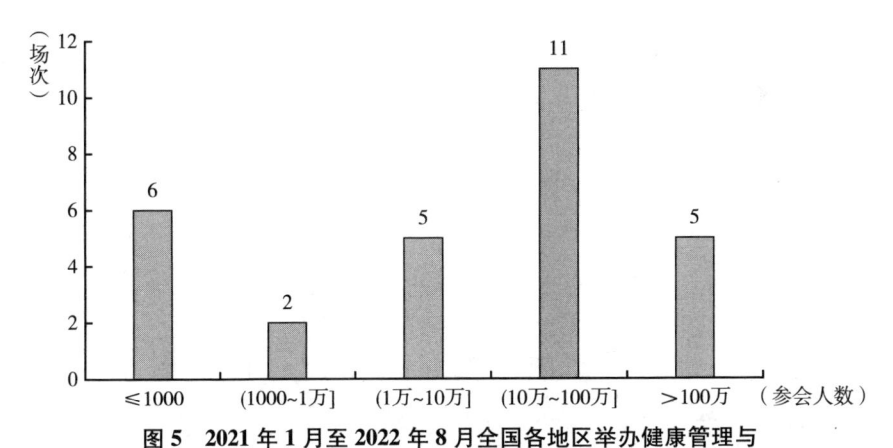

图5 2021年1月至2022年8月全国各地区举办健康管理与
健康产业线上会议参会人数

在专家规模方面，线下会议的专家规模在7~100名，其中"江西省医学会第七次健康管理学年会"共邀请了约100名专家研讨交流，是线下

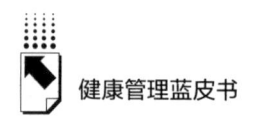

会议中最多的。线上会议和线上线下相结合会议中,专家规模6~783名,其中,"2021泰山科技论坛第二届医养健康产业发展(聊城)峰会"共有近50位院士和近800位专家进行学术报告,是一场专业性极强的学术盛宴。

(七)会议数字化应用场景

目前的健康管理与健康产业会议会展活动中,数字化的应用主要是对已成熟的信息化技术、硬件或者软件的使用及二次开发使用。如照片直播、线上会议直播、数字化签到、人脸识别的闸机等,如2022五湖健康大会,使用了企业云展、会议直播、照片直播等数字化会议会展手段,让不能线下参会者可实时了解会议精华;同时会议还通过线上线下交互式辩论赛,给线上及现场参会人员同时呈现了精彩、激烈的辩论氛围。

常见应用场景情况见图6,包括圆桌会议(论坛)15场、辩论赛(竞赛)4场、工作坊2场、照片墙1场、融媒体采访间1场、直播打赏1场、党建4场、卫星会1场、项目路演2场。

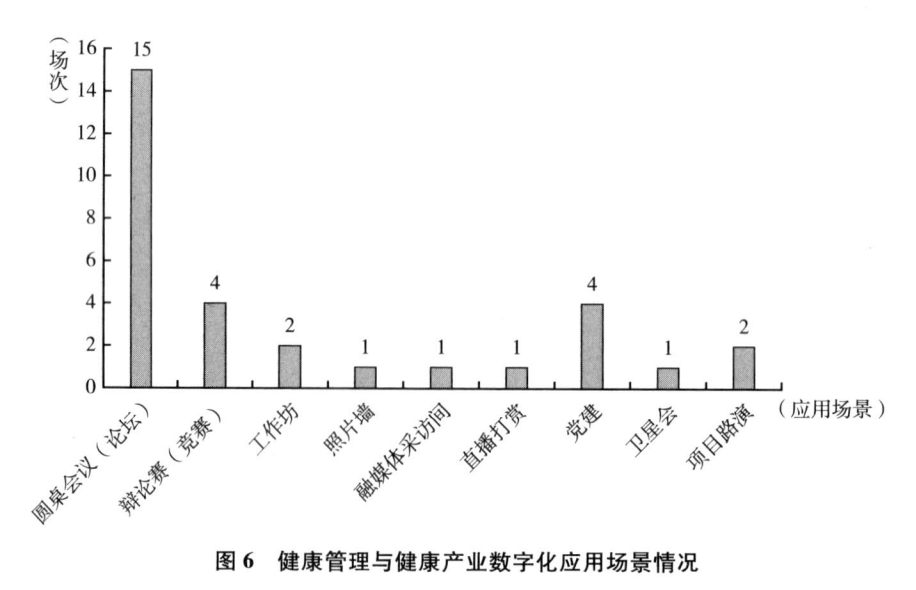

图6 健康管理与健康产业数字化应用场景情况

四 结果分析、存在问题与建议

(一)中国健康管理与健康产业会议会展数字化现状及发现

1. 会议会展规模和数量较疫情前减小和减少，在线会议则渐增大和增加

2021年，全国线下经济贸易会展共举行了5495场，总面积有9183.57万平方米，较疫情前的2019年11033场和14874万平方米的情况是有明显下滑的，但较2020年净增87场和1456.96万平方米，呈现小幅增长[①]。在《中国健康管理与健康产业发展报告（No.3·2020）》[②]中，我们对健康管理与健康产业会议会展发展状况的调查发现，2019年1~12月我国大陆举办的各类健康管理学术类会议有170场，明显多于我们调查到的2021~2022年的会议量。

2021年是我国正式启动"十四五"规划的第一年，在规划中确定了"数字经济"为日后国家经济发展的重要推手[③]。"数字经济"的迅猛开展带动了人工智能、物联网、云计算等数字化技术的蓬勃发展，同时，这些数字化技术也被广泛推广到各行各业中；新技术、新科学和新发展，也为受疫情持续冲击的各行各业提供了全新的解决问题的途径以及在新生态中生存的方式[④]。因此，数字化技术的应用也为疫情之下健康管理和健康产业会议会展的开展雪中送炭，在线下会议会展频频受阻的当下，线上会议、直播（录播）会议、云会展等数字化会议会展形式的应用，让会议数量和规模逐渐恢复。

---

① 中国会展经济研究会：《2021年度中国展览数据统计报告》，https://www.sohu.com/a/551467777_141691?_trans_=000019_wzwza，最后检索时间：2022年10月9日。
② 武留信主编《中国健康管理与健康产业发展报告（No.3·2020）》，社会科学文献出版社，2020，第242~260页。
③ 中共中央纪律检查委员会、中华人民共和国国家监察委员会：《中华人民共和国国民经济和社会发展第十四个五年规划和2035年远景目标纲要》，https://www.ccdi.gov.cn/toutiao/202103/t20210313_237793.html，最后检索时间：2022年10月9日。
④ 付晓：《会议行业如何实现数字化转型?》，《中国会展》2022年第12期。

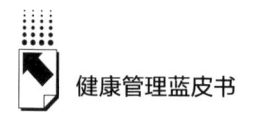

2. 会议会展的时间与形式同疫情态势息息相关

据不完全统计，2021年1月至2022年8月由于各地发生新冠肺炎疫情，全国各级政府共出台疫情防控政策53个，对举办聚集性相关活动进行了规定。对会议形式、会议规模、防控措施等进行了相关要求（见表1）。通过梳理相关防疫规定，我们发现，多地都强调："非必要不举办""能线上不线下"原则，线下会议控制人数（50人以下），超50人（或100人）应向所在地新冠肺炎疫情防控应急指挥部提出书面申请，线下会议延期（或取消）举办，提倡线上会议（或视频会议），落实"谁主办、谁负责""谁审批、谁负责"要求，确实需要举办的需严格审批，制定完善疫情防控方案和应急处置预案等要求。可见新冠肺炎疫情在不同省区间的波动，对健康管理与健康产业会议会展产生了巨大的冲击，为保持安全的社交距离，防止疫情扩散蔓延，常规的线下会议常因为突发疫情而被取消、延期或改线上会议。据统计，此调查共收集到有9场会议由于疫情改期、10场会议由于疫情改线上。例如，第十四届中国健康服务业大会暨中华医学会第十二次全国健康管理学学术会议因受疫情影响，使得原定在第三季度开展的线下会议调整至第四季度线上开展。同时，会议会展形式也发生了重大的模式变革，线上会议形式被广泛应用，成为开展健康管理和健康产业会议会展的新趋势。

表1 2021年1月至2022年8月全国部分城市举办会议疫情防控要求

时间	城市	来源	防疫要求
2021年1月	青岛	青岛市委统筹疫情防控和经济运行工作领导小组（指挥部）（半岛都市报）	原则上不举办大规模聚集性会议活动，确需举办的应严格控制人数和规模。50人以上活动要制定疫情防控方案和预案，报举办地指挥部批准，并严格落实防控措施
2021年2月	济南	《济南市2021年春节期间新冠肺炎等重点传染病疫情防控工作方案》	严格控制大型会议活动数量规模。50人以上活动要制定疫情防控方案和预案，要严把人员健康监测和核酸检测关口；属地领导小组（指挥部）要严格审批

续表

时间	城市	来源	防疫要求
2021年7月	南京	《南京市新型冠状病毒肺炎疫情防控工作指挥部关于进一步强化疫情防控工作的通告》(第1号)	严格控制各类聚集性活动,会议、培训、活动尽量采取线上方式,尽量减少线下大型活动,确需举办的,要按照"谁举办、谁负责"原则,控制人数,落实各项疫情防控措施
2021年7月	陕西	陕西省新冠肺炎疫情防控工作新闻发布会(第三十六场)	各级、各部门、各行业、各单位原则上不再举办或承办各类线下大型会议、活动。确需举办的,要落实举办方主体责任,压缩规模,原则上不超过100人,一律报社区市疫情防控机制审核
2021年8月	北京	北京市第231场新冠肺炎疫情防控工作新闻发布会	严格控制会议、培训等聚集性活动。落实"谁主办、谁负责""谁审批、谁负责"要求。严格执行来京参加会议培训等聚集性活动人员疫情防控要求,最大限度减少人员流动性聚集性风险
2021年8月	四川	四川省应对新型冠状病毒肺炎疫情应急指挥部公告(第17号)	控制会议频次和规模,减少聚会,各类大型活动非必要不举办
2021年8月	厦门	厦门市应对新冠肺炎疫情工作指挥部(2021)第5号通告	各类线下聚集性活动暂停进行
2021年9月	吉林	吉林省松原市新型冠状病毒肺炎疫情防控工作领导小组办公室	原则上不允许审批和举办大型会议,确需举办的,须向属地疫情防控指挥部履行审批程序,并按照"谁主办、谁负责;谁审批、谁负责"的要求,跟踪抓好防控措施落实
2021年12月	浙江	第八十六场新冠肺炎疫情防控工作新闻发布会	按照"非必要不举办、能线上不线下"的原则,严格控制会议活动数量和规模。50人以上会议活动应制定疫情防控方案,并严格落实各项防控措施
2021年12月	全国	国务院联防联控机制综合组《2022年元旦春节期间新冠肺炎疫情防控工作方案》	举办会议应当控制人数,尽量举办线上会议或视频会议,50人以上活动应制定防控方案,严格落实各项防控措施

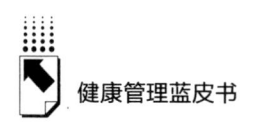

续表

时间	城市	来源	防疫要求
2021年12月	上海	疫情防控工作新闻发布会	对举办大型会议等集体类活动,实施分级审批管理。坚持"非必要不举办"原则,能取消的取消,能延期的延期,能线上的线上。确实需要举办的应缩小规模,严格审批
2021年12月	成都	四川省人民政府网站发布了《四川省新冠肺炎疫情防控工作指南(第五版)》	原则上"非必要不举办",确需举办"谁举办,谁负责",要控制规模、落实防控措施。应严控人数,尽量举办线上或视频会议,50人及以上的线下会议等活动应由主办方制定防控方案
2022年3月	杭州	杭州市疫情防控办《关于疫情期间加强部分公共场所管控和严格控制人员聚集性活动的通知》	"非必要不举办""能线上不线下"原则,"谁举办、谁负责""哪里举办、哪里负责"要求,压减线下会议规模和次数,暂缓或延期举办多城市人员参加大型会议活动。50人以上制定防控方案
2022年3月	深圳	《深圳市福田区新型冠状病毒肺炎疫情防控指挥部通告》(第50号)	大型会议、活动、论坛、演出、展销促销等一律暂停举办
2022年3月	无锡	《关于全面取消各类公众聚集性活动的通告》(第77号)	全面取消全市各类线下节庆、会展、促销、商演等公众聚集性活动
2022年3月	大连	《大连市商务局发布全市商贸流通领域相关企业和单位常态化疫情防控工作具体措施》	各企业和单位要严控人员流动聚集,严格管理研讨会、论坛、培训、促销等人员聚集性活动,未经批准不得举办。如需举办,应向属地防指办报备,并制定相应疫情防控方案
2022年8月	宁波	宁波市疫情防控办《关于全面加强近期全市疫情防控工作的通知》	按"非紧要不举办、能线上不线下"原则。50人以上会议活动需制定疫情防控方案。原则上暂缓举办200人以上的大型会议、展览等人群聚集性活动。确需举办的,需按程序报属地防控办审批

3.线上会议会展成标配，双线融合是大势所趋

从2020年开始，受新冠肺炎疫情的影响，健康管理和健康产业线下会议会展的举办充满了不确定性。在这种情形下，线上会议会展形式作为线下会议会展的备选方案，或者说是线下会议会展的一种有效补充方案，获得主办方的广泛认可。我国会议会展的双线融合发展日益密切，纵观会议会展行业的发展情况，线上与线下的融合过程经历了四个阶段："纯线上"—"大线上小线下"—"大线下小线上"—"线上与线下的融合"[①]。2021年，线上会议会展活动大大多于线下模式，可视化信息交流、内容分享也已成为线上会议会展的主流。特邀专家远程出席、演讲以及进行相关活动的线上传播，对于防控跨地疫情、扩大展会影响，具有不可或缺的作用。双线会议会展各具优势，线上会议会展运用先进信息技术，实现多种会议服务；涉及的范围广，参与人数可以更多，影响力更大。线上会议会展使用的是崭新的在线展示展品的形式，将会展挪至线上，在云会展中实行三维设计、时空行走、企业推荐、视频、图文、音频便捷切换等功能，所有商品都是精心设计的虚拟模型，客户在与之实时互动同时，还可以通过透视看到商品内部构造及云试用。时效性强、覆盖面广、成本较低、匹配度高、绿色环保。但是相比线下会议会展，线上会议会展现场感较弱，对专家的要求高，需要有一个规范的运营模式。

线上与线下会议会展相融合是大趋势，疫情只是快速推动了数字化这一转型的过程。"双线"融合并不是将线上与线下进行割裂分别举办，而是互为补充、相辅相成、一体化的深度融合，线下会议会展可以有线上形式，从而获得更多、更广的参与度，线上会议会展可以有线下形式，从而提升参与和互动的深度，从而实现"1+1>2"的效果。具体融合形式表现为：线上参会参展注册与线下参会参展注册身份与数据的融合，线上营销和线下营销相互引流的深度融合，线上参会参展和线下参会参展形式的自由选择，其数据可融合等。

---

① 王美云、苏永华：《数字与低碳：科技助力会展业变革前瞻》，《中国会展》2022年第3期。

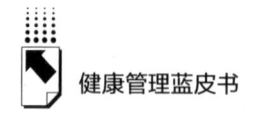

4. 数字化赋能，实现线下场景线上探索

数字化赋能，就是以"数字智能"为核心，使用数字化的技术和工具对会议会展进行数字化的管理，建立新的连接模式，为会议会展参与群体提供数字化的服务，在会议会展活动或社群之中实现参会者参会、学习、社交等行为的数字化，提升参会者的体验①。

此次调查发现，充分利用数字化技术，可积极拓宽会议会展服务的边界，减弱对线下的依赖，将线下场景在线上实现。如圆桌会议原指围绕圆桌举行的会议，没有主席位置，讲究人人平等，是一种平等交流、意见开放的会议形式，被广泛应用于健康管理行业的学术会议当中。在线上会议中，可通过直播、线上连线的形式，使得不同地域的专家在同一时间会聚直播间，开展相关学术讨论，同样可以达到平等、开放交流的效果。又比如辩论赛，它是比赛双方就某一论题展开辩论的一种比赛形式，事实上是就论题开展的对知识储备、思辨能力、语言组织能力、梳理总结能力等综合能力的较量，因此常在各大健康管理业内学术会议中开展。表达同样使用线上直播形式，呈现不同队伍之间的学术对决，还可以与线上数万计的观众实时互动。部分品牌会议情况见表2。

5. 数字化助力，创新会议会展产业化新模式

在数字经济时代，"会议会展+互联网"、双线融合、数字赋能已经成为会议会展业快速发展的"新基石"。以人工智能、移动互联网、大数据为代表的新技术正在日益强劲地为会议会展业注入新的活力。信息通信技术、存储技术、5G、VR/AR、大数据、云计算、物联网和人工智能等技术正在不断渗透于融合到会议会展行业的方方面面，② 有力地推动了会议会展从策划、运营、布置和场控到参会者关系维护的全流程变革再造。

除了疫情前线上注册、线上领取学分等模式外，数字会议会展技术推动了企业云展、AR虚拟展示、企业联动、云洽谈对接等，为参会者提供跨越

---

① 魏仁兴、谢惠心、庄美娜等：《融合视域下人工智能对会展运营范式的改变》，《商展经济》2021年第10期。

② 王燕宇、梁小雨：《二十一世纪最具发展潜力的新兴产业》，《科技智囊》2018年第5期。

表 2 部分品牌会议简介

序号	会议名称	举办时间	主办单位	承办单位	会议介绍	会议规模	会议形式	会议数字化亮点
1	2021 健康界峰会	2021 年 5 月 21~23 日	海南博鳌医学创新研究院、北京协和医院	扬子江药业集团有限公司	致力打造"医疗健康专业知识智享平台",汇聚行业热点话题,以论坛、知识节、展览、竞赛等多样化的形式呈现前沿智慧,链接政府、医院、产业、资本、科技、传媒等健康中国建设的各方力量,聚合先锋思想,展现创新案例,搭建供需桥梁,助力医疗健康从业者行稳致远	分会场 10 个,专家规模约 500 人,线上流量约 50 万人次	采用线上线下相结合形式,线上会议采用直播方式	"图文+直播"、"线上迭会+在线签到"、"直播打赏+答题挑战"、"读书会+创新展",云会展,知识节
2	第七届金陵论健暨 2021 健康管理联合体高峰论坛	2021 年 6 月 11~13 日	中国健康促进基金会、江苏省医学会健康管理学分会南京医学会健康管理学分会等	江苏省人民医院(南京医科大学第一附属医院)健康管理中心	本次会议围绕"创新融合,智领发展"主题,旨在加强学术交流平台,多部门、多产业的交叉融合,提升健康管理学科建设与发展	分会场 9 个,专家规模约 160 人,线下参会人数约 500,线上流量约 100 万人次	采用线上线下相结合形式,线上会议采用"录播+直播"方式	学术报告
3	北大健康论坛·2022 中国人体健康科技促进会健康促进专业委员会第四届年会	2002 年 9 月 12~16 日	中国人体健康科技促进会健康促进专业委员会、北京大学第三医院	诚医汇	旨在加强健康管理及学科建设经验的分享,挖掘健康管理领域的新需求、新知识,同时就运动、心理、早癌筛查及营养等热门健康管理方向展开交流,共同推动健康管理与健康促进事业跨越式的发展	分会场 6 个,专家规模超过 100 人,线上流量大于 10 万人次	采用线上线下相结合形式,线上会议采用直播方式	工作坊、专题培训

续表

序号	会议名称	举办时间	主办单位	承办单位	会议介绍	会议规模	会议形式	会议数字化亮点
4	第十四届中国健康服务业大会暨中华医学会第十二次全国健康管理学学术会议	2021年12月20~23日	中华医学会、中华医学会健康管理学分会	浙江省医学会、浙江省医学会健康管理学分会	以"创新学科建设，助力健康中国"为主题，围绕健康服务业和大健康产业发展的战略部署和重点问题，结合新冠肺炎疫情给我国健康服务业带来的挑战与机遇，深入交流探讨健康服务业和健康管理学科的实践路径与发展模式，健康管理服务体系创建立和完善，人才培养模式创新等热点问题	10个分论坛，全国各品牌健康管理机构分会场收听收看单位数达1500余家，在线人数超14万人次	采用纯线上会议形式，采用直播方式	圆桌论坛
5	2021泰山科技论坛第二届医养健康产业发展（聊城）峰会	2022年12月25~26日	山东省科学技术协会、聊城市人民政府、中共聊城市委	山东省大数据研究会、山东区块链研究会、山东省疼痛医学会等	将文旅产业与健康产业有机结合，立足聊城文旅养健康产业发展需求，通过开展现场调研，将科技创新与区域经济、文化旅游融合发展相结合，给聊城的高质量发展带来了新动力	4个分会场，专家规模783人，线下参会人数322人，线上流量约15万人次	采用线上线下相结合形式，线上会议采用直播方式	座谈交流会、主旨报告会

续表

序号	会议名称	举办时间	主办单位	承办单位	会议介绍	会议规模	会议形式	会议数字化亮点
6	第九届301论健暨第十一届全国体检中心主任高峰论坛"	2022年4月24日~27日	健康报社、解放军总医院、全军健康管理专业委员会等	解放军总医院第二医学中心、健康管理研究院、中华医学会健康管理学分会健康体检与评估学组	会议永恒主题为"聚焦国际前沿,智领学科发展",以介绍推广国际、国内学科前沿为核心,致力于传播健康管理国际前沿理论,阐述健康管理最新动态	5个分会场,专家规模近100人,线上观看230万人次	采用纯线上形式,线上会议采用"录播+直播"方式	青年论坛实战争锋,VR会场体验
7	第十届西湖论健	2022年5月4日~8日	浙江大学医学院附属浙江第二医院、浙江省医师协会全科健康管理专委会等	浙江大学长三角健康科技研究院、杭州青年科技工作者协会(协办)	以AI健康管理学科主题开场,围绕健康管理学科发展和实践路径与提升,产学研并用促进、基层健康管理能力提升,慢病管理、健康思想传播与公益活动,主检医师岗位胜任力提升等诸方面内容展开	推出"这儿聊""案例,慢病健康管理专题报告、主旨报告等系列学术讲座、专家对话、工作坊等,累计10余万人次收看量	采用线上直播形式	专家对话工作坊

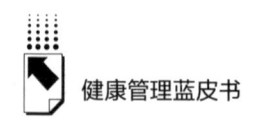

国界和时区的交流体验，各个时间段都能有企业和观众共享线上会展的展示平台，覆盖面比传统会展更广。新的模式促进了信息共享和供需精准匹配，提升了互动体验，拓展了传统展会服务的边界与外延，实现展会管理、服务、信息利用的智慧化；新的模式带来了新的业务和收入，成为延伸会展服务和新的商业模式的手段，实现管理与互动的升级，让会展更具黏性，提高会展整体质量和水平。数字技术在新一轮产业革命之中成为驱动会展创新和提升会展经济水平的新动能。

6. 探索走进"元宇宙"，打破传统线上会议会展壁垒

常规的线上会议会展形式可提供的功能有限，通常只提供音频、视频、课件等传输的基本要求，一定程度上在特殊时期能够有助于活动的有序开展。但与线下会议会展仍有较大的差距，在会议会展的仪式感、沉浸感等方面，线上会议会展的体验感远不如线下。"元宇宙"技术的应用，可打破这一壁垒。

"元宇宙"是使用科学技术方法对现实世界进行连接、交互建立的虚构世界，这个虚拟世界是具有完整社会属性的数字化空间，实质上就是对真实世界的虚拟和数字化，这增强了沉浸式体验感。通过搭建一个"元宇宙"的环境，打造虚拟会议会展场景，用户通过打造虚拟角色，可以让所有参与者都像真实线下活动一样地交流。

"元宇宙"具有逼真性、沉浸性、开放性和协作性，一些健康管理和健康产业会议会展活动中已做一些早期的尝试。比如"2021健康界峰会"利用网络平台，集结了企业云展、峰会直播、全景峰会、相片直播等数字化会议会展手段，充分满足了会议会展的多元需求。部分会议会展基于数字会展平台，集成了3D、VR、数字人等元素，打造沉浸式数字体验虚拟会议会展平台，如"第九届301论健"使用线上VR会场体验，借助"元宇宙"技术，通过手机端或电脑端便可720°全景浏览各主题展厅和会场，为参会者打造一个身临其境的、虚拟的、面对面的、有仪式感的在线参会参展体验，为新冠肺炎疫情影响之下的众多会议提供了当与会者无法到达现场时，观看和互动感更好的解决方法。

(二) 存在问题

1. 健康管理与健康产业会议会展数字化创新能力亟待加强

在以机构或医院为举办主体的健康管理与健康产业会议中，数字化场景应用较少，一般采用录播、线上线下相结合等基本方式。有会展公司参与的健康管理与健康产业会议能够实现基本数字化应用场景，但新型高科技信息技术运用能力如云计算、大数据、物联网、虚拟现实技术等的应用仍然不足，特别是会展线上共享平台、展位体验功能、智慧化会场建设有待加强，当然5G网络环境等新基建发展速度也是制约发展的方面。随着科技的创新，将会议会展从线下到线上，从平面的线上世界，发展成三维立体数字化世界，连接实体空间与虚拟空间、智能空间，使用户能身临其境地进入虚拟的数字化会议空间，打破人与人之间、人与机器之间界限，实现完美融合，是会议会展业下一步发展的目标。

2. 健康管理与健康产业会议会展数字化运营能力有待提升

《中国会展主办机构数字化调研报告（2022）》发现半数以上的会展主办机构已尝试开始了数字化转型，并且从中获得了各类数字化收入，但这部分收入的占比较低，近九成的主办机构数字化收入仅占总收入的10%左右。健康管理与健康产业会议会展也存在同样问题，会展企业通过数字化获得的收入较少，参展企业相对不愿意参加纯线上的展示，更倾向线上线下相结合或线下会展，认为这样更利于沟通和拓展人脉。甚至出现"线上展没效果""还是要回到线下""数字化本质上是服务线下"等观点，这给数字化会展运营模式和收入指标均带来挑战。目前，健康管理与健康产业数字化会议会展的产业链还在不断完善中，新模式下的会议组织、会展策划及整体运营能力还不成熟，特别是部分以医院或者学术机构为举办主体的会议会展活动，在市场营销、广告宣传、招展引资方面的专业化水平较低。

3. 健康管理与健康产业会议会展数字化人才体系尚需完善

《2021年会展业数字化专题调研报告》对从业者的调查显示，84%的人认为疫情对于推动数字化转型具有不同程度的重要作用。快速的转型使得会议

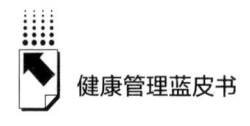

会展领域拥有数字化背景的专业人才严重缺乏，既有健康管理与健康产业专业背景又具备市场营销、项目运营能力的会议会展筹备举办人才较少，部分数字化剪辑制作、摄影摄像、建模和翻译等专业人员需要进一步提升和跨界融合。

4. 健康管理与健康产业会议会展"数据安全"和"用户隐私"值得关注

在数字化蓬勃发展的今天，"数据安全"和"用户隐私"是底线。线上会议会展所提供的数据服务，涉及大量企业信息、用户信息、商业信息的交换及邮件、短信、社交媒体、直播的推广，均需确保获取及应用的合规合法，获得对方充分授权。2021年颁布实施了《中华人民共和国数据安全法》等相关法律法规，不仅规范了网络数据的使用安全，也增强了个人对数据的隐私意识。将来随着会议会展数字化的发展，"数据安全""用户隐私"问题将会大量出现并亟待妥善解决。这对会议会展行业信息安全提出了更高要求。

（三）对策与建议

1. 延伸产业链，促进数字化会议会展生态健康发展

会议会展的线上模式不是照搬线下会议的形式，更不是对线下会展的替换或补充，而是寻求数字化发展的产业链及产业价值的模式创新。健康管理及健康产业会议会展应在双线融合的基础上，积极主动地开展线上会议及会展，应用数字化技术手段，支持前沿学术交流发展，提供产品技术呈现，提升对应服务，实现品牌会议会展的"永不落幕"，将会议向"云上延伸"，弥补疫情防控常态化造成的线下会展在"时间、空间"上的差距，构建线上线下流量矩阵，促进互动，不仅惠及B端（健康管理从业者），也将最终实现对C端（普通民众）的科普和教育。不断升级和扩展会议会展产业链和业态模式，创新会展形式和场景，配合AR技术，营造出身临展馆的视觉效果，搭建3D虚拟展馆，通过全天候在线的直播、回放和咨询等功能，拓展产品展示的时间及周期，提升会展活动服务价值和新媒体连接会展服务的跨界融合，延展产业链。

2. 利用智能技术，创新会议会展运营管理新模式

通过调研发现，会展的参展商和参会人员对线上会议的热衷程度大大低于线下会议,主要原因可能是线上会议的参与感和真实感都不及线下会议,很多会议形式及对参展设备的体验感不佳。利用智能技术如3D可视化、5G网络建设、VR虚拟体验、云计算、大数据等,补齐线上会议参与感的短板是下一步健康管理与健康产业会议会展要重点关注的方向。现场直播、录播、在线客服对产品的讲解及演示,能提升参会者的参与感,加入互动环节、VR虚拟技术能增加会展的娱乐性,让参会者重新建立线上会议的参与感不比线下会议差的认知。并且线上会议会展有别于线下会议会展的组织构架,要重构管理运营模式,如会议布展、人员应用、产品运营等方面都需要重新定义。利用数字化模式,对会议招商、布展、场地设计、平台搭建等方面进行在线管控,对网上注册、学分领取、报道缴费、项目咨询、商务签约等提供云服务。改造升级传统会展模式,运用现代化技术手段更新健康管理与健康产业会议会展业的组织架构和产业结构,促进相关经济的长效发展[1]。

3. 培育复合型人才,推动健康管理与健康产业会议可持续发展

线上会展对组织和参与人员的专业知识有了更高的要求,需要具有广告策划、新闻写作、动漫设计、计算机建模、医疗健康和健康管理等跨界交叉的知识,并能将这些知识和能力应用于线上会议的开展。未来的会展需要复合型人才,这为高校及职业学校提出了人才培养的需求,制定新的人才培养模式及方案,为未来储备人才。目前已从事会议会展行业的人员也要跟随数字化会展的要求,进行能力提升,优化专业人才队伍。提升学历结构、学习新的数字化技能、在交叉领域融合、养成终身学习的习惯等都是个人发展的方向。同时,会展管理机构及健康管理相关组织,可尝试将线上会展与产业优势相结合,尝试开展数字化会展实践的培训及认证,培养从业人员对数字化会展的实际操作能力。

4. 健全落实制度,保障信息安全

从国家层面健全相关制度并严格遵守落实,将"数据安全"和"隐私

---

[1] 郑薇:《疫情影响背景下成都市双线会展融合发展研究》,云南财经大学硕士学位论文,2022。

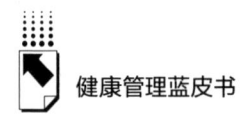

保护"作为行业要遵守的底线，深入会议会展的各个环节，在项目管理与合同条款之中建立独立的风险应对和保护条款，通过制度、规则、意识、合同条款等各个方面予以遵守和保护。同时，运用先进技术、智能算法能力进行整合、梳理、呈现，为行业提供适配的、符合网络安全保护等级的数据服务。

B.16
我国健康检查率的发展趋势报告

宋晓琴 刘琳 邢玉荣*

摘　要： 提取中国统计年鉴总人口数和健康检查人数的数据指标，计算2011~2020年全国总体健康检查率（健康检查人数/总人口数）及2016~2020年我国七大区及各省份的健康检查率，整体分析我国健康体检行业发展现状、变化趋势与存在问题，并据此提出对策建议。2011~2020年我国的健康检查率稳步上升，覆盖总人口数的30%；我国七大区的经济发展不均衡，医疗卫生费用支出规模不均等，导致不同区域健康检查率的差异较大；同时我国各省区市政府对健康体检的扶持政策不同，健康体检（管理）机构服务能力有所差别，引起各省区市健康检查率的较大变化；居民健康素养水平及新冠肺炎疫情亦是健康检查率的影响因素。亟须对经济相对落后地区提出针对性的扶持政策，提高居民健康素养水平，为人民提供全方位全周期的健康管理服务。

关键词： 健康体检　健康管理　健康素养

随着人们对现代生活质量要求的提高和在健康理念与常识的普及教育下，国民的健康意识不断增强，健康理念的内涵日益丰富，对健康体检的作用与效果日益重视，体检需求在逐步扩大。2013年，国务院发布了《关于

---

* 宋晓琴，博士，郑州大学第一附属医院体检中心副研究员，主要研究方向为慢病健康管理等；刘琳，空军特色医学中心研究部助理研究员，主要研究方向为飞行人员健康管理；邢玉荣，郑州大学第一附属医院体检中心副主任，主任护师，主要研究方向为慢病健康管理等。

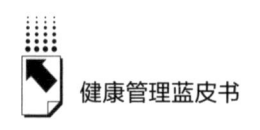

促进健康服务业发展的若干意见》（国发〔2013〕40号），正式将健康管理作为健康服务业的重要组成部分和新的业态。2016年8月29日，党中央、国务院召开了卫生与健康大会，并相继发布了《"健康中国2030"规划纲要》《国家"十三五"卫生与健康规划》《中国防治慢性病中长期规划（2017—2025年）》等重要决策文件，为我国健康体检（管理）提供了较大的政策支持和发展空间。2019年7月9日，国家卫生健康委负责制定了《健康中国行动（2019—2030年）》的发展战略，国务院成立了健康中国行动推进委员会，围绕疾病预防和健康促进两大核心，促进以治病为中心向以人民健康为中心转变，将健康体检及健康管理推向了新的高度。

为全面了解我国健康体检行业发展现状、变化趋势与存在问题，分析我国不同地区对健康体检的重视程度，扩大健康体检服务效应，为政府决策提供客观数据支持，本报告将2011~2020年全国总体健康检查率（健康检查人数/总人口数）及2016~2020年我国七大区及各省份的健康检查率进行汇总及梳理，分析我国健康检查率的发展变化趋势，找出影响其变化的因素，并提出针对性的建设意见。

一 数据来源

从国家统计局官方网站查询中国统计年鉴，从《2021年中国统计年鉴》"人口"章节，获得2011~2020年全国人口总数及2016~2020年我国各省区市分地区年末人口数；从《中国统计年鉴》"卫生和社会服务"章节分地区医疗卫生机构门诊服务情况的指标中，抽取健康检查人数的详细数据。将提取数据进行归类处理，整理成规范统一的Excel表格，并进一步统计分析。

二 我国健康检查率的发展状况

（一）2011~2020年我国总体健康检查率的发展趋势

国家统计局2011年首次将健康检查人数列入中国统计年鉴，本报告将

2011~2020年我国总人口数及健康检查人数的详细记录数据进行整理,以观察十年来我国健康体检的发展趋势。2011年我国总人口数为134916万人,其中健康检查人数为34369.6万人,健康检查率为25.47%,为10年来最低;2013年我国总人口数为136726万人,其中健康检查人数为38832.57万人,健康检查率为28.40%;2014年和2015年稍有降低,2016年我国总人口数为139232万人,其中健康检查人数为45290.13万人,健康检查率为32.53%,为10年来最高;2017年后健康检查率下降,均在30%上下波动;2020年新冠肺炎疫情突发,健康检查人数为43093.82万人,健康检查率为30.52%,具体人数及指标见表1,发展趋势见图1。

表1 2011~2020年我国总体健康检查率的发展趋势

年份	总人口数(万人)	健康检查人数(万人)	健康检查率(%)
2011	134916	34369.60	25.47
2012	135922	36702.68	27.00
2013	136726	38832.57	28.40
2014	137646	37305.56	27.10
2015	138326	38457.90	27.80
2016	139232	45290.13	32.53
2017	140011	41855.78	29.89
2018	140541	43534.76	30.98
2019	141008	44353.00	31.45
2020	141212	43093.82	30.52

(二)2016~2020年我国七大区健康检查率的发展趋势

按照《中国自然地理》教材及众多权威专家编写的共识,中国分为七大区:东北地区、华东地区、华北地区、华中地区、华南地区、西南地区和西北地区。由于我国不同区域经济发展不均衡,健康检查人数相差较大,健康检查率也高低不同。华南地区的健康检查率最高,2016~2020年分别为

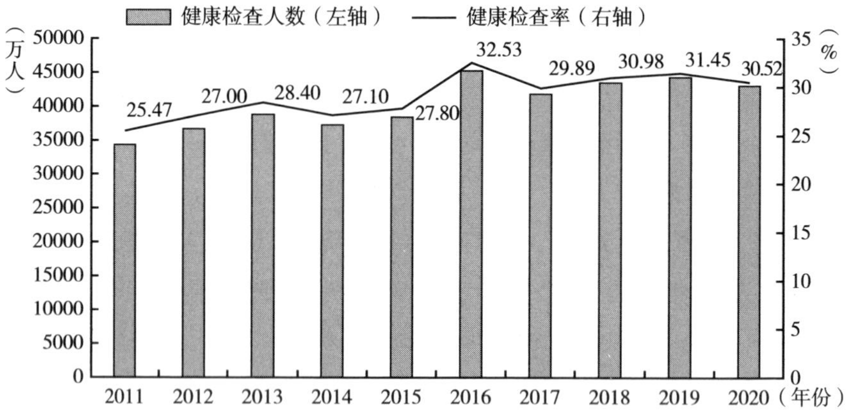

图1 2011~2020年中国总体健康检查率的发展趋势

33.07%、33.64%、36.17%、37.55%、37.15%；华东地区、西北地区的健康检查率接近，均超过30%；华北地区、华中地区和西南地区的健康检查率为24%~32%，东北地区的健康检查率最低，2016~2020年分别为18.89%、19.83%、20.59%、21.59%、18.77%，具体指标见表2，发展趋势见图2。

表2 2016~2020年我国七大区健康检查率的发展趋势

单位：%

区域	2016年	2017年	2018年	2019年	2020年
东北地区	18.89	19.83	20.59	21.59	18.77
华东地区	30.43	33.47	34.92	34.66	33.38
华北地区	24.05	25.16	26.01	26.65	24.51
华中地区	27.22	28.18	28.82	26.70	28.03
华南地区	33.07	33.64	36.17	37.55	37.15
西南地区	27.23	28.97	29.19	30.21	31.24
西北地区	32.04	32.91	32.97	38.29	32.36

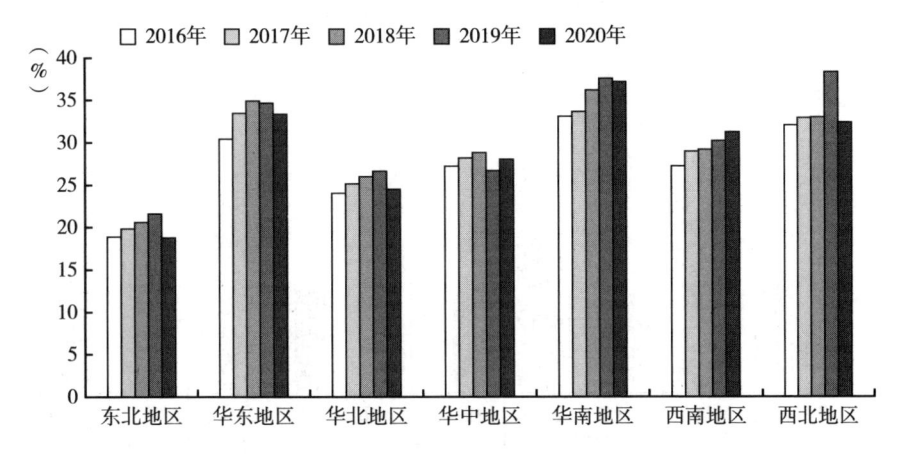

图 2 2016~2020 年我国七大区健康检查率的发展趋势

将 2016~2020 年七大区域健康检查率的最低值和最高值分别统计列表（见表 3），以了解不同区域健康检查率的差别，见表 3。总体来看，东北地区的健康检查率五年来均处于全国最低水平，西南地区和西北地区由于西藏自治区和新疆维吾尔自治区极高的健康检查率而最高值显著提高。2016~2020 年我国七大区健康检查率的最低值和最高值比较（见图 3）。

表 3 2016~2020 年我国七大区健康检查率的最低值和最高值比较

单位：%

区域	2016 年		2017 年		2018 年		2019 年		2020 年	
	最低值	最高值	最低值	最高值	最低值	最高值	最低值	最高值	最低值	最高值
东北地区	16.62	21.56	18.09	22.17	17.99	22.68	19.85	23.62	17.44	20.09
华东地区	22.95	41.02	24.84	44.89	24.33	48.52	26.27	48.23	25.53	45.83
华北地区	20.11	37.75	20.28	38.98	21.59	43.45	21.06	44.31	21.03	35.63
华中地区	24.94	30.22	24.54	30.42	24.04	31.94	23.85	28.02	24.59	34.82
华南地区	22.87	35.60	23.48	36.48	21.21	39.46	22.43	41.68	22.51	40.48
西南地区	20.86	41.82	21.42	50.89	21.90	50.24	21.47	49.57	22.29	48.27
西北地区	22.94	44.28	25.52	47.75	26.19	46.90	28.85	64.81	26.78	47.03

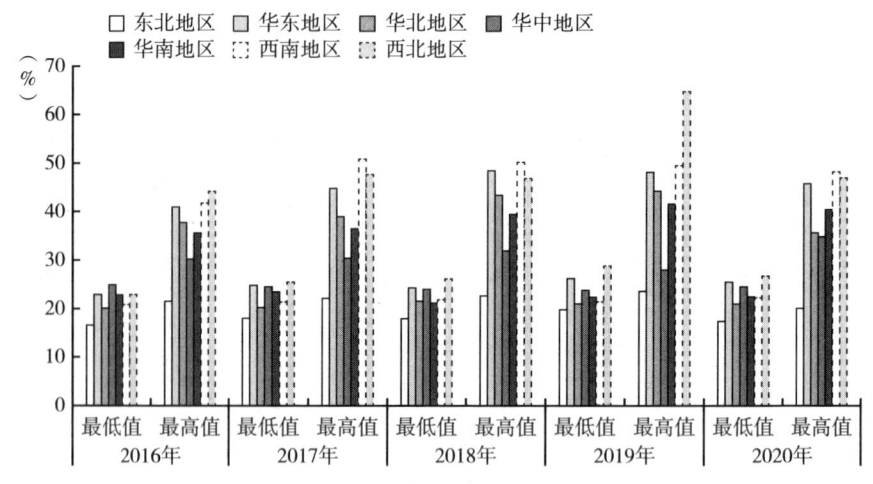

图3 2016~2020年我国七大区健康检查率的最低值和最高值比较

（三）2016~2020年我国各省区市健康检查率的发展趋势

将我国31个省区市2016~2020年健康检查人数及年末总人口数进行整理列表，计算出健康检查率，见表4。

东北地区包括3个省，为辽宁省、吉林省、黑龙江省。2016~2019年东北地区健康检查率呈现逐年上升的趋势，但2020年新冠肺炎疫情的突发，导致健康检查率有所下降，仅为18.77%。东北地区以辽宁省的健康检查率最高，2016~2020年分别为21.56%、22.17%、22.68%、23.62%和20.09%；吉林省次之，分别为17.44%、18.09%、20.44%、20.37%和17.44%；黑龙江省最低，分别为16.62%、18.18%、17.99%、19.85%和17.99%，2016~2020年东北三省健康检查率的发展趋势见图4。

华东地区包括六省一市，为江苏省、浙江省、安徽省、福建省、江西省、山东省、上海市。2016~2020年华东地区健康检查率分别为30.43%、33.47%、34.92%、34.66%和33.38%，均超过30%。华东地区以浙江省的健康检查率为最高，近五年分别为41.02%、44.89%、48.52%、48.23%和45.83%，2019年健康检查人数达到高峰值；上海市次之，近五年分别为35.69%、38.91%、40.44%、41.13%、37.56%；再次为江苏省

我国健康检查率的发展趋势报告

表 4 2016~2020 年我国各省份健康检查人数发展变化

地区	2016 年			2017 年			2018 年			2019 年			2020 年		
	健康检查人数	总人口数	%	健康检查人数	总人口数	%	健康检查人数	总人口数	%	健康检查人数	总人口数	%	健康检查人数	总人口数	%
合计	45290.13	139232	32.53	41855.78	140011	29.89	43534.76	140541	30.98	44353.00	141008	31.45	43093.82	141212	30.52
东北地区	1956.31	10357	18.89	2030.47	10237	19.83	2079.56	10102	20.59	2154.95	9980	21.59	1843.69	9825	18.77
辽宁省	933.08	4327	21.56	955.79	4312	22.17	973.31	4291	22.68	1010.25	4277	23.62	854.76	4255	20.09
吉林省	447.64	2567	17.44	456.89	2526	18.09	507.76	2484	20.44	498.63	2448	20.37	418.32	2399	17.44
黑龙江省	575.59	3463	16.62	617.79	3399	18.18	598.49	3327	17.99	646.07	3255	19.85	570.61	3171	17.99
华东地区	12608.12	41438	30.43	13964.56	41725	33.47	14653.39	41964	34.92	14619.55	42176	34.66	14146.18	42383	33.38
上海市	880.50	2467	35.69	959.60	2466	38.91	1000.91	2475	40.44	1020.39	2481	41.13	934.48	2488	37.56
江苏省	2786.43	8381	33.25	3059.81	8423	36.33	3286.70	8446	38.91	3360.58	8469	39.68	3326.03	8477	39.24
浙江省	2490.95	6072	41.02	2769.60	6170	44.89	3043.54	6273	48.52	3074.48	6375	48.23	2964.00	6468	45.83
安徽省	1390.54	6033	23.05	1504.86	6057	24.84	1478.16	6076	24.33	1659.76	6092	27.24	1731.15	6105	28.36
福建省	921.51	4016	22.95	1016.93	4065	25.02	1075.63	4104	26.21	1086.77	4137	26.27	1062.43	4161	25.53
江西省	1283.60	4496	28.55	1500.99	4511	33.27	1558.27	4513	34.53	1401.69	4516	31.04	1283.90	4519	28.41
山东省	2854.59	9973	28.62	3152.77	10033	31.42	3210.18	10077	31.86	3015.88	10106	29.84	2844.19	10165	27.98
华北地区	4079.65	16963	24.05	4265.40	16956	25.16	4402.95	16925	26.01	4512.09	16934	26.65	4150.39	16933	24.51
北京市	828.54	2195	37.75	832.57	2194	37.95	952.45	2192	43.45	970.35	2190	44.31	779.92	2189	35.63
天津市	433.25	1443	30.02	549.55	1410	38.98	484.23	1383	35.01	547.86	1385	39.56	363.76	1387	26.23
河北省	1483.20	7375	20.11	1502.58	7409	20.28	1603.43	7426	21.59	1567.97	7447	21.06	1569.90	7464	21.03
山西省	803.20	3514	22.86	863.23	3510	24.59	809.59	3502	23.12	866.54	3497	24.78	891.01	3490	25.53
内蒙古	531.46	2436	21.82	517.47	2433	21.27	553.25	2422	22.84	559.37	2415	23.16	545.80	2403	22.71

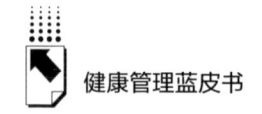

续表

地区	2016年 健康检查人数	2016年 总人口数	2016年 %	2017年 健康检查人数	2017年 总人口数	2017年 %	2018年 健康检查人数	2018年 总人口数	2018年 %	2019年 健康检查人数	2019年 总人口数	2019年 %	2020年 健康检查人数	2020年 总人口数	2020年 %
华中地区	6066.36	22288	27.22	6303.11	22366	28.18	6460.59	22416	28.82	5997.95	22468	26.70	6260.11	22331	28.03
河南省	2635.83	9778	26.96	2990.13	9829	30.42	3150.74	9864	31.94	2774.57	9901	28.02	2625.73	9941	26.41
湖北省	1778.29	5885	30.22	1685.31	5904	28.55	1714.65	5917	28.98	1639.88	5927	27.67	2000.58	5745	34.82
湖南省	1652.24	6625	24.94	1627.67	6633	24.54	1595.20	6635	24.04	1583.50	6640	23.85	1633.80	6645	24.59
华南地区	5861.40	17722	33.07	6062.74	18020	33.64	6610.30	18277	36.17	6934.60	18466	37.55	6929.79	18655	37.15
广东省	4239.74	11908	35.60	4429.60	12141	36.48	4872.79	12348	39.46	5202.81	12489	41.68	5109.78	12624	40.48
广西省	1402.81	4857	28.88	1404.95	4907	28.63	1529.24	4947	30.91	1508.63	4982	30.28	1592.18	5019	31.72
海南省	218.85	957	22.87	228.19	972	23.48	208.27	982	21.21	223.16	995	22.43	227.83	1012	22.51
西南地区	5482.53	20136	27.23	5873.89	20278	28.97	5944.01	20363	29.19	6182.45	20462	30.21	6411.65	20526	31.24
重庆市	751.83	3110	24.17	790.06	3144	25.13	819.95	3163	25.92	910.83	3188	28.57	1025.35	3209	31.95
四川省	2823.65	8251	34.22	3055.34	8289	36.86	3060.09	8321	36.78	3135.07	8351	37.54	3140.33	8371	37.51
贵州省	784.04	3758	20.86	845.61	3803	22.24	856.23	3822	22.40	826.09	3848	21.47	859.99	3858	22.29
云南省	980.81	4677	20.97	1005.27	4693	21.42	1029.88	4703	21.90	1131.53	4714	24.00	1209.30	4722	25.61
西藏	142.20	340	41.82	177.61	349	50.89	177.86	354	50.24	178.93	361	49.57	176.68	366	48.27
西北地区	3235.78	10099	32.04	3355.61	10197	32.91	3383.94	10263	32.97	3951.39	10319	38.29	3352.04	10360	32.36
陕西省	888.84	3874	22.94	996.39	3904	25.52	1029.35	3931	26.19	1137.69	3944	28.85	1059.29	3955	26.78
甘肃省	935.25	2520	37.11	793.31	2522	31.46	775.33	2515	30.83	741.25	2509	29.54	676.32	2501	27.04
青海省	147.61	582	25.36	184.04	586	31.41	163.67	587	27.88	164.31	590	27.85	164.18	593	27.69
宁夏	188.98	695	27.19	197.72	705	28.05	233.60	710	32.90	249.56	717	34.81	234.30	721	32.50
新疆	1075.10	2428	44.28	1184.15	2480	47.75	1181.99	2520	46.90	1658.58	2559	64.81	1217.95	2590	47.03

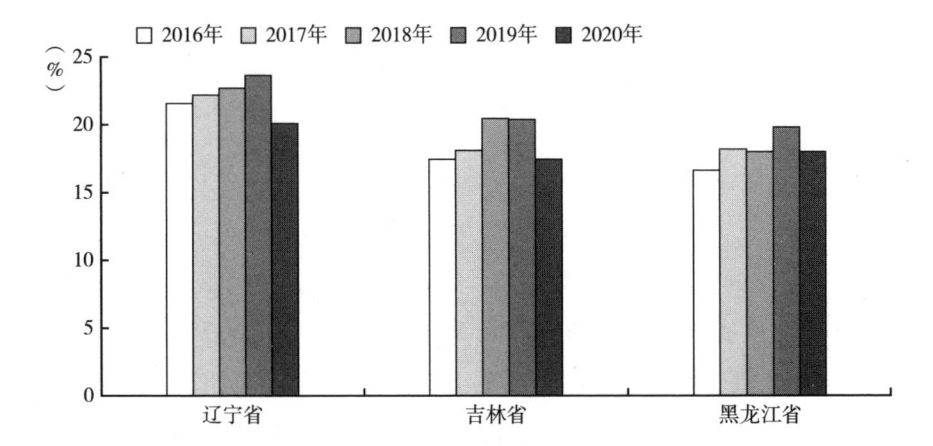

图4　2016~2020年东北地区健康检查率的发展趋势

（33.25%、36.33%、38.91%、39.68%、39.24%），江西省（28.55%、33.27%、34.53%、31.04%、28.41%），山东省（28.62%、31.42%、31.86%、29.84%、27.98%），福建省（22.95%、25.02%、26.21%、26.27%、25.53%）和安徽省（23.05%、24.84%、24.33%、27.24%、28.36%）的健康检查率较低。值得注意的是，安徽省2020年的健康检查率为近五年最高，并未受到新冠肺炎疫情的影响。2016~2020年华东地区健康检查率的发展趋势见图5。

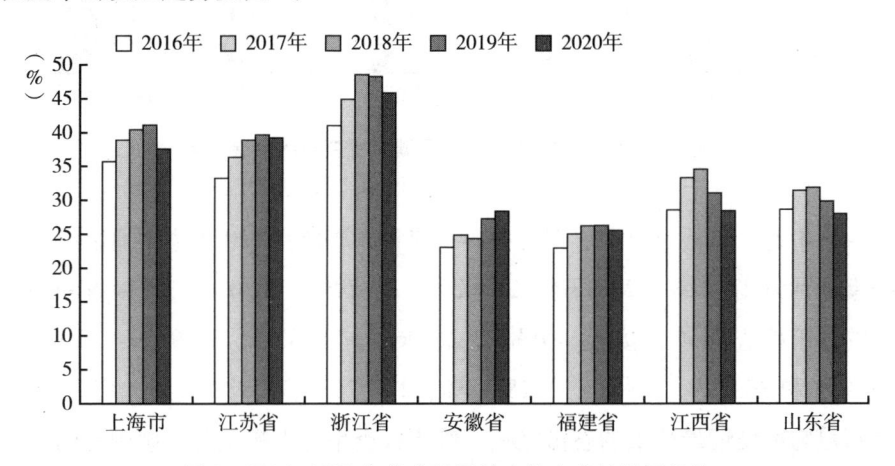

图5　2016~2020年华东地区健康检查率的发展趋势

华北地区包括5个省份，为北京市、天津市、河北省、山西省、内蒙古自治区。2016～2020年华北地区健康检查率分别为24.05%、25.16%、26.01%、26.65%、24.51%，在25%上下波动。其中北京市的健康检查率最高，为37.75%、37.95%、43.45%、44.31%、35.63%，天津市次之，为30.02%、38.98%、35.01%、39.56%、26.23%；2020年两个直辖市的健康检查人数均有大幅减少，为五年来最低；山西省近五年的健康检查率为22.86%、24.59%、23.12%、24.78%、25.53%，2020年为最高；内蒙古自治区的健康检查率为21.82%、21.27%、22.84%、23.16%、22.71%；河北省的健康检查率最低，为20.11%、20.28%、21.59%、21.06%、21.03%。2016～2020年华北地区健康检查率的发展趋势见图6。

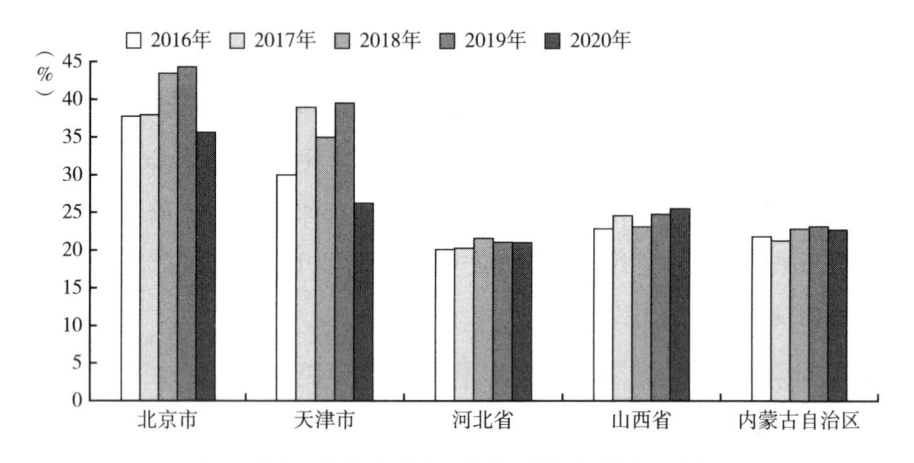

图6 2016~2020年华北地区健康检查率的发展趋势

华中地区包括河南省、湖北省、湖南省。2016~2020年华中地区健康检查率分别为27.22%、28.18%、28.82%、26.70%、28.03%。河南省和湖北省的健康检查率较为接近，分别为26.96%、30.42%、31.94%、28.02%、26.41%和30.22%、28.55%、28.98%、27.67%、34.82%；湖北省是2020年新冠肺炎疫情最严重的省份之一，健康检查率却大幅上升；湖南省的健康检查率较低，为24.94%、24.54%、24.04%、23.85%、24.59%，尚未达到

25%，有待于进一步加强健康体检的宣传及推广。2016~2020年华中地区3个省份健康检查率的发展趋势见图7。

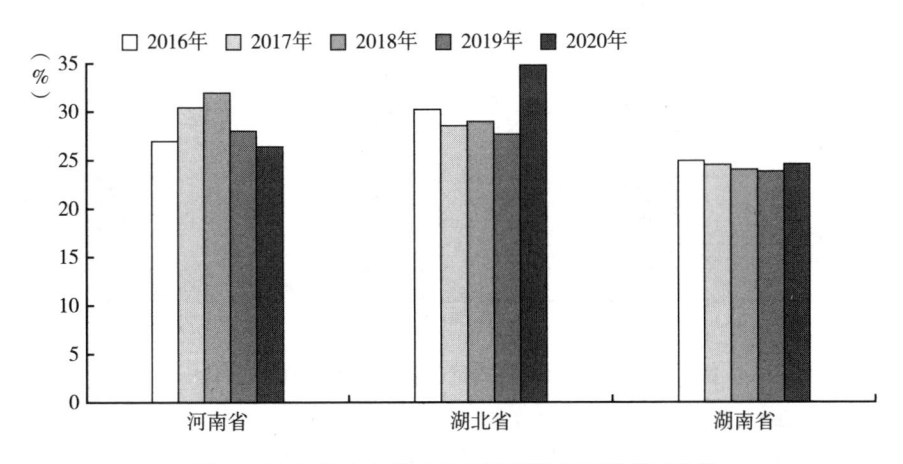

图7　2016~2020年华中地区健康检查率的发展趋势

华南地区包括广东省、广西壮族自治区、海南省。2016~2020年，华南地区健康检查率分别为33.07%、33.64%、36.17%、37.55%、37.15%，在全国居最高水平，其中广东省的五年健康检查率为35.60%、36.48%、39.46%、41.68%、40.48%，2019年和2020年均超过40%；而广西壮族自治区和海南省的健康检查率较低，分别为28.88%、28.63%、30.91%、30.28%、31.72%和22.87%、23.48%、21.21%、22.43%、22.51%。2016~2020年华南地区3个省份健康检查率的发展趋势见图8。

西南地区包括重庆市、四川省、贵州省、云南省和西藏自治区。2016~2020年，西南地区健康检查率分别为27.23%、28.97%、29.19%、30.21%、31.24%，2020年为最高；其中西藏自治区的健康检查率遥遥领先，为我国最高的省份，2016~2020年分别为41.82%、50.89%、50.24%、49.57%、48.27%，2017~2018年均超过了50%；其次为四川省，五年健康检查率为34.22%、36.86%、36.78%、37.54%、37.51%；重庆市次之，为24.17%、25.13%、25.92%、28.57%、31.95%；贵州省和云南省的健康检查率较低，分别为20.86%、22.24%、22.40%、21.47%、22.29%和

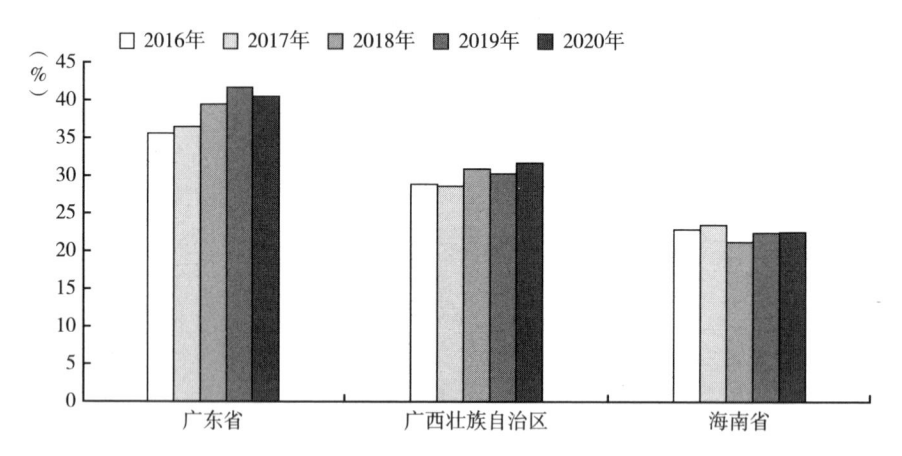

图 8　2016~2020 年华南地区健康检查率的发展趋势

20.97%、21.42%、21.90%、24.00%、25.61%。值得关注的是，2020 年除了西藏自治区、四川省的健康检查率有所下降，其余 3 省市的健康检查率均有不同程度的上升。2016~2020 年西南地区各省区市健康检查率的发展趋势见图 9。

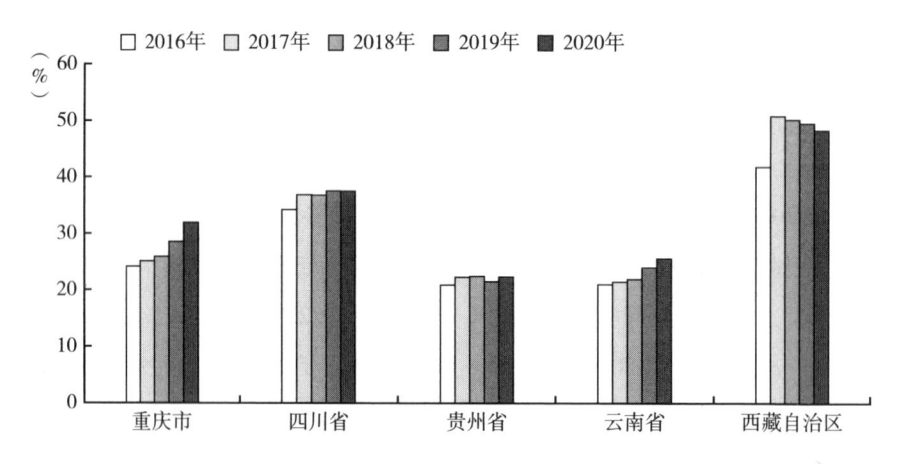

图 9　2016~2020 年西南地区健康检查率的发展趋势

西北地区包括三省两区，2016~2020 年西北地区健康检查率分别为 32.04%、32.91%、32.97%、38.29%、32.36%，均超过了 30%。其中新疆维吾尔自治区为最高，五年健康检查率为44.28%、47.75%、46.90%、64.81%、47.03%，2019年高达64.81%；其次为甘肃省，五年健康检查率为37.11%、31.46%、30.83%、29.54%、27.04%，2020年下降幅度较大；宁夏回族自治区再次之，五年健康检查率为27.19%、28.05%、32.90%、34.81%、32.50%，2019年为最高；青海省的五年健康检查率较为平缓，为25.36%、31.41%、27.88%、27.85%、27.69%；陕西省为西北地区最低的省份，五年健康检查率为22.94%、25.52%、26.19%、28.85%、26.78%。2016~2020年西北地区各省区健康检查率的发展趋势见图10。

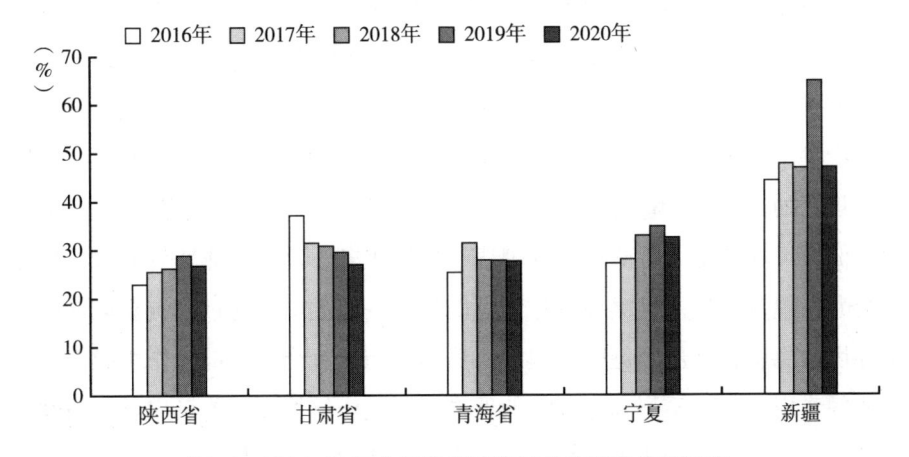

图10 2016~2020年西北地区健康检查率的发展趋势

三 我国健康检查率发展变化的主要发现与对策建议

（一）2011~2020年我国的健康检查率稳步上升，覆盖总人口数的30%

2009年8月5日中华人民共和国卫生部颁布《健康体检管理暂行规定》（卫医政发〔2009〕77号），明确提出健康体检的概念和相关规定，随着我国公共卫生体系不断完善，国民卫生保健支出随之出现大幅增长，我国健康

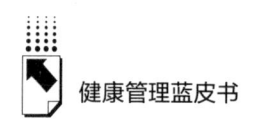

体检行业也进入快速发展时期。2011年《中国卫生健康统计年鉴》正式将健康检查人数列为各地区医疗卫生机构门诊服务指标，凸显了健康体检的重要性。2011年健康检查率为25.47%，2016年升高至32.53%，2019年为31.45%，2020年为30.52%，十年来的健康检查率提高了5.05个百分点，覆盖面更广，受众人数更多。据统计，"十三五"期间我国健康体检人次年复合增长率为4.58%，2019年达4.44亿人次，体检行业市场规模达1717亿元。

2020年，《中共中央关于制定国民经济和社会发展第十四个五年规划和二〇三五年远景目标的建议》（简称"十四五"规划）指出，把保障人民健康放在优先发展的战略位置，坚持预防为主的方针，深入实施健康中国行动，完善国民健康促进政策，织牢国家公共卫生防护网，为人民提供全方位全周期健康服务[①]。2022年国务院办公厅发布《关于印发"十四五"国民健康规划的通知》，增加规范化健康管理服务供给，发展高危人群健康体检、健康风险评估、健康咨询和健康干预等服务，落实行业监管职责，促进社会办医规范发展。健康检查作为预防的第一道关口，通过筛查获取健康信息和风险隐患，在后续健康管理、疾病预防乃至整个生态链协作中起着至关重要的作用。在一系列利好政策的促进下，健康体检发展前景广阔，与健康管理、健康保险等行业不断整合，将实现快速化、规范化、标准化的发展。

（二）我国七大区的经济发展不均衡，医疗卫生费用支出规模不均等，导致不同区域健康检查率的差异较大

数据分析结果显示，我国不同地理分区的健康检查率参差不齐，且差异较大。华南地区最高为37.55%，而东北地区最高仅为21.59%，两者相差了15.96个百分点，究其原因，主要是不同区域经济发展水平严重不平衡，医疗卫生费用支出比例差异明显。我国七大区的经济发展通常受到多种因素

---

① 中华人民共和国中央人民政府：《中共中央关于制定国民经济和社会发展第十四个五年规划和二〇三五年远景目标的建议》，http://www.gov.cn/zhengce/2020-11/03/content_5556991.htm，最后访问时间：2022年10月22日。

的影响，例如地理位置、工农业经济基础、自然资源禀赋、交通区位、市场状况、科技教育水平、人口数量和素质、政策条件等。不同区域的区位条件不同，而使得区域的经济发展水平和发展阶段存在较大的差异。国家统计局数据显示，华南地区是我国经济发展的重要引擎，属于全国前沿阵列，以广东省为例，2019年GDP达到107671.07亿元并领跑全国，全省医疗卫生公共预算支出大幅增加，卫生总费用占全省GDP的5.7%（6143.7亿元），位列全国第一。东北地区的经济发展在全国相对落后，东北三省的经济都一定程度上出现了衰退现象，在人口方面也呈现净流出的局面，某些区域出现了"收缩型城市"，医疗卫生支出也随之下滑，导致健康检查率也偏低。此外，我国华东地区是我国经济规模最大、常住人口最多的区，华北地区、华中地区整体经济水平处于中游；西北、西南地区经济规模小、人均收入低等现象突出。如何合理调整各区之间的产业转移，促进区域之间协同发展，提高区域卫生费用支出，保障居民健康水平，将是我国面临的重大挑战。

（三）我国各省区市政府对健康体检的扶持政策不同，健康体检（管理）机构服务能力有所差别，引发了各省区市健康检查率的较大变化

近年来，我国健康体检（管理）机构发展势头良好，服务规模持续扩大，质量和效益不断提升。根据蓝皮书研创团队开展的一项全国调研数据估算，2018年全国各级各类健康体检（管理）机构已近8000家[1]。2019年，国家卫生健康委医疗管理服务指导中心成立了国家健康体检与管理质量控制中心，截至2021年底，31个省（区、市）已成立28家健康体检与管理质控中心，333个地级区划和293个地级市中已成立161个市（区/县）级质控中心，全国三级健康体检质控网络基本形成。

我国健康检查率最高的省份是西藏自治区，其次为新疆维吾尔自治区，

---

[1] 武留信主编《中国健康管理与健康产业发展报告 No.2（2019）》，社会科学文献出版社，2019。

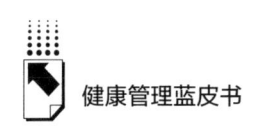

这与两区政府提出的全民免费体检工程息息相关。2012年，西藏自治区人民政府大力推进基层医疗卫生服务体系建设，率先制定一项医疗惠民政策，针对城乡居民和在编僧尼开展免费体检，10年间为城乡居民免费健康体检2500万人次，并建立起个人健康体检档案，提供个性化健康服务，逐步实现基本公共卫生服务均等化和人人享有基本医疗卫生服务的目标。2016年，新疆维吾尔自治区和新疆生产建设兵团本着"没有全民健康，就没有全民小康"的认识，启动了"全民免费健康体检工程"，每年对全疆城乡居民免费体检一次。2017年新疆晨报发布数据，喀什地区404.87万人接受免费体检，体检率达到92.85%，和田地区体检率达到97.56%；乌鲁木齐县的应检必检率、家庭医生签约率、健康档案建档率和重点人群签约率均达到100%。通过全民健康体检，当地实现了疾病早发现、早诊断、早治疗，达到未病先防、小病早治的目的。

目前，我国有多个省份政府对健康体检工作支持重视，在一定程度上起到提高健康检查率的作用。多省份相关部门制定了多项政策以促进健康体检（管理）的发展，2018年江苏省政府办公厅印发《江苏省慢性病防治中长期规划（2018~2025年）》等疾病防治工作规划的通知，加强健康体检规范化管理，健全学生健康体检制度，推广老年人健康体检，推动癌症、脑卒中、冠心病等慢性病的机会性筛查。2021年广东省财政统筹安排12.6亿元实施老年人免费健康管理项目，主要为65岁以上老年人提供免费体检服务及健康指导；超过500家医疗机构可提供专业健康体检，基本可满足当地居民的定期体检需求。2022年，浙江省政府正式施行《浙江省城乡居民"三免三惠"健康行动实施方案》，主要是为了消除城乡居民健康体检差距，解决标准、内容、频次不统一等问题，满足百姓的健康需求，推动卫生服务普惠共享。

（四）我国各省区市居民健康素养水平存在差异，是健康检查率的重要影响因素

针对近年来我国居民主要健康问题和健康需求的变化，国家卫生健康委编制了《中国公民健康素养66条（2015年版）》。健康素养是国民素质的重要标志，受政治、经济、文化、教育等因素的影响和制约，是经济社会发展水平的综合反映。2016~2020年中国居民健康素养水平呈现稳步提升态势，2016年仅为11.58%，2020年增至23.15%，5年间翻倍增长。提高健康素养最经济、最有效的措施是定期进行健康体检。

本次报告中，上海市、北京市、浙江省、江苏省及广东省的健康检查率较高，云南省、贵州省、陕西省的健康检查率较低，这与当地居民健康素养水平有关。以2020年的官方报道数据为例，上海市居民健康素养水平达到35.57%，是2008年首次开展监测时居民健康素养水平的5.1倍，居全国领先水平，创历史新高；北京市居民健康素养水平为36.4%，提前实现了健康中国2030规划目标；浙江省居民健康素养水平达36.11%，其中城市居民为38.68%，农村居民为34.32%；广东省居民健康素养水平为30.45%，其中深圳居民健康素养水平达44.87%，大幅高于全国平均水平。而云南省居民健康素养水平为19.19%，贵州省居民健康素养水平为18.83%，陕西省居民健康素养水平仅为16.06%，均低于全国平均水平。总之，采取多种措施提升居民健康素养水平，是提升健康体检（管理）覆盖程度的有效手段。

（五）2020年新冠肺炎疫情的突发，对我国健康检查率产生了一定的影响

2020年初我国突发新冠肺炎疫情，不仅严重危害人民的身体健康与生命安全，而且对经济造成了巨大的冲击影响。我国大部分省区市的健康检查率均受到新冠肺炎疫情的影响，出现不同程度的降低，有些省份的健康检查率却有升高。例如新疆维吾尔自治区2020年健康检查率较2019年下降了17.78个百分点，天津市2020年健康检查率较2019年下降了13.33个百分点，北京市2020年健康检查率较2019年下降了8.68个百分点；而湖北省2020年健康检查率较2019年提高了7.15个百分点，安徽省和山西省2020年健康检查率分别比2019年上升了1.12个、0.75个百分点。

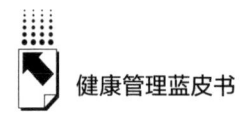

新冠肺炎疫情对我国的健康产业构成了一定的冲击，健康体检（管理）服务发展节奏受阻，发展步伐短期内明显放缓；但远期来看，随着无症状新冠肺炎患者排查与高风险人群的筛查，健康体检将迎来慢病疫病一起早筛早查的机会或发展机遇。应通过广泛宣传健康管理理念，构建全域全民健康管理体系和提升防疫健康管理能力与水平。

B.17
老年健康辅助用品发展报告

丁立 王永春 赵伟凯 杨伟*

摘　要： 本报告在界定老年健康辅助用品概念意义和描述行业现状的基础上，以老年健康辅助用品中具有代表性的部分产品为主要观察对象，结合查阅一些市场监督管理部门的"产品质量监督抽查通报"和企业调研所获悉的信息等资料进行梳理分析，认为近年来市场销售老年健康辅助用品存在的产品质量问题主要表现在功能实现、材料选用和工艺制作等方面。根据对行业面临挑战与发展趋势的研判，就落实积极应对人口老龄化国家战略、推动老年健康辅助用品行业的高质量发展提出了高度重视老年健康辅助用品的质量安全、联动推进产品标准化发展、着力培育知名品牌、稳步发展数字化中高端用品、维护良好的市场环境等对策建议。

关键词： 老年健康辅助用品　质量安全　标准化发展

一　老年健康辅助用品概念界定及意义

本报告所称的老年健康辅助用品，是指老年人个人使用的、有助于弥补

---

* 丁立，中关村新智源健康管理研究院副院长，研究员，主要研究方向为健康管理与促进、健康养老；王永春，中国老龄产业协会科学技术委员会主任，教授，主要研究方向为智慧健康养老产业；赵伟凯，中国老龄产业协会标准化与评价委员会主任，高级工程师，主要研究方向为标准化技术与推广；杨伟，中关村新智源健康管理研究院办公室主任，主要研究方向为健康管理、营养与食品安全。

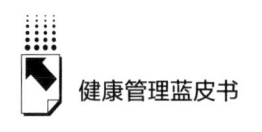

其因躯体机能衰退所致的行为能力和生活质量下降，进而改善老年人身心健康状况的一些日常用品，如助视、助行、助浴、助洁器具以及有简单保健功能的物件等（不含药品、保健品和专业医疗康复产品）。

老年健康辅助用品是我国老年用品消费的主流产品，占据大部分的市场份额。在即将步入中度老龄化社会（60岁及以上老年人口占比总人口数>20%）的当代中国，发展老年健康辅助用品意义重大。一方面，老年健康辅助用品与广大老年人的日常生活质量密切相关，其用户数量庞大、消费层次多样，并且许多产品具有应用周期长（成人纸尿裤）、使用频度高（轮椅车）等特点，市场刚需旺盛；另一方面，现阶段我国老年健康辅助用品以单价低、利润薄的粗放型产品为主，高技术含量、高附加值的优质产品不多，老年健康辅助用品行业提质增效的潜力空间巨大。积极应对人口老龄化国家战略的实施和人民群众对美好生活向往期待的不断提升，均迫切需要推动和加快我国老年健康辅助用品行业的高质量发展。

二 老年健康辅助用品行业现状

如前所述，老年健康辅助用品是老年用品消费的主流产品，占据大部分的市场份额。因此，从一定意义上讲，可以从老年用品行业的总体情况来观察老年健康辅助用品的行业现状。

（一）我国老年用品发展进程

有老年人的存在，就需要有适合老年人身心特点、满足老年人使用特殊要求的器具物件，必然就会有老年用品行业的出现和发展。老年用品行业在国内外均是由来已久，并且随着各个国家、地区人口老龄化和经济发展进程而由小变大、渐趋完善。由于西欧国家和日本等国进入人口老龄化社会的时间早、时程长，老年用品行业发展相对成熟。我国自20世纪末跨入人口老龄化社会之后，特别是党的十八大以来，老年用品行业的发展逐步得到国家、社会的重视和积极推动。以《国务院关于加快发展养老服务业的若干意见》（国发〔2013〕35号）的发布为标志，我国老年用品行业发展进入了快车道，至今大致可分为三个阶段。

1. 市场兴起拓展阶段

2014年近30份与人口老龄化相关的国家级政策文件，全面开启了养老领域的产业化和市场化进程。尤其是2015年民政部等十部门联合发布的《关于鼓励民间资本参与养老服务业发展的实施意见》（民发〔2015〕33号），积极推动社会力量成为养老服务业的参与者和生力军。国家的这些政策导向为老年用品行业展示了可观的发展前景，吸引诸多资本和市场主体布局、做强老龄产业，一大批老年用品企业应运而生。

2. 技术创新引领阶段

2016年国务院《关于加快发展康复辅助器具产业的若干意见》（国发〔2016〕60号）、2017年工信部等三部门《智慧健康养老产业发展行动计划（2017—2020年）》（工信部联电子〔2017〕25号）等文件中关于"增强自主创新能力、促进产业优化升级"和"充分发挥信息技术对智慧健康养老产业的提质增效支撑作用"等要求及一系列配套措施，为老年用品行业技术创新指明了方向，引领催生国内出现了一大批以大数据、云计算和人工智能等高新技术为支撑的智慧健康养老产品生产企业。

3. 聚焦重点需求阶段

在中共中央、国务院《国家积极应对人口老龄化中长期规划》（2019年印发）的部署下，工信部等五部门出台了《关于促进老年用品产业发展的指导意见》（工信部联消费〔2019〕292号），推动重点发展老年服装服饰、日用辅助、养老照护、康复训练及健康促进辅具和适老化环境改善5个方向的产品，老年用品行业技术及产品研发更多地向改善老年人日常生活品质需要和养老服务体系建设需求汇集。

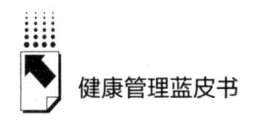

（二）老年用品/消费市场情形

近年来，我国老年用品消费市场渐趋旺盛。资料显示，2017年老年用品市场需求达1.6万亿元[①]；2020年，我国老年消费市场规模已达到3.8万亿元[②]；根据工信部等五部门《关于促进老年用品产业发展的指导意见》，2025年，我国老年用品产业总体规模将超过5万亿元。据国家社科基金"养老消费与养老产业发展研究"课题组测算，到2030年老年消费市场规模将达到13万亿元、到2050年预计将达到100万亿元，占国内生产总值的33%（见图1）。

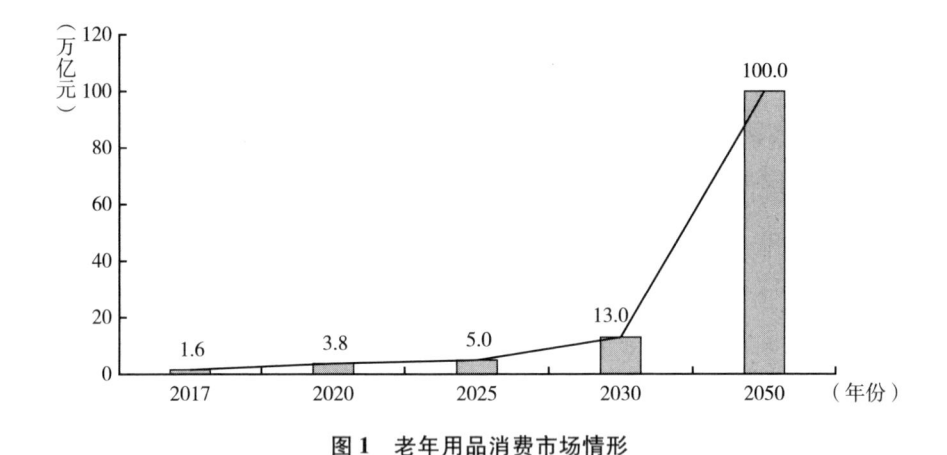

图1 老年用品消费市场情形

资料来源：根据相关政府文件、机构研究报告等整理。

目前，国内市场老年用品的种类、商品数量已颇具规模。在主要电商平台输入"老年用品"搜索词查询显示，京东有42万个商品，淘宝有6万个商品，阿里巴巴有4万个商品；其中靠前10位涌现的商品，八成以上属于本报告所称的老年健康辅助用品（见表1）。

---

① 前瞻网：《前瞻产业研究院养老产业分析报告》。
② 中国老龄协会：《需求侧视角下老年人消费及需求意愿研究报告》。

表1 电商平台老年用品数量及排序前10位的品类

电商平台 商品数量(个)	京东 42万+	淘宝 6万+	阿里巴巴 4万+
1	移动马桶	护理三角枕	老人拐杖
2	颈枕	老人坐便器	翻身辅助器
3	手动轮椅	老人拐杖(座椅拐杖)	洗澡淋浴椅
4	按摩毯	护理垫	护膝
5	按摩椅	翻身枕	按摩走毯
6	助行器	褥疮坐垫	纸尿裤
7	洗澡淋浴椅	纸尿裤	按摩捶
8	足底按摩器	护膝	保健品
9	全身按摩垫	营养粉	娱乐用品
10	药品	口腔护理海绵棒	买菜拉车

资料来源:根据2021年8月"京东""淘宝""阿里巴巴"电商平台信息整理。

(三)老年用品企业的部分特征

本报告通过"爱企查"等企业信息查询系统随机调查/收集了110家老年用品生产企业的登记信息,据此分析研究发现,我国老年用品企业具有以下特征。

一是老年用品生产企业的区域分布不平衡,按全国东部、中部、西部三个区域划分,110家企业中注册地在东部地区的有102家,占比92.8%(见图2),提示经济较为发达的东部地区的老年用品生产和消费市场比较活跃,中部和西部地区未来的发展潜力较大。

二是不少老年用品企业已具备较好的发展基础,被调查的110家企业中注册资金101万元至9999万元间的62家,占比56.4%(见图3)。其中大部分企业注册时间在5年以上,其中10年以上的有61家,占比55.5%(见图4),说明市场主体对老年用品行业发展前景的信心和期待。

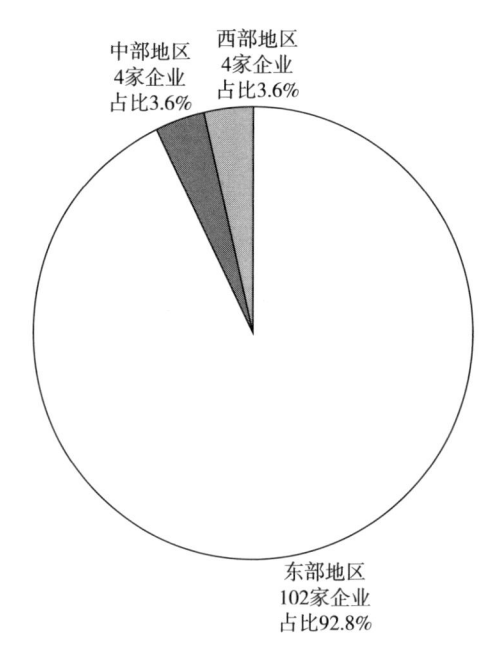

图 2　110 家老年用品生产企业区域分布

资料来源：根据"爱企查"网信息整理。

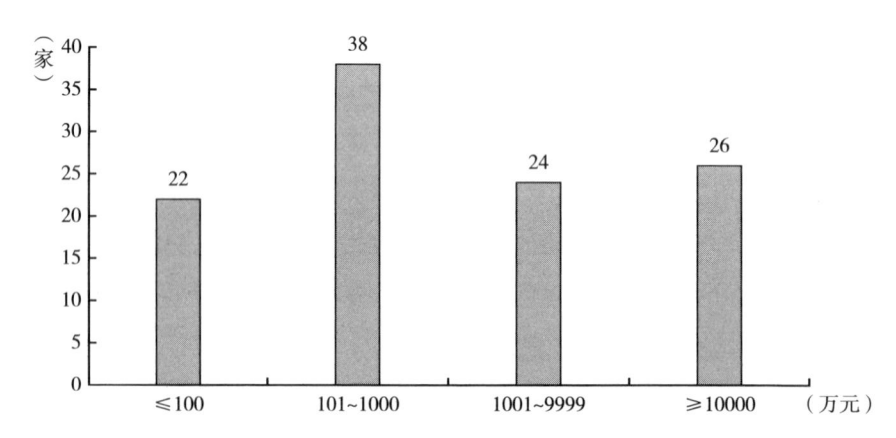

图 3　110 家老年用品生产企业注册资金情况

资料来源：同图 2。

注册时间<5年
占比9.0%

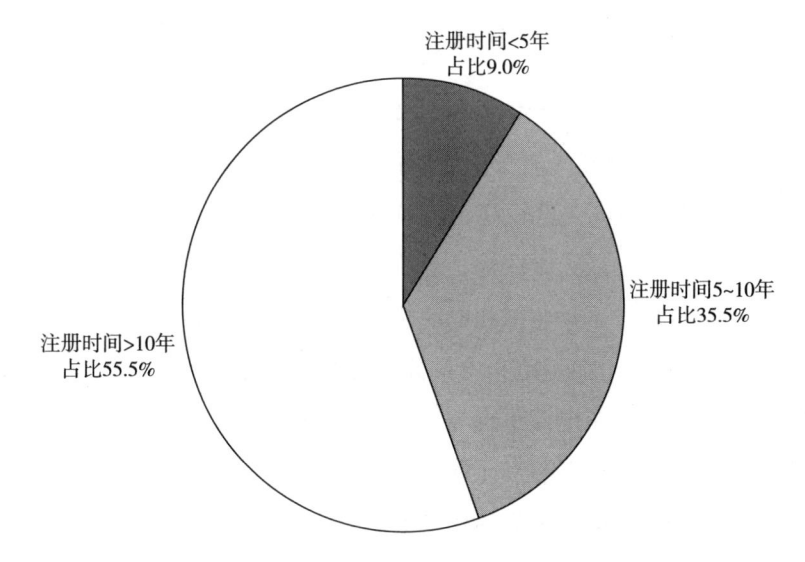

注册时间5~10年
占比35.5%

注册时间>10年
占比55.5%

图4　110家老年用品生产企业注册时间

资料来源：同图2。

三是老年用品企业的标准化建设滞后，总体看被调查企业内部质量安全管理的标准化程度不高，110家企业中通过质量管理ISO 9001认证的有38家，仅占比34.5%，也未见有牵头制定行业标准、团体标准者，显示标准化弱项有可能是制约老年用品行业高质量发展的重要短板之一。

以上老年用品行业的发展进程、市场情形和一些企业的部分特征，在一定程度上也反映了现阶段我国老年健康辅助用品行业的基本状况。

三　老年健康辅助用品的产品质量分析

本报告以从电商平台选取的老年健康辅助用品中具有代表性的部分产品（以下称代表产品）为主要观察对象，结合查询到的政府市场监督管理部门的一些"产品质量监督抽查通报"相关信息，以及调研若干企业获悉的资讯等资料，分析研究近年来我国老年健康辅助用品的产品质量状况。

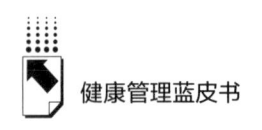

（一）代表产品的质量状况

代表产品从京东电商平台选取。遵循广泛性（市场销售量大）、适老性（老年人专用）、安全性（质量问题或使用不当可导致较大人身伤害或财产损失）、先进性（科技含量较高、政策导向）4项准则共选定10类代表产品，分别是：手环、成人纸尿裤、老年鞋、按摩器、四脚拐杖、淋浴椅、移动马桶、老视成镜、手动轮椅和电动轮椅。

具体观察对象/产品确定和质量分析的基本方法：代表产品之下通常有诸多不同品牌，在京东电商平台上，针对10类代表产品分别选取其销售量排序靠前的5~10个品牌作为具体观察对象/产品（共有90个，因淋浴椅、移动马桶2类代表产品之下品牌数量不足10个，故各取5个品牌的产品）；以每一个具体观察对象/产品售后反馈的"评论数"中的前100条"差评"内容（关于不满意事项的描述）为依据，进行产品质量问题分析。

1. 代表产品差评内容分类

10类代表产品的差评反映的不满意事项中，产品质量问题占比67.1%，营销/物流问题占比19.7%；其他问题（难以归类）占比13.2%（见图5）。

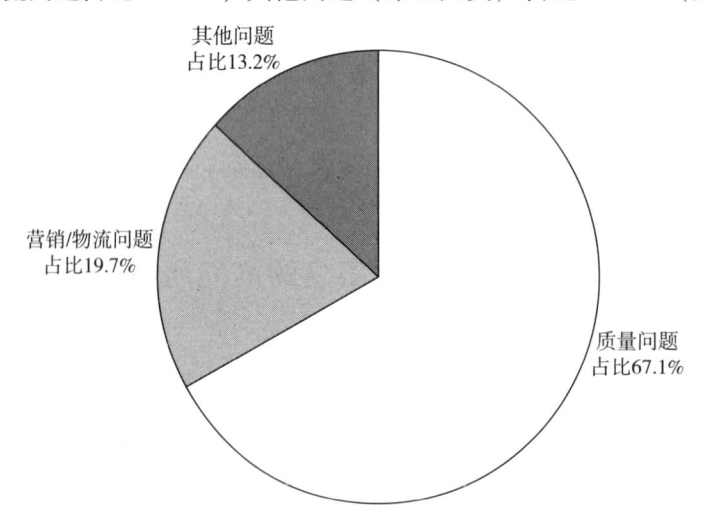

图5 代表产品差评内容（不满意事项）分类及占比

资料来源：根据京东电商平台信息整理。

2. 代表产品质量问题细分

差评中的产品质量问题，按照性能、材料、结构、工艺、外观5个项目进行分类：性能问题占比43.6%；材料问题占比19.8%、结构问题占比11.4%、工艺问题占比18.2%、外观问题占比7.0%（见图6）。

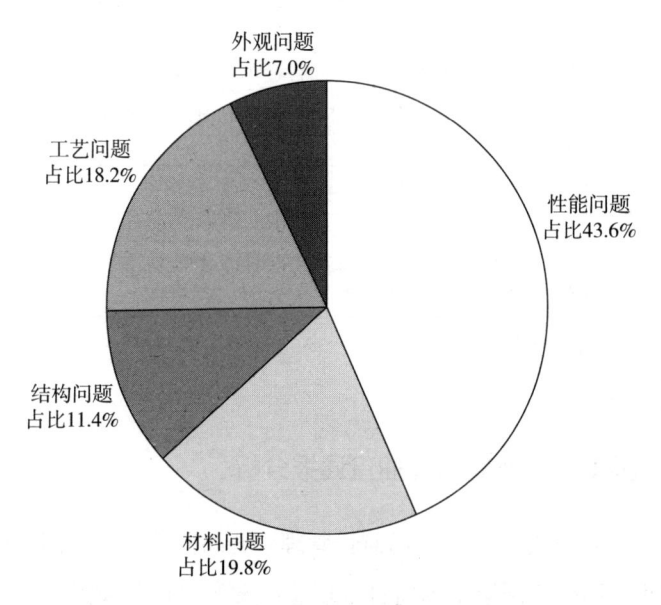

图6 代表产品质量问题细分及占比

资料来源：根据京东电商平台信息整理。

3. 代表产品质量问题

差评中反映的各代表产品主要的质量问题如表2所示。

表2 代表产品质量问题

序号	代表产品	主要质量问题描述
1	手环	性能:黑屏、连不上手机、检测指标不准;材料:皮肤过敏、屏幕易刮花;结构:设计不合理、表带易脱;工艺:做工粗糙;外观:不佳
2	成人纸尿裤	性能:渗漏或吸水性差;材料:皮肤过敏、不透气;结构:尺寸偏小、厚度偏薄;工艺:产品皱褶、起球
3	老年鞋	性能:太硬;材料:不透气、有异味;结构:偏小;工艺:开线;外观:粗糙

续表

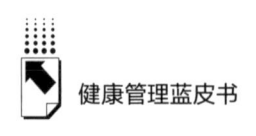

序号	代表产品	主要质量问题描述
4	按摩器	性能:漏电、力度不够;材料:简单、易坏;结构:偏小、不规则;工艺:松动、划痕
5	四脚拐杖	性能:不稳、不平;材料:单薄;结构:偏小、不规则;工艺:松动、划痕、生锈
6	淋浴椅	性能:稳定性差;材料:不结实;结构:偏小、不规则;工艺:晃动、生锈;外观:不佳
7	移动马桶	性能:不稳当、有不安全感;材料:简单、易折;工艺:生锈;外观:不佳
8	老视成镜	性能:看不清、度数不准确;材料:料质差、有异味;结构:设计不合理、部件易脱落;工艺:做工粗糙
9	手动轮椅	性能:爬坡、上台阶难度大;材料:有异味、材质差、易损坏、安全扣质量差;结构:设计不合理、折叠困难;工艺:做工粗糙、掉漆;外观:不佳
10	电动轮椅	性能:电池动力不足、续航短、溜车;材料:材质差、易损坏;结构:设计不合理、侧滑、跑偏;工艺:做工粗糙

资料来源:根据京东电商平台信息整理。

(二)国家产品质量监督抽查通报分析

浏览国家和部分地区政府市场监督管理、药品监督管理部门官网,据不完全统计,2018~2021年国家市场监督管理总局发布"产品质量国家监督抽查计划"4份,所涉及的老年健康辅助用品6种(每年3~4种),分布于"日用及纺织品"和"轻工产品"等类别之中;国家和省(自治区、直辖市)两级市场/药品监督管理部门发布与老年用品相关的"产品质量监督抽查通报"27份。

从总体上看,老年健康辅助用品在产品质量国家监督抽查计划中的数量较少,但占比呈逐年上升趋势(见表3)。

表3 2018~2021年产品质量国家监督抽查计划涉及的老年健康辅助用品种类及数量

单位:种

计划监督抽查产品总量	2018年	2019年	2020年	2021年
	219	267	131	137
老年健康辅助用品监督抽查数量	3	4	3	3

续表

计划监督抽查产品总量		2018年	2019年	2020年	2021年
		219	267	131	137
老年健康辅助用品种类	按摩器具	√	√	√	√
	老视成镜(老花镜)			√	√
	纸尿裤(片、垫)	√	√		
	座便椅			√	√
	单臂操作助行器	√			
	轮椅车		√		
老年健康辅助用品监督抽查数量占比		1.4%	1.5%	2.3%	2.2%

资料来源：根据国家市场监督管理总局官网信息整理。

产品质量监督抽查通报中指出的老年健康辅助用品主要的产品质量问题如表4所示。

表4 老年健康辅助用品主要产品质量问题

序号	产品名称	主要不合格事项
1	成人纸尿裤	滑渗量、回渗量、细菌菌落
2	单臂操作助行器	静载强度、弯曲强度、冲击强度
3	手动轮椅	静态强度、冲击强度
4	电动轮椅车	最大速度、充电时抑制行驶、越障高度、水平路面制动、最大安全坡度制动、驻坡性能
5	坐便椅	冲击试验
6	按摩器具	连续骚扰电压、骚扰功率、辐射骚扰(或骚扰功率)、带电部件的防护、接地措施、输入功率和电流、电源连接、外部软标志
7	老年鞋	剥离强度、外底硬度和耐磨性、防滑性能、耐折性能

资料来源：根据国家及部分省级市场/药品监督管理部门官网信息整理。

（三）企业视角下老年健康辅助用品的产品质量问题

根据部分受调研的企业反馈，其所涉及的老年健康辅助用品主要质量问题如下。

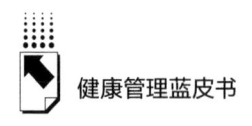

1. 手环：客户投诉主要集中在产品基本功能方面，如屏幕操作不流畅、电池续航时间短、定位不准、血压心率测量值不准、跌倒告警误报等。

2. 成人纸尿裤：材料问题造成个别用户皮肤过敏（某品牌企业公司招股说明书显示，报告期内存在两笔因过敏产生的医护补偿情形）。

3. 轮椅车：大多表现在易损件方面，如塑件、后轮、车架损坏，座背垫破损，电池亏电等。

另据一些企业反映和分析，近年来老年健康辅助用品存在质量问题的共性原因主要有三个方面：一是自主创新、设计能力不足，缺少根据老年人生理心理和形体特点规律来设计和开发产品，致使一些老年健康辅助用品用起来总感到不舒适、不顺手；二是原材料选用要求不高、品质差，主要是受老年健康辅助用品市场竞争激烈影响，企业成本控制过度；三是市场监督管理有待加强，部分不负责任的商户通过虚假宣传迎合一些老年人"节俭"心态，胡乱夸大产品效能，少数卖家利用电商平台非实物甄别的购物方式"钻空子"低价抛售"山寨"或伪劣产品，这些都迫切需要依法监督管理打击。

（四）老年健康辅助用品质量总体状况

综上所述：近年来我国老年健康辅助用品质量安全状况总体比较平稳，未见有因老年健康辅助用品质量问题造成意外人身伤害或财产损失重大事件发生的相关资讯；从电商平台代表产品售后"差评"反映、政府市场监督管理部门的《产品质量监督抽查通报》披露，以及企业调查获悉的情况看，各方对老年健康辅助用品产品质量问题的评价看法大同小异；产品质量问题主要表现在功能实现、材料选用和工艺制作方面，其中比较突出的是产品性能问题（用户对产品没有较好地满足使用要求的抱怨，占质量问题投诉总量的43.6%）。

四 老年健康辅助用品行业发展趋势与挑战

发展老年健康辅助用品，需要从行业的高度及广度来审视和把握面临的趋势与挑战。

（一）老年健康辅助用品将引来快速发展的历史机遇

老年健康辅助用品行业发展的历史机遇，来自我国人口老龄化进程加快、民众消费能力不断提升，与现阶段老年健康辅助用品供给相对不充分、不平衡的矛盾。一方面，从现今到 2035 年前后是我国人口老龄化的急速发展阶段，60 岁及以上老年人口平均每年将增加 1000 万人左右，预计到 2053 年老年人口达到 4.87 亿、占总人口的 34.8%；同时，推动全体人民共同富裕执政理念、积极应对人口老龄化国家战略的贯彻实施和以内循环为主的"双循环"经济发展格局，将使广大人民群众可支配收入稳步增长。老年人口数量加大、民众可支配收入增长，必然带来老年健康辅助用品的需求旺盛。另一方面，我国科技和制造业的总体水平与实力虽已大幅度提升，但在老年健康辅助用品研发、生产等方面的技术应用和自主创新仍显不足，老年健康辅助用品的品类数量和质量水平还不够高，存在较大的供给缺口。这种长期存在的、突出的供需矛盾，势必极大地推动老年健康辅助用品行业的技术进步和总体规模的稳步扩展，为行业的发展带来宝贵的历史机遇。

（二）数字化转型升级将成为老年健康辅助用品的技术高地

信息技术与健康养老服务技能融合所催生的数字化智慧健康养老产品，将明显改善老年人的生活品质体验，并可弥补养老服务需求增长带来的护工等人力资源短缺的不足。工信部等三部门在继 2017 年以来实施《智慧健康养老产业发展行动计划（2017—2020 年）》、两次发布《智慧健康养老产品及服务推广目录》之后，于 2021 年再一次共同制定、发布了《智慧健康养老产业发展行动计划（2021—2025 年）》（工信部联电子〔2021〕154 号），将持续强力推动智慧健康养老产业发展。老年健康辅助用品在品类数量上是占据老年用品八成以上的主流产品，也是智慧健康养老产品的主要组成部分，在国家加快推进数字经济发展的大背景之下，大力研发、制造数字化产品是老年健康辅助用品行业发展的技术高地和重要选项。

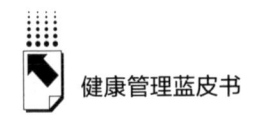

（三）满足多层次适老化需求将成为老年健康辅助产品行业的关注焦点

从60岁到80岁、90多岁乃至更高寿者，不同年龄阶段老年人健康辅助用品的具体需求差别很大；同时，因人们文化背景、经济条件、生活习性等的不同，老年人对健康辅助用品性能、质地、品位等也必然有不同的选择。开发基于数字化和新技术、新材料的老年健康辅助用品，满足老年人多层次、适老化需求将成为老年健康辅助用品行业的关注焦点。事实上，目前市场上的一些老年健康辅助用品并没有很好地解决其内在的"适老性"问题。如成人纸尿裤，通常是由婴儿尿垫、女性用品衍生而来，对老年人汗腺分泌、代谢物排泄和皮下组织分布等生理躯体特点，以及失能失智老年人长期使用等的特殊要求考虑不多，在产品适用性、舒适性的真正适老化升级方面存在诸多空间。根据老年人生理心理变化的一般规律和特定需求来定位、开发与之相适应的老年健康辅助用品，是老年健康辅助用品发展的必然趋势，其基本的原则和要求应该是尽可能地解决好"六用"问题：一是有用，真正地能够满足老年人某些具体的实际需求（如老花镜）；二是好用，老年人可以比较方便地学会和使用（弱化"数字鸿沟"）；三是耐用，不易损坏、维保简便（免/少维护）；四是能用，产品价格让老年人用得起、用得久（普惠、性价比高）；五是乐用，能够较好地适应老年人获得感、愉悦感等精神心理体验的需要（黏客度、互动性好）；六是善用，主要是指智能化产品适度性，遵循人体生理机能"用进废退"的一般规律，避免出现"废用性萎缩"状况。

（四）业已存在的老年健康辅助用品质量安全问题不容忽视

近年来，我国老年健康辅助用品质量安全状况总体比较平稳，但这并不说明老年健康辅助用品的产品质量水平普遍较高，很大程度上是因为以往我国老年健康辅助用品的供给总量、技术水平等与市场需求之间尚处于相对均衡状态。随着老年人口特别是高龄老人数量的快速、大幅度增加，这种相对均衡状态或可在不远的将来被打破。前述老年健康辅助用品的那些质量问题，随着市场销售量的剧增、生产规模的不断扩大等外部因素和环境的变化，存在着由量变到质变、从局部的产品质量问题演变为系统性的行业质量安全问题的潜在风险。另外值得一提的是，目前市场上的一些智能爬楼机、外骨骼等高端老年健康辅助用品，不少是国外品牌的测仿品，有的甚至是对着图样、照片"照葫芦画瓢"模仿而来，这种缺乏系统设计和验证数据支撑的"知其然不知所以然"的产品，也可能对老年健康辅助用品质量安全造成威胁。对于这些业已存在的老年健康辅助用品质量安全问题，必须未雨绸缪、高度关注，主动采取积极有效的应对措施。

（五）老年健康辅助用品高质量发展的"短板"问题是标准化建设滞后

标准化是老年健康辅助用品质量安全保障和行业健康发展的基石。标准化建设滞后是制约老年健康服务用品行业高质量发展的重要"短板"之一，主要表现在四个方面：一是标准供给不足，据不完全统计，目前国内市场上老年用品或相关产品有约两千种，但能检索到的与老年健康辅助用品相关的技术或产品标准（包括国家/地方标准、行业标准、团体标准、企业标准）只有数十项，其中冠有"老年""老人"等"老"字头的标准不足十项；二是标准的适老化程度不高，数十项老年健康辅助用品关联的标准大多属于轻工类日常用品标准，如成人纸尿裤质量安全监督检测依据的是 GB15979-2002《一次性使用卫生用品卫生标准》和 GB/T28004-2011《纸尿裤（片、垫）》，这些标准属于纸尿裤类产品的通用标准，对前述老年人生理躯体特殊需求的要素顾及不够；三是标准研发跟进产品创新缓慢，近年来市场上销售的一些新型老年健康辅助用品，如老年人智能助浴设备、失能失智老年人护理"软性束缚装置"等产品大多没有配套研发适用标准，不少较复杂的产品甚至没有企业标准；四是一些企业内部标准化管理机制尚不够健全，通过质量管理体系认证的企业在行业整体中占比较小。

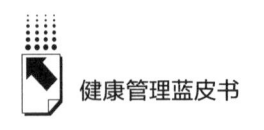

五 推动老年健康辅助用品行业高质量发展的对策建议

积极应对人口老龄化国家战略，要求加快健全养老服务和健康支撑两大体系，让老年人共享改革发展成果、安享幸福晚年。健全养老服务体系和健康支撑体系，离不开老年用品的物质基础。老年健康辅助用品是老年用品的主流产品，未来还将继续占据老年用品的大部分份额。从这一意义上看，大力提升老年健康辅助用品保障能力和产品质量水平，是健全养老服务和健康支撑两大体系的必然要求，也是贯彻落实积极应对人口老龄化国家战略的应有之策。面对老年健康辅助用品行业的发展趋势与挑战，需要政府有关部门、相关企业和社会各界统一认识、积极作为、各尽其责，齐心推进行业进步，协力丰富产品供给。

（一）未雨绸缪，高度重视老年健康辅助用品的质量安全问题

产品质量安全是企业和行业可持续发展的根基。尽管近年来我国老年健康辅助用品质量安全状况总体比较平稳，但面临着不容忽视的潜在危机。21世纪中叶之前我国人口老龄化快速发展的进程难以逆转，老年人口的大幅度增长，必然引发老年健康辅助用品市场需求的"井喷"，原本业已存在的老年健康辅助用品一些局部的、隐性的质量问题，有可能因市场需求剧增、生产规模跃升而放大显现，甚至可能因系统性的产品质量安全问题将老年健康辅助用品行业推向舆论的"风口浪尖"，从而影响或延误行业的健康发展。

从现在起到2035年前后我国进入重度老龄化社会尚有10多年时间，到21世纪中叶进入深度老龄化社会也还有30年左右的时间，这是老年健康辅助用品行业质量安全加快建设、夯实基础的重要机遇期。老年健康辅助用品相关各界应居安思危、未雨绸缪、抓住机遇，全面加强产品质量安全建设，为行业的健康发展提供可靠的技术基础支撑。首先是政府的主导和服务，应不断强化质量安全建设和管理的政策导向，引领和服务企业增强老年健康辅助用品质量安全意识与责任，共同建设和维护好规范有序的行业质量安全管

控环境；其次是企业的自觉和自律，与老年健康辅助用品相关的各生产和销售企业应该以"老吾老以及人之老"理念看待老年健康辅助用品质量安全的特殊重要性，通过建立和实施切实可行的产品质量安全管控机制提升自身产品的市场信誉和竞争力；最后是社会的支持和协助，特别是产业协会等行业组织，应发挥好政府、企业和消费者之间的桥梁与纽带作用，积极有为地为老年健康辅助用品行业质量安全建设、市场秩序规范、优秀品牌塑造等贡献力量，为老年健康辅助用品企业的技术开发创新、产品评价推介、合法权益维护等提供卓有成效的支持和帮助。

（二）补齐短板，联动推进老年健康辅助用品标准化发展

2021年5月的中共中央政治局会议要求"推动各领域各行业适老化转型升级"。补齐标准供给不足短板，是老年健康辅助用品行业适老化转型升级的关键之举。老年健康辅助用品涉及老年人生活全过程的方方面面，具有技术含量差异大、应用场景类别多、用户体验要求高等特点，尤其需要"标准领跑"——以标准规范产品质量，以标准促进技术进步，以标准引导合理应用，以标准厘清主体责任。

推进老年健康辅助用品标准化发展，补齐老年健康辅助用品标准供给短板，同样需要政府、企业和社会的多方联动，积极作为。根据中共中央、国务院《国家标准化发展纲要》（2021年印发）"优化政府颁布标准与市场自主制定标准二元结构，大幅提升市场自主制定标准的比重"等要求，建议政府有关部门在统筹建立老年健康辅助用品顶层标准体系、及时主导涉及老年人人身财产安全等基础类标准制发的同时，应出台更多、更有效的政策措施，鼓励和支持产业协会及企业制定、宣贯团体标准或企业标准；老年健康辅助用品相关企业，应将标准化建设作为自身发展行稳致远、确保产品质量安全适应市场需求的关键环节抓紧抓好并持续改进，尤其是在企业标准制定的适老化、专业化方面要紧贴老年人身心特点、紧贴养老生活应用实际，积极探索、勇于实践；产业协会等行业组织应结合实际贯彻落实《国家标准化发展纲要》，大力发展团体标准、推进团体标准应用示范，要建设好、维

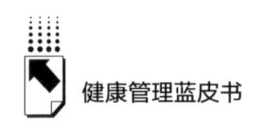

护好团体标准研发管理平台，引导、支持头部企业将其先进的企业标准转化为团体标准或申报行业标准，扩大标准化成果的应用范围和效益，在行业标准化方面为政府当好助手、为企业当好参谋。

（三）完善评价，着力培育老年健康辅助用品的知名品牌

工信部、国家市场监督管理总局等五部门《关于促进老年用品产业发展的指导意见》明确要求"强化知名品牌建设"。加强品牌建设、培育知名品牌，是增强企业市场竞争能力的有效途径，更是提升产品质量安全水平、促进老年健康辅助用品行业提质增效的重要抓手。品牌基于企业的内部锻造和培育，也离不开社会的外部评价和认同。

品牌需要评价、评价成就品牌。应该积极探索建立和完善老年健康辅助用品行业的评价认证机制，将推行系列化的评价认证活动作为老年健康辅助用品行业的基础性工作来抓，通过一系列的评价认证活动，推动锻造和培育世界级、国家级、区域级等多样化的老年健康辅助用品知名品牌集群。系列化的评价认证活动包括企业的管理体系认证、服务体系认证、产品质量认证、资源环境认证、技术能力评价、老年友好评价等。完善评价认证、培育知名品牌，首先需要政府的统筹规划、正确导向、合理授权、动态管控，没有政府主导和引领，品牌建设和评价认证活动或将是无源之水、难以为继；其次需要企业的积极作为、增配资源、专注打造、持之以恒，没有企业的自觉和坚守，品牌建设和评价认证活动或将是无本之木、鲜有实效；最后需要产业协会等行业组织的履职尽责、主动参与、发挥作用、提供服务，没有社会组织等第三方力量的支持和协助，品牌建设和评价认证活动或将是氛围难成、缺少公信。

（四）支持创新，稳步发展数字化中高端老年健康辅助用品

现阶段国内老年健康辅助用品市场以低附加值的粗放型产品为主，中高端产品中不少是国外商品的"测仿品"。面对国内庞大的老年健康辅助用品市场需求，"照葫芦画瓢"式地仿制国外产品终究不是长久之计。因为简单

机械的测仿品既存在一定的产品质量安全、知识产权纠纷风险，也未必能较好地适应我国老年人形体行为特征、使用习俗和消费心理等特点的要求。

推动数字经济，是我国新时期经济发展的一项国家战略。乘势而为，积极稳妥地将大数据、云计算、人工智能等高新技术引入老年健康辅助用品行业，发展数字化的中高端老年健康辅助产品，是通过"弯道超车"改变我国老年健康辅助用品行业整体水平较低、产品附加值不高现状的重要途径，这需要技术创新的支持、需要科研投入的支撑。目前国内从事老年健康辅助用品生产的企业以中小企业居多，技术创新和科研投入能力普遍较弱，急需政府在研发奖励、税费减免、投融资等方面给予更多、更接地气的政策扶持与资助，也特别需要产业协会、专业学会等社会组织持续、有效的推动，通过展会论坛、技术推介等多种方式，促进产、学、研有序互动和资源对接。据不少企业反映，他们在研发老年健康辅助用品新技术、新产品的过程中，非常需要中国老年人的形体行为特征等人体工效学基础数据资料，而这些基础数据的识别、筛选、处理和验证等需要投入大量的人力和资金，这是一般的中小企业自身难以承担的。诸如此类的应用基础研究项目与老年健康辅助用品的品质提升密切相关、对老年健康辅助用品行业的行稳致远意义重大，固然需要市场主体资源配置的倾斜，但更需要国家的定向投入支持、需要专业科研机构和院校的担当作为。

（五）优化监管，维护良好的老年健康辅助用品市场环境

市场监督管理是老年健康辅助用品行业发展十分重要的定向器和防火墙，前者揭示市场反馈、指引着行业产品研发的方向，后者落实防微杜渐、守护着产品质量的安全底线。

面对快速发展的老年健康辅助用品市场，需要进一步加大产品质量安全监督管理的强度和频度，以及监督管理的针对性和有效性。建议在产品质量国家监督抽查计划中设立老年用品专项，增加老年健康辅助用品质量安全监督管理品种数量和频次；探索建立重要老年健康辅助用品跟踪监督管理制度，健全产品质量安全信用激励惩戒机制；在老年人口占比高、市场规模大

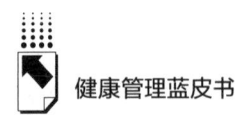

和老年健康辅助用品生产企业相对集中的地区，加大市场监督管理活动力度，确保监督管理活动与区域老龄化程度、老年健康辅助用品市场和生产规模相适应；应切实加强对电商平台老年健康辅助用品质量安全的监督管理，将虚假宣传等不正当竞争行为列入质量安全监督管理的范畴。

B.18 中国老年健康管理发展现状与数字化趋势

何璐 林任 向红雨 徐丽娟*

摘 要: 新形势下,数字化健康管理与人口老龄化深度融合发展对社会稳定、国家综合实力以及国际竞争力,都具有深远影响。老年健康产业在政策利好、科技和互联网迅猛发展的多种背景指引下,在精准预测、智能预防、有效干预、安全监测等方面已经涌现出一批成果,最大限度发挥老龄人口的活力,培育发展老龄经济,让老龄群体转化为建设社会主义现代化国家的有生力量。

关键词: 老年健康管理 数字化 健康老龄化

一 老年健康管理的界定

(一)老年健康管理的概念与内涵界定

现阶段,我国已经进入快速老龄化进程,人口老年龄化问题日趋严重。如何引导老年人做好健康管理,树立积极的养老观,通过改善生活方式、主动参与社区活动、提高健康素养等延长寿命,成为目前人口老龄化迫切需要

---

* 何璐,武汉大学人民医院健康管理中心主治医师;林任,博士,武汉大学人民医院健康管理中心科研秘书,医师;向红雨,博士,武汉大学人民医院健康管理中心医师;徐丽娟,武汉大学人民医院健康管理中心主任,副主任医师。

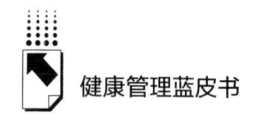

关注的问题。老年健康管理[1]指的是：对老人的"整体健康"进行管理和改善，具体内容是建立在健康档案基础上的连续、综合、可追踪的个人及家庭健康管理服务。除接受常规体检服务以外，医务人员将结合体检结果以及老年人生活方式对老年人进行健康状况评估，并根据评估结果进行个体化的健康指导，涉及包括衰老、慢性病、老年综合征、不同程度失能、营养问题、心理健康等诸多方面。

《"十四五"国民健康规划》指出要提高老年人的主动健康能力，就要树立健康老龄化的观念。世界卫生组织在2015年的《关于老龄化与健康的全球报告》中，将健康老龄化定义为"发展和维护老年人健康生活所需的功能发挥的过程"。世界卫生组织《2020~2030年健康老龄化行动十年》概述了实施健康老龄化的四个行动领域：①改变对年龄和老龄化的想法、感觉和行为；②确保社区提高老人的能力；③提供以人为本并满足老人需求的综合护理和初级保健服务；④为有需要的老人提供长期护理。

老年健康管理内涵主要涉及以下6个方面：①老年认知障碍，2013年国际营养和老龄化学会将其定义为身体衰弱导致的认知障碍，同时排除并发阿尔茨海默病和其他类型痴呆，特征为同时存在身体衰弱和认知障碍[2]。②脑健康，随着人口老龄化进程的加快，我国老年人脑卒中患病数量日益增多，老年脑卒中病人存在失能依赖、情感缺如、认知障碍等长期后遗症[3]。③运动，近年研究表明，骨骼肌对维持机体正常机能有着重要作用，老年骨骼肌形态与功能的紊乱是引起继发性衰老的重要因素，因此，运动是增强骨骼肌功能、延缓衰老的重要举措。④饮食，饮食习惯在老年人群的生命过程中，与消化、内分泌、代谢疾病密切相关。⑤心理，生活环境、社会关系等

---

[1] 谭清武、刘艳如、刘艳美等：《基于整体健康管理的"3+X"多学科老年健康管理模式探讨》，《中华健康管理学杂志》2022年第7期。

[2] Kelaiditi E et al. "Cognitive Frailty: Rational and Definition from an (I. A. N. A./I. A. G. G.) International Consensus Group." [J]. *The Journal of Nutrition, Health & Aging*, 2013, 17 (9): 726-34.

[3] 蒋芝月、李语眉、王秀红等：《居家老年人常见慢性病与失能关系的病例对照研究》，《中国全科医学》2019年第13期。

因素的变化都对老年人心理产生很大影响,严重者将产生抑郁和焦虑等不良情绪。心理健康不但关系生活质量,更直接影响身体健康,例如抑郁会严重影响其他慢性疾病的康复,而抑郁的人群也更容易罹患心脑血管疾病、痴呆等慢性病。⑥社会参与,社会参与既是妥善解决人口老龄化的客观需要,也是实现人生价值、获取精神慰藉的重要途径。

(二)老年人的主要健康问题与需求

随着老龄化日益严重,影响老年人健康主要有以下几个方面:衰老、慢病、心理健康等。随着年龄的增长,衰老是必然的,首先需要区分衰老与疾病。在衰老过程中发生的主要变化有:①心脑血管疾病增多;②记忆力减退;③骨骼肌肉衰老;④关节问题;⑤消化功能变差;⑥口腔问题频繁;⑦皮肤松弛;⑧感官减弱;⑨疾病增多;⑩社交障碍。值得注意的是,衰老和年龄是匹配的,因此当实际症状超过了这个年龄该出现的症状,严重影响日常生活,或者身体状态突然下降到了无法解释的地步,那就证明是疾病而不是衰老。老年群体的生理健康问题主要是慢病,也是世界各地老人死亡和导致失能的主要原因,前3位依次是心脏病、脑血管病、恶性肿瘤,还有一些呼吸、代谢等其他疾病①。老年群体的心理健康问题包括:①失落感;②孤独感;③怀旧心理;④衰老感;⑤敏感、多疑;甚至出现严重的焦虑、抑郁、失眠等精神症状。

现阶段,规划解决老年人健康需求问题主要有以下3个方面:①应对衰老:保持健康的心态,适度锻炼,参加社交活动,充足睡眠,定期体检、合理用药,健康饮食;最重要的是,衰老不可避免,需要正确面对。②应对慢病:加强对老年人群重点慢病的早期筛查、干预及分类指导,开展老年口腔健康、老年营养改善、阿尔茨海默病防治和心理关爱行动;提高失能、重病、高龄、低收入等老年人家庭医生签约服务覆盖率,提高服务质量;扩大医联体提供家庭病床、上门巡诊等居家医疗服务的范围;积极发挥基层医疗

---

① 《关注老年疾病发生 促进老年健康行动》,《健康中国观察》2019年第11期。

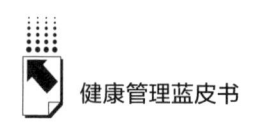

卫生机构为老年人提供优质中医药服务的作用。③应对心理健康：支持街道社区积极为老人提供文化体育活动场所，组织开展文化体育活动，实现老人娱乐、健身、文化、学习、消费、交流等方面的结合；培养服务老人的基层文体骨干，提高老人文体活动参与率和质量。

二 老年健康管理的发展现状

（一）我国人口老年化趋势与挑战

截至2021年底，我国60岁及以上老年人口数量达2.67亿，占总人口的18.9%；65岁及以上老年人口数量达2亿以上，占总人口的14.2%。当前，我国老龄化呈现速度快、数量多、差异大、任务重等特点。预计"十四五"时期，60岁及以上老年人口总量将突破3亿，占比将超过20%，进入中度老龄化阶段。到2035年，60岁及以上老年人口将超过4亿，占比将超过30%，进入重度老龄化阶段[1]。

积极应对人口老龄化，事关国家发展和民生福祉。党的十八大以来，在党和国家重大规划和政策意见引领下，老龄政策法规体系不断完备，养老服务体系建设持续加强，老年健康管理服务体系建设扎实推进，然而，老龄工作在取得一定成效的同时，也面临重重困难和挑战。

1. 老龄化进程加快、区域差异大

2001年至今，我国处于快速老龄化阶段，这一时期，平均每年增加596万老年人口，年均增长速度达到3.28%，远超总人口年均0.66%的增长速度。根据第七次全国人口普查结果，从城乡来看，城镇地区老年人数量多于农村地区，但农村地区老龄化程度高于城镇地区；从省际来看，2020年，全国60岁及以上人口占辖区人口比重超过20%的省份共有10个，主要集中

---

[1] 国家卫生健康委宣传司：《国家卫生健康委员会2022年9月20日新闻发布会文字实录》，2022年9月20日。

在东北、川渝等地区①。

2. 老年医学人才、护理人才短缺

面对庞大的老年群体基数,老年医学人才、护理人才短缺是我国当前养老问题面临的困难,严重制约健康老龄化发展进程。医学本科生教育中,尚未将老年医学单独列出,研究生教育阶段,虽已设立老年医学亚专业,但规范化培训还不完善,加速老年医学相关人才培养迫在眉睫。

3. 老年人生活配套设施不足

身体机能老化、活动能力和活动范围受限等问题导致老年人对于周边环境和生活配套设施需求更加突出。目前,老年人生活配套设施总体上仍然不足,对公园、广场、运动健身场地的配套需求强烈,城市道路、公共交通工具等适老化改造力度需持续加大。

4. 老龄产品研发相对滞后

随着我国老龄化程度不断加深,老年人的需求呈现多元化、多层次的特点,单一、匮乏的老龄产品不能满足老年人物质、精神等多方面的需求,产业发展亟须加快推进,与此同时,老年用品和相关服务标准体系有待健全。

(二)老年健康管理产业政策

2022年1月17日,国家卫生健康委老龄司印发《关于全面加强老年健康服务工作的通知》(国卫老龄发〔2021〕45号),从加强老年人健康教育、做实老年人基本公共卫生服务等14个方面阐述了如何规范完善老年人健康管理②。

2022年2月21日,国务院印发《"十四五"国家老龄事业发展和养老服务体系规划》(国发〔2021〕35号),指出要促进老年健康教育和预防保健,着重完善健康教育和健康管理,实施老年健康促进行动③。

---

① 《国家统计局第七次人口普查主要数据》,http://www.stats.gov.cn/tjsj/pcsj/rkpc/d7c/202111/P020211126523667366751.pdf,最后检索时间:2022年9月29日。
② 国家卫生健康委老龄司:《关于全面加强老年健康服务工作的通知》,2022年1月17日。
③ 国务院:《"十四五"国家老龄事业发展和养老服务体系规划》,2022年2月21日。

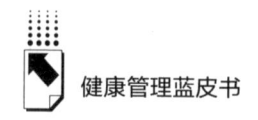

2022年3月1日，国家卫生健康委等部门联合印发《"十四五"健康老龄化规划》，指出到2025年，老年健康服务资源配置做到更加合理，基本建成覆盖城乡、综合连续的老年健康服务体系，健全老年健康保障制度[①]。

2022年5月20日，国务院办公厅印发《"十四五"国民健康规划》（国办发〔2022〕11号），指出要加强老年期重点疾病的早期筛查和健康管理，到2025年，实现65岁及以上老年人城乡社区规范健康管理服务率超过65%[②]。

2022年5月25日，国务院办公厅印发《深化医药卫生体制改革2022年重点工作任务》（国办发〔2022〕14号），指出要实施社区医养结合能力提升行动，并支持职业院校开设"一老一小"等健康服务产业相关专业[③]（见表1）。

表1　2022年老年健康管理相关政策文件

发文日期	名称	文号
2022年1月17日	《关于全面加强老年健康服务工作的通知》	国卫老龄发〔2021〕45号
2022年2月21日	《国务院关于印发〈"十四五"国家老龄事业发展和养老服务体系规划〉的通知》	国发〔2021〕35号
2022年3月1日	《关于印发〈"十四五"健康老龄化规划〉的通知》	国卫老龄发〔2022〕4号
2022年5月20日	《国务院办公厅关于印发〈"十四五"国民健康规划〉的通知》	国办发〔2022〕11号
2022年5月25日	《国务院办公厅关于印发〈深化医药卫生体制改革2022年重点工作任务〉的通知》	国办发〔2022〕14号

资料来源：根据公开资料整理。

（三）老年健康管理的主要发展与进步

1. 老龄政策法规体系逐渐完善

国务院、国家卫健委印发多个政策文件，就老年健康管理、发展养老服

[①] 国家卫生健康委、教育部、科技部等：《"十四五"健康老龄化规划》，2022年3月1日。
[②] 国务院办公厅：《"十四五"国民健康规划》，2022年5月20日。
[③] 国务院办公厅：《深化医药卫生体制改革2022年重点工作任务》，2022年5月25日。

务、完善养老保险和医疗保险制度、推进医养结合等作出安排部署。

2. 国家科技部重点专项大力支持

国家重点研发计划启动实施"主动健康和老龄化科技应对"重点专项，聚焦"以健康为中心"的战略转变和"健康老龄化"的战略需求，为促进老年健康保障升级、加快培育新型老龄健康产业，提供了积极的科技支撑。

3. 老年健康服务体系建设稳步推进

切实提高老年人健康管理和服务水平，完善老年健康服务体系建设，并将老年健康服务和医养结合等纳入基本公共卫生服务项目中。

三 我国老年健康管理数字化趋势与挑战

（一）老年健康管理的数字化发展趋势

为更好地满足老年人日益增长的健康养老需求，有效解决老年人在使用智能产品方面遇到的问题，帮助老年人开启互联网生活，搭乘信息化快车，跨越数字鸿沟，更好地适应并融入智慧社会，推进数字化健康服务适应老年人需求已是不可阻挡的趋势。

1. 数字化老年健康管理是积极应对人口老龄化的重要举措

实施积极应对人口老龄化国家战略，将数字化发展贯穿到老年健康管理的全过程，有利于从整体上推动老年健康管理服务质量改进、效能提升和产业升级，不断优化老年健康精准服务，完善老年健康物质保障，建设老年健康社会环境，发展老年健康产业。

2. 数字化是促进老年健康领域转型发展的重要动力

优质健康管理服务资源供给相对不足和老年人群健康需求日益增加之间的矛盾仍然是当前老年健康领域面临的主要问题。城乡之间、区域之间、层级之间健康资源水平差异仍较大，亟须改进服务方式，注重预防为主、促进均衡和公平化。推进老年健康数字化发展，必将为老年健康事业发展贡献力量，进一步推动老年健康管理产业实现发展方式从以高端服务为主向广大老

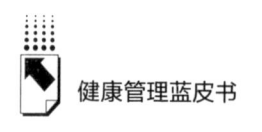

年群体普及转变，运行模式从基本服务向精准服务转变，有助于加快构建优质、高效、可及的老年健康管理服务体系。

3. 数字健康是创新老年健康管理服务的必然要求

近年来，虽然我国老年健康事业发展取得显著进步，但与实现广大老年群众优质化生活的愿望相比还有一定差距。加快推动数字化老年健康发展，有利于创新老年健康管理服务新模式，促进"互联网+老年健康服务"融合发展，为高质量服务赋能，为优化管理模式增效，不断拓展线上服务空间，满足老年人健康需求，让数据多跑路、老人少跑腿，推进数字化产品的普及应用，提高服务能力。

4. 老年健康数字化是国际合作的务实选择

随着全球健康数字化时代的到来，数字技术已经成为改变世界要素资源、重组世界经济结构、重建世界竞争格局的关键力量。特别是在新冠肺炎疫情后，数字技术对老年健康服务领域的影响更加深远。国际组织和主要发达国家高度重视数字化老年健康发展，世界卫生组织也发布了数字健康全球战略，提出在全球范围内推进数字健康的发展战略目标和行动框架，鼓励全球卫生医疗健康合作，加强数字化健康治理，倡导以数字医疗为基础和以人为本的医疗服务系统，国际主要发达国家都在紧急出台数字健康规划和相关政策。我国全面推进数字化老年健康战略，有利于参与国际卫生健康合作，适时提出中国方案和发出中国声音，展现国家竞争新优势，为加快构建人类健康命运共同体贡献智慧和力量。

（二）政府对老年健康管理数字化趋势的引领和推动

在人口老龄化趋势背景下，国家高度重视全民健康问题，中央层面持续出台相关政策推进老年健康管理向数字化方向发展。自2011年以来，国家层面推动数字化技术与老年健康服务融合发展的政策不断出台。虽然多数政策并未直接提及"数字化老年健康管理"，但涉及健康养老服务的具体政策均指出了依托数字化技术实现健康老龄化的重要性，鼓励企业结合数字化技术的优势，探索老年健康管理发展新模式，推动老年健康服务进一步数字化升级。

（三）优质的数字化老年健康管理产品及服务

利用数字化技术开展老年健康管理服务，离不开服务产品的持续创新。为进一步促进优秀健康养老产品和服务广泛应用，为老年人提供可及、高效、智能的健康养老服务，自2017年起，国家三部委开始定期联合组织申报《智慧健康养老产品及服务推广目录》，至今已公布了两版目录（2018年版和2020年版）（见表2）。

表2　智慧健康养老产品及服务推广目录（2018年和2020年）

五大类智慧养老设备（2018年）	六大类智慧健康养老服务（2020年）
可穿戴健康管理类设备	慢性病管理
便携式健康监测设备	居家健康养老
自助式健康检测设备	个性化健康管理
智能养老监护设备	互联网健康咨询
家庭服务机器人	生活照护
	养老机构信息化

打造健康养老场景，需要配备手环或手表等可穿戴健康管理类设备，家庭血压、心率、血糖、血氧、体温、体重等便携式健康监测设备，社区自主体验设备等自助式健康检测设备，视频监控等智能养老监护设备，远程收集老人身体及家庭环境的数据，通过家庭智能网关传输到数字化养老系统管理平台。通过养老平台，老人及其家人通过手机App实时掌握老人的各类健康数据；老人还可通过线上平台进行在线咨询、预约挂号、预约医生上门等项目。

（四）数字化健康管理发展的阶段性成果

1. 初步构建了政府主导、社会参与、合力共建的局面

目前，数字化老年健康管理工作已初步形成政府、机构、企业、社会组织多方参与的合作局面。其中，政府持续发挥主导作用，在总体战略规划、

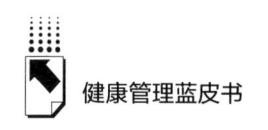

政策支持等方面统筹布局；互联网、信息和终端等企业积极主动承担社会责任，在推动数字化产品不断优化等方面作出应有贡献；技术研发机构在技术前沿研究、制定适老化产品技术规范和评估评测等方面发挥重要作用；社会组织、各社区等开展健康科普活动，引导老年人接受数字化产品。通过多方共同努力，老年健康管理数字化的理念逐渐受到广泛关注，越来越多的参与主体在为满足老龄人的健康需求上贡献力量。

2. 数字化成为老年健康管理产业未来增长的核心动力

随着人口不断老龄化，大数据、5G、物联网、人工智能等技术的发展，可穿戴设备、家用监测设备等产品的普及，将养老服务与数字化产品相结合形成数字化健康养老平台，能助力健康资源实现优化配置和有效对接，为老年群体提供更具个性化的产品和健康服务，契合新一代老年人群的健康养老需求。数字化已经成为老年健康管理产业未来增长的核心动力，将数字产品技术运用到养老服务中，无论是利用健康大数据整合现有养老资源，还是使用数字化检测设备实时监测老年人的身体健康状况，或是教会老人使用数字化智能设备，都将推动老年健康管理产业发展。

3. 搭建社区/乡村数字化老年健康管理平台

目前基层医疗卫生机构已经开展老年人健康信息数据的收集，并且逐步开始梳理社区/乡村老年人群健康管理实际需求，重点关注并服务于社区/乡村老年慢病群体，定期监测社区/乡村老年健康状况，这为实现数字化社区/乡村健康管理平台奠定了基础，有助于实现健康老龄化与社会经济稳步发展的良性循环。

4. 数字化健康管理与传统老年健康管理模式有机结合

数字化健康管理已与传统的老年健康管理对接，实现供给侧结构性改革，以老年人为本，读懂老年人的健康需求，进而确定发展方向。既延续传统老年健康管理模式的优秀经验，又注重理念创新、人文温度和新品研发，实现传统养老模式向数字化养老模式转型。

5. 初具规模的健康管理机构

艾媒数据中心数据显示，目前我国有接近120万个在业健康管理企业，其中7807家为数字健康管理企业，占比为0.7%；注册资本大于1000万元的数字健康管理企业达6466家，占比约82.8%。我国数字健康管理企业的规模相对传统健康管理企业较大，进入门槛较高，健康管理行业的业务增长点将有机会在数字健康管理领域跑出新征程。

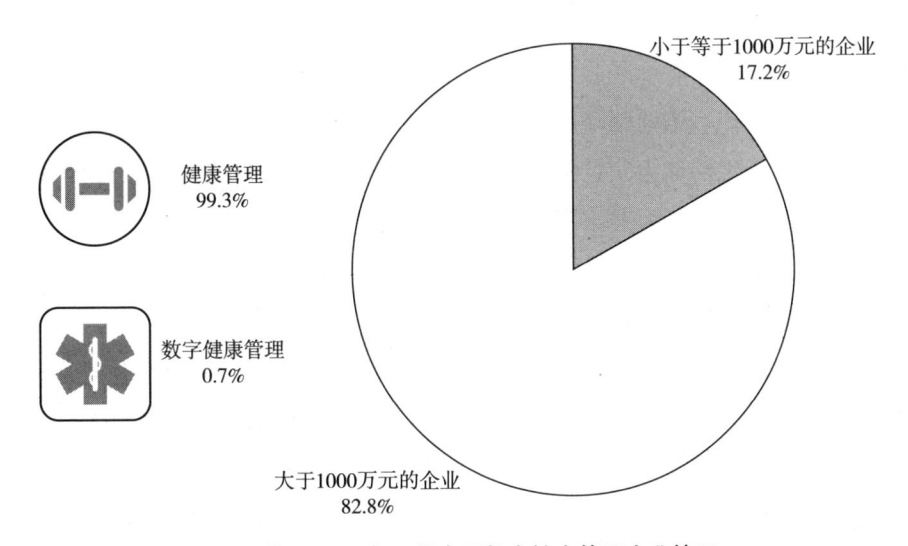

图1 截至2021年9月中国数字健康管理企业情况

资料来源：艾媒数据中心（data.limedia.cn）。

（五）我国老年健康管理数字化面临的主要挑战

随着数字化新兴技术的发展和应用，老年人生活方式也发生了翻天覆地的变化，但由于不少老年人使用智能产品存在一定障碍，在日常生活使用过程中常常遇到不便，故无法充分感受到数字化服务带来的便利，老年健康管理既面临着产业转型升级的重大机遇也面临着严峻的挑战。

1. 老年人接受数字化产品程度不高

发展数字化健康养老，老年人必须拥有基本的互联网和智能产品使用经验，或者愿意接受并学习智能化产品。然而，第49次《中国互联网络发展状况统计报告》显示，截至2021年12月，我国网民规模达10.32亿，60

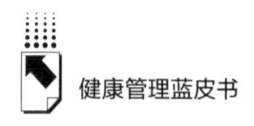

岁及以上网民仅占11.5%，老年人是非网民的主要群体。老年人不愿接触数字化技术产品的原因有多方面：①随着年龄增大，视觉、听觉和触觉都在不断衰退，而这些感官对于智能化产品非常重要，生理上的衰老是老年人步入数字化的鸿沟；②数字化产品更新过快、操作界面复杂也是老年人熟练使用数字化产品的拦路虎；③部分老年人会有"不好意思"求助的心理，导致不愿意学习，产生抵触心理；④互联网环境复杂，存在诈骗信息，且难以辨认，老年人担心遭遇网络诈骗，害怕数字化产品成为"智商税"；⑤目前数字化产品产生的健康获益不能短时间内展现出来，所以老年人接受程度并不高。如何提升老年人对数字化健康产品的接受程度，是发展数字化健康养老面临的重要挑战。

2. 政策落地仍有待加强

截至目前，国家和各省区市已陆续出台了一系列支持数字化老年健康管理的政策措施，但有些交叉重复，有些可操作性、落地性不强，部门之间的衔接和协调还有待提高。利用目前已有的示范，通过归纳总结出可复制、可推广、可应用的经验，是今后需要努力的方向。且数字化健康管理服务相关标准和规范体系尚未形成，企业资质审核、市场准入方面的法律法规均不完善，无法对整个行业实施有效监管。另外，与老年人信息隐私安全相关的政策也需要完善，这对于保障老年人的隐私安全非常重要。

3. 产品服务供给不足

从产品服务供给层面来看，我国的数字化产品种类较少，尚未能全面覆盖老年人的健康需求，特别是人工智能技术还较为薄弱，产品供需不均衡，专门服务于老年人的数字化产品市场还未形成。而且目前产品的质量还有待提高，同质化现象也比较严重，以可穿戴设备为主，模式功能单一，且售价较高，养老机构和老年人经济承受能力有限，导致普及性较差，且智能化和个性化的产品明显短缺。数字化产品需要不断迭代更新，需要长期持久的投入和技术开发。目前产品研发人才短缺，同时具备科技化专业能力和健康服务行业实践经验的研发人员尤其短缺，这些均导致数字化健康养老产品的研发举步维艰。

4.健康服务协同合作仍待提升

当前,我国老年健康管理事业仍处于飞速发展阶段,各部门、企业、社会组织、社区和家庭等不同主体间的合作机制仍不完善,未能形成合力,导致健康服务内容和模式难以满足老年人的需求。目前,养老服务的主要内容集中于生活照料、疾病管理方面,缺乏满足老年人的心理精神照护,有部分机构甚至于"有数据无服务",没能通过健康数据分析整合运用于日常服务过程中。目前的数字化服务也未能根据老年人性别、年龄、健康需求、经济状况等提供个性化健康管理服务。

四 促进老年健康管理数字化发展的对策建议

(一)企业必须不断优化数字化老年健康管理产品及服务的质量和供给

老年人自身生活方式、经济状况、所在地区卫生服务水平等对老年人身体健康状况有着举足轻重的影响,尤其是当前随着我国老龄化进程的加快,老年群体数量庞大,失智、失能、高龄、慢病、残疾等重点老年人群基数也在上升,老年健康管理的需求日益增长。如何确保这些社会弱势老年群体身体健康状况得到及时监测、能够及时获得所需要的健康管理服务等难题亟待解决。加快老年健康管理产品及服务的适老化改造和升级迫在眉睫。

随着人工智能、物联网、远程医疗等信息技术发展,数字化应用解决医疗行业的问题逐渐成为一种趋势,通过互联网和智慧医疗的发展助力老年健康管理也成为必然趋势。数字化老年健康管理发展还处于起步阶段,缺少明确、成熟的行业标准和规范,当前老年健康管理产品和服务供给不足,产品和服务的定位、功能、使用方式等与广大老年群体对于健康的需求还有一定距离,缺乏很好的适配性,无法满足老年人健康管理的需要,因此企业需要加快行业发展,加强产品和服务供给,加强产品关键技术突破,尽早形成可

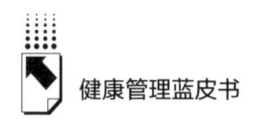

靠、适应性好的行业标准体系，重点研发老年人健康管理中急需的产品，例如电子呼救、健康智能手环及健康智能腕表等可穿戴监测设备，并通过在线管理系统平台实现远程监控管理等功能，不断优化提升产品和服务的质量和供给，为老年群体提供更加深层次、专业化的产品，更便利服务，实现更加高效、便捷、安全的健康管理目标。

（二）社会需要共同营造数字化老年健康管理的消费市场环境

面临日益凸显的老龄化现象和飞速发展的数字化社会，要实现数量庞大的老年群体跟得上时代发展的节拍、尽享科技进步的成果，需要全社会的参与，为老年人提供更周全、更贴心、更直接、更便利的服务。2020年，国务院办公厅印发《关于切实解决老年人运用智能技术困难的实施方案》，强调要在政策引导和全社会动员双管齐下的努力下，让更多的老年群体逐渐适应并融入智慧社会，助力老年人跨越"数字鸿沟"。鼓励通过优化老年人网上办理就医服务流程以及健全老年人日常健康管理服务体系等种种举措，逐步实现网上就医服务，推进"互联网+医疗健康"，通过数字化手段，便利老年人日常就医。

随着大数据、物联网、AI等技术的发展，以及家用监测设备、可穿戴设备等产品的推广和普及，数字化老年健康管理平台的出现恰恰契合新一代老年群体的健康养老需求，以需求为导向，以科技赋能健康，帮助老年人实现品质养老。

（三）个人与家庭应该逐步转变老年健康消费的理念和模式

由于中国传统家庭文化和目前高房价、高消费等社会压力的影响，老年群体在子女后代身上的消费支出不断攀升，严重挤占了老年群体在自身的消费投入，对于老年群体健康管理消费支出产生了较大影响，不容忽视。并且有研究显示，受文化程度、接收能力等因素影响，老年群体对于智慧化老年健康管理服务和产品的接受度较低，一方面是其他家庭支出挤占了老年人的健康支出，另一方面是老年群体对于数字化产品的接受度不足，这些综合影响了老年群体对于数字化健康管理产品的消费投入。因此，老年群体应该逐步转变消费理念，充分认识数字化产品和服务的作用，树立预防为主、有效健康管理的理念，加大对于数字化健康管理产品和服务的投入意识。帮助老年人更好、更快地融入数字化社会，家庭环节的努力也不可或缺，年轻人可以通过传授科学技术"反哺"老人，让老年人对于数字化产品和服务更信任；也可以帮助提高老年人对于数字化产品的使用技能、接受能力，帮其更好理解、正确使用数字化产品和服务。

（四）数字化老年健康管理专业人才培养

数字化老年健康管理产品和服务属于新兴产物，无论是对于老年群体还是健康体检（管理）机构都存在一定的使用障碍，需要专业人士的指导协助，掌握产品使用方法和了解服务内涵，提升相关产品和服务的效果。但是当前数字化老年健康管理专业人才严重不足，相关培训体系、配套政策等保障举措也欠成熟，因此，首先，需要加强数字化老年健康管理专业人才建设，全面开展相关专业教育工作，强化从业人员业务培训，进一步提高老年健康管理从业人员专业技术水平，积极引进创新型、应用型、技能型、综合型等高素质人才，培养从业人员应用现代科技的意识和能力，提高运用新知识、新技术的素质和水平，逐步推进数字化老年健康管理人才队伍建设；其次，要完善数字化老年健康管理专业人才培养保障体系，鼓励支持高校设置老年健康管理相关专业，通过国家奖助学金及社会捐助等资金支持，扩大对数字化老年健康管理等方面人才的培养，建立专业化、标准化数字化老年健康管理专业人才队伍。企业和健康体检（管理）机构也可以建立相关激励机制，鼓励相关产品、服务从业人员，积极参与相关技术、理论学习和培训，促进其快速发展成数字化老年健康管理专业人才，提高其信息化技术掌握熟悉程度、与老年人沟通交流等能力，帮助老年群体更快速接受、信任和依赖数字化老年健康管理产品和服务，更好发挥相关产品和服务的功能作用。

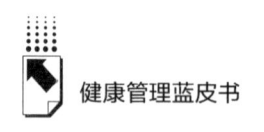

五 数字化老年健康管理案例

第七次全国人口普查数据显示，我国人口老龄化具有"规模大、速度快、区域分化"等特征。究竟如何应对老龄化带来的一系列问题成为摆在全社会眼前迫切需要解决的难题，而解决的关键在于基层医疗机构的数字化转型即"数字化老年健康管理"。

世界卫生组织报告显示，跌倒已成为影响老年人群健康的"罪魁祸首"，全球每年约30万人死于摔倒所致的并发症，其中60岁以上约占半数。在我国，每年有4000万老人至少跌倒1次，而跌倒致死的老人约8/10000人，另有40%~70%的老人因跌倒需治疗。面对如此严峻的社会问题，数字化老年健康管理业界提出了"隐形护理员"的概念，其可以最大限度地解决危害老人寿命的跌倒问题，主要内容包括利用智能摄像头和AI算法，准确识别老年人安全状态，在其发生跌倒或需要呼救时主动发出警报，最快地施以救治，避免不幸发生；同时，其还具备双向语音，让老人可与亲属进行语音对话，提升沟通效率；未来还可与社区服务打通，为老人群体提供多样化的助老服务。伴随着老龄化社会进程的加速，科技助老有望成为应对新型挑战的制胜法宝。

自新冠肺炎疫情发生至今，"数字化"成为我国战胜疫情的重要武器。然而我国老年人对互联网的使用占比并不高。第49次《中国互联网络发展状况统计报告》显示，全国还有约1亿以上老年群体面临着网络和数字化鸿沟等问题。因此"老人因无法出示健康码被拒乘公共交通""医院电子化操作流程适应困难""不懂网络抢购蔬菜"等现象频频出现，表明在数字化覆盖的社会进程中，老人生出难以融入的无力感，造成疫情防控任务重与老年人群难以跨越认知鸿沟的矛盾。目前，在新冠肺炎疫情依旧严峻的形势下，为保障老人正常生活，必须坚持传统与智能"两条腿"走路。因部分老年群体在使用智能化产品过程中仍存在较多短期难以攻克的问题，所以保留传统服务是必要的，以更多地体现人文关怀的一面，例如为保障老人正常生活，增设"无健康码通道"，采取纸质证明作为替代等措施。同时，也要不断提高互联网产品适老化程度，以调整技术为主、自主适应为辅的方式跨越数字化普及的鸿沟。用更加个性化、精细化的产品和服务，让老人切身感受到数字化带来的便利。一个有温度的时代，不应当也不能忽视任何一个群体，让老龄化与数字化和谐兼容、精细化与人性化携手并进是未来保障老年化社会稳步发展的主要应对策略。

"中国已经成为老龄化程度较高的国家之一，中老年人群的营养问题也备受广大人民的关注。"陈君石院士在研讨会上指出，与青年人相比，中老年人的身体机能逐步出现不同程度的衰退，使食物摄取、消化和吸收等方面受到影响，因此，中老年人群的营养缺乏及慢性病发生风险增加亦是影响老年群体健康的重要问题。同时他又提出，为此应当逐步推广科学智能方式，有针对性地提前进行营养干预，帮助中老年人群进行适当预防。而在当前数字化社会的大背景下，个体化精准营养主要面向受年龄、身体、压力等因素影响的中老年人群，基于他们的身体所需和日常习惯，精选中西结合营养配方，针对早中晚不同时段的营养需求提供全天候的营养支持。

《中华人民共和国国民经济和社会发展第十四个五年规划和2035年远景目标纲要》提出积极应对人口老龄化的国家战略，各地政府也积极响应政策，逐步推进面向老年群体的医疗、养老等服务。健全智慧照顾体系、智能化养老的普及与发展都离不开以政府、医疗为导向以及家庭成员多方参与。首先，医疗机构应当勇于承担社会责任，以前沿的科技给予老人智慧化照顾、服务；其次，政府应当不断推动基层信息化网络、智能服务平台的搭建，建立健全老人动态数据库，更好地提升老人健康、安全数字化管理的水平，从而实现整个社会的"老有颐养"。

案 例 报 告
Cases

B.19
2022年五湖健康大会优秀"四新"报告

肖渊茗　刘寒英*

摘　要： 首次优秀"四新"评选活动于2022年借助"五湖健康大会"平台顺利举行。"四新"即新作品、新产品、新技术和新案例，优秀"四新"评选活动是慢病健康管理与大健康产业领域新取得的有代表性成果的一次集中展示，对产业发展有鼓励，对技能提升有启发，对健康教育有促进，对人民健康有推动，是一次成功的尝试。

关键词： "四新"　新作品　新产品　新技术　新案例

---

* 肖渊茗，博士，中南大学湘雅三医院主治医师；刘寒英，博士，中南大学湘雅三医院主治医师。

一 优秀"四新"提出的背景与理念

近年来,慢病健康管理与大健康产业领域取得了大量成果,数量与质量都在快速上升。慢病健康管理与大健康产业是个内涵丰富、范围广泛的巨大产业,从业人员众多,行业涉及医疗机构、健康管理(体检)机构、健康信息及科技企业和其他健康相关行业。为了更好地宣传展示与推广本领域取得的最新优秀成果,加强跨行业从业者之间的交流,加强业内与普通公众之间的交流,优秀"四新"评选活动借助"五湖健康大会"平台于2022年首次举行。

"四新"即新作品、新产品、新技术和新案例。"新作品"指的是健康管理研究与实践相关代表作。参照2021年国家卫生健康委有关临床、公共卫生、卫生管理、护理专业技术职称评审代表作的要求,新作品可以是科研作品,也可以是科普作品。"新产品"和"新技术"指的是立足慢病健康管理与大健康产业领域,围绕重大慢性病的"防、治、管、评"开展的早期筛查、早期诊断、早期干预、效果评价、病程监测与运动康复全过程健康管理和健康产业相关新产品及技术。"新案例"指的是各种健康管理服务案例,重点聚焦检后健康管理服务中的健康评估、健康干预、健康随访以及检后不同场景健康管理服务包等,内容涵盖检后健康管理门诊、检后MDT、检后智慧化管理、检后生活方式医学、功能医学干预和检后健康监测等。优秀"四新"评选活动从全国的健康管理和健康产业从业者及相关企事业单位中征集最新的、有代表性的成果,予以竞争和评选,择最优秀的一批成果公布,并且加以宣传和展示。

为了扩大影响力,本次优秀"四新"评选活动借助五湖健康大会的平台隆重推出。"中国慢病健康管理与大健康产业峰会"又称"五湖健康大会",自创办以来已经连续成功举办了六届。五湖健康大会以"聚焦慢病健康管理 引领健康产业发展"为主题,以研创发布《健康管理与健康产业发展报告(健康管理蓝皮书)》及"全国健康管理(体检)机构竞争力百

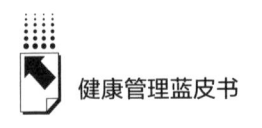

强榜单"为亮点,已成为我国健康管理与健康产业领域具有鲜明专业特色和产业引领优势的品牌会议及行业"风向标",也是全面展示我国健康管理领域近年来取得的新技术、新成果、新共识的大平台,影响深远。在此优质平台上推出的"四新"评选活动,既借力于大会的高度,也助力于大会内涵。

二 优秀"四新"评选经过

优秀"四新"评选活动是健康管理行业同道之间的交流,也是健康管理业内同普通公众之间的交流,应将代表最优秀成果的作品展示在公众面前。

优秀"四新"评选活动于2021年11月1日至2022年3月28日面向全国健康管理和健康产业从业者及相关企事业单位征集动画视频、实拍视频形式的"四新"作品,注重专业性、科学性、技术性以及科普性质。在此期间收到了来自四川大学华西医院健康管理中心、浙江大学附属第二医院、郑州人民医院、杭州师范大学、中山大学第五医院、西安交通大学第一附属医院体检中心等多家单位以及三诺、金佛山世界草药学研究中心、金山科技集团等多家企业的作品共111件。各单位投稿积极,内容丰富,形式多样,紧密贴近与健康管理相关的热点及难点。

征集到的作品接受专家组的反复认真甄选。为体现活动的公正性、公开性、透明性,五湖健康大会特邀请大会执行主席、中华医学会健康管理学分会委员等多位专家担任评委,对征集的作品进行集中评选,从专业角度对征集作品进行评审和指导。经过专家评委会反复研讨和慎重考虑,评选出30件优秀作品入围决赛。

入围决赛的优秀作品分两批进行了网络展播及投票。为了进一步扩大影响力、为优秀"四新"评选活动宣传造势,五湖健康管理大会的官网上发布了关于优秀"四新"评选的新闻,将入围的优秀作品进行展播并开通网络投票,吸引广大网民参与到评选当中。专家评委会的甄选对作品的专业性和科学性进行了严格把关，普通大众网民的浏览点播及投票则反映了作品的亲和力和易推广性。网民们积极参与投票，网络投票数量达近百万，体现了"四新"作品的热度以及科普价值，也体现了当下普通公众对于健康管理的关注和关心。

经过专家甄选和网络展播投票的层层遴选，最终决出 8 件获奖的优秀"四新"作品，在五湖健康大会开幕式进行总评及颁奖。本次 2022 年五湖健康大会线上参与人数高达 10000 人次，热度空前，各业界人士反响强烈，首次进行的优秀"四新"评选也获得了巨大成功。

三 "四新"决赛入围作品列表

经过层层遴选，有 30 个作品入围决赛。入围决赛的作品见表 1（排名不分先后）。

表1 "四新"决赛入围作品

序号	标题	选送单位
1	初识积极心理　学会心理健康的自我管理	中科大附一院安徽省立医院健康管理中心
2	非酒精性肝硬化伴不同肝纤维化状态与颈动脉斑块发生的关系	浙江大学医学院附属第二医院
3	您的眼睛"干"了吗	中科大附一院安徽省立医院健康管理中心
4	家庭合理用药之妊娠期妇女篇	杭州师范大学
5	HPV 疫苗	杭州师范大学
6	呵护你的小心"肝"	浙江大学医学院附属第二医院
7	噪音性耳聋那些事	中山大学附属第五医院
8	小杜的故事	杭州师范大学
9	带你认识房颤	中山大学附属第五医院
10	维生素与肿瘤	中山大学附属第五医院
11	拯救呼噜侠	郑州人民医院
12	多听小科普，对糖尿病说不	杭州师范大学
13	不要"坐"以待毙，动动更健康	湖南山水体检中心
14	知"幽"解"忧"	福建医科大学附属协和医院体检中心

续表

序号	标题	选送单位
15	酒鬼的科普 你敢信？	中科大附一院安徽省立医院健康管理中心
16	甲状腺的那些事	西安交通大学第一附属医院体检中心
17	糖尿病风险筛查新技术——三诺AGEscan	Sinocare 三诺生物
18	基于机器学习构建胃癌风险评估模型	浙江大学医学院附属第二医院
19	福古露膳食营养补充剂	金佛山世界草药学研究中心
20	基于Nrf2HO-1信号通路探究黄芩素对心肌铁死亡和心肌重构的影响	宜春学院医学院
21	您的健康从"肠"计议	深圳沃德海斯生物科技股份有限公司
22	眼底一张照，疾病早知道	长江航运总医院健康医学科
23	金山胶囊内镜机器人助力胃癌早筛	金山科技集团
24	视源健康：健康从唤醒开始	视源健康
25	功能医学生活加	北京维加健康管理有限公司
26	一名家族性高尿酸血症患者的自我健康管理	湖南新怡康健康体检中心
27	5G支撑下慢阻肺主动健康管理模式构建与实施	江苏省人民医院健康管理中心
28	厦门弘爱医院介绍	厦门弘爱医院
29	身体由你把控 健康有我把关	四川大学华西医院健康管理中心
30	健康中国行动 医疗机构健康科普宣教工程《健康开讲》	河北中石油中心医院健康管理中心

四 "四新"优秀作品风采

最终决出的8件获奖的优秀"四新"作品，在五湖健康大会开幕式进行总评及颁奖，获得了万众瞩目。获奖的优秀作品介绍如下。

（一）成功案例奖：5G支撑下慢阻肺主动健康管理模式构建与实施（新案例）

1. 选送单位：江苏省人民医院健康管理中心

2. 作者：武亦娴、李晓娜

3. 作品主要内容及评价

慢性阻塞性肺疾病在我国乃至全球的流行态势日趋严峻，慢阻肺病程进展至晚期后可逆性大大降低，早期的诊断和干预非常关键，但社会对慢阻肺的知晓率却是不容乐观。获奖作品介绍了选送单位自2014年起，基于实践发现问题、提出临床问题、提炼科学问题，借助院校平台优势多学科合作进行研究设计、探索解决方案，最终技术转化落地，多维度促进成果转化与应用，创新打造的慢阻肺智能主动健康管理服务模式。该服务模式首先筛选出高危人群，然后通过综合健康教育、戒烟干预、运动干预和营养干预等内容构建慢阻肺一体化智慧健康管理平台，对慢阻肺患者及高危人群进行主动健康管理。同时，引入第三方专业的健康管理服务，通过一些基于5G物联网的慢阻肺采集设备如便携式肺功能仪、健康机器人、健康小屋、睡眠监测、体重体脂检测、心电贴等，可以快速有效采集数据并传输至后台给专业的慢阻肺健康管理团队，建立了一套"医院—社区—家庭"联动智能全周期主动健康管理服务模式。

作品展示了选送单位研究和搭建的大数据驱动下的慢阻肺主动健康管理模式，构建的包括全系列健康档案数据库、全息档案、健康画像的服务平台，以及慢阻肺风险分层评估和预警预测模块、慢阻肺主动精准干预模块和慢阻肺各个执行主体的互动实施网络。以此为基础，可扩展建立多种呼吸慢病"一站式"风险评估与管理路径；以慢阻肺为切入点，创新打造单病种健康管理服务体系；以慢阻肺为龙头，打造"MDT+健康管理"学科模式，构建学科体系高质量发展框架。

作品同时也展示了新时代健康管理人坚守初心，以新型医学服务促进人人健康；不断创新，持续深耕医教研学科及人才培养体系；勇立潮头，依托大数据与人工智能建立起主动健康管理新模式的新风貌。

（二）成功案例奖：功能医学生活加（新案例）

1. 选送单位：北京维加健康管理有限公司

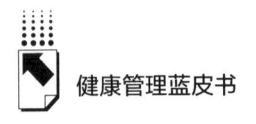

2. 作者：李琳

3. 作品主要内容及评价

作品展示了一个以家庭为单位的健康生活方式干预的优秀案例。一个家庭的核心竞争力就是家庭成员的健康。医院是治疗疾病的，如果想要维护健康，还是需要从健康饮食起居的生活方式入手。功能医学生活加一直在做健康教育，组织了"妈妈训练营"，通过系统的课程进行可以落地的健康生活方式指导，打造健康家庭。

功能医学生活加的主要构思如下：健康的基础离不开合理的饮食、高质量的睡眠和稳定的情绪。功能医学生活加通过食物敏感检测来指导精准饮食，从而改善肠道健康，在肠道健康的基础上进行抗炎饮食降低身体炎症；通过生物钟课程指导大家打造高质量睡眠；通过心理课程帮助大家更好地管理情绪。

该案例获得了傲人的成绩。参加"妈妈训练营"的家庭在进入训练营之前和之后分别填写症状问卷，得到的问卷评分用来评价干预效果，90%以上的家庭平均健康水平得到了改善。

功能医学生活加用实际行动践行了其打出的"用专业创造美好生活"的旗号，向公众展示了健康管理产业中的一个成功案例。

（三）优秀科普奖：呵护你的小心"肝"（新作品）

1. 选送单位：浙江大学医学院附属第二医院

2. 作者：赵奕

3. 作品主要内容及评价

随着生活方式的改变和乙肝疫苗的新生儿普及接种，脂肪肝已超越病毒性肝炎，成为全球慢性肝脏疾病的首要病因。目前人们对脂肪肝的认识仍然存在很多盲区，甚至有很多人对脂肪肝不以为然。作品以3月18日"全国爱肝日"为契机，以"呵护你的小心'肝'"为主题展开，从身边常见的案例着手，结合最新研究成果、文献数据等强调脂肪肝管理的重要性，倡导脂肪肝的预防、早期诊断、精准评估和治疗。

作品借助了明星患"肝癌"去世的时事热点，容易吸引普通大众的注意力，用通俗的语言和图像深入浅出地阐述了脂肪肝的诊疗防控和新进展，具备严谨的科学态度又不失亲和力。

（四）优秀科普奖：酒鬼的科普 你敢信？（新作品）

1. 选送单位：中科大附一院安徽省立医院健康管理中心
2. 作者：陈志洁
3. 作品主要内容及评价

在历史悠久的酒文化的熏陶下，认为"适量饮酒有益健康"的普通大众不在少数。然而现代科学证明，饮酒对健康是有害无益的。作品以趣味性强的标题，吸引大众的兴趣和关注，然后用诙谐幽默的画面和语言介绍了饮酒有害健康的知识，对戒酒有难度的大众给出了降低饮酒伤害的办法和建议，易于被大众接受。

作品大胆地使用了网红短视频的一些技巧，利用了一些网络流行的"梗"的元素，对爱好移动互联网的年轻群体尤其有吸引力，因此获得了大量网络的投票。本作品为科普创作带来了成功的经验，科普作品在注重科学性和严肃性的同时，不妨增加一些流行的、亲民的元素，使得作品更易于被转发，更具传播性，因而带来更好的普及效果。

（五）优秀技术奖：您的健康从"肠"计议（新产品与新技术）

1. 选送单位：深圳沃德海斯生物科技股份有限公司
2. 作者：杨莉
3. 作品主要内容及评价

大肠癌作为我国三大高发癌症之一，科学预防和定期筛查很重要。普通大众经常提出这些问题："什么是大肠癌？大肠癌有什么症状？什么情况下要去做肠癌筛查？做什么检测才能筛查肠癌？"作品《您的健康从'肠'计议》对这些问题给出了通俗易懂的答案。

作品以大众喜闻乐见的动画形式，深入浅出地介绍了我国肠癌现状、预

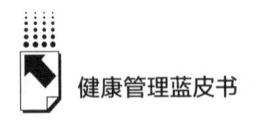

防方法，生动地诠释了大肠癌的防治知识并推荐了适宜大众筛查的检测技术：定量便潜血检测，这是一项国际领先的大肠癌筛查技术，采用专利采便管，样本保存时间长（常温七天、冷藏十四天），可有效解决大众实际筛查取样尴尬、保存难的痛点；有FDA、CE、NMPA、ISO等多项权威认证；被国内外十余项权威专家指南共识推荐。

作品的形式新颖、标题趣味性强，很容易吸引大众的关注。其中"关注肠道健康，定期做无创肠癌早筛定量便潜血检测，必要时做肠镜检查，早5年发现肠癌，少花30万，多活30年，您的健康从'肠'计议！"的内容尤为让人印象深刻。

4. 选送单位介绍

深圳沃德海斯生物科技股份有限公司以造福百姓健康为己任，致力于成为最优秀的肿瘤早期筛查和诊断产品供应商，企业经营方向及理念是"全自动定量便潜血无创肠癌检测·推动大肠癌全民筛查助力健康中国"。2014年，沃德海斯与日本荣研化学株式会社达成战略合作，成为OC-SENSOR io全自动定量便潜血检测系列产品在中国的总代理商，开启了推动中国全民大肠癌早期筛查的征程。沃德海斯与中国健康促进基金会、国家癌症中心、上海长海医院李兆申院士团队、中国人民解放军总医院第七医学中心盛剑秋主任团队合作开展多个课题及项目合作，取得了良好的学术反馈；沃德海斯还与美年健康集团、爱康集团、阳光保险集团、华美浩联、远盟康健、天安财险、深圳狮子会、明德丰怡精算、赛柏蓝等逾十家企业进行大健康领域合作，共同探索适宜中国结直肠癌筛查的商业化模式，陆续获得了商业保险蓝钻科技奖、路鼎记最佳路演奖、狮子会狮谊永固勋章、五湖健康大会优秀健康科普企业奖项及称号等。

（六）优秀技术奖：糖尿病风险筛查新技术——三诺AGEscan（新技术）

1. 选送单位：Sinocare三诺生物
2. 作者：陈黎

3. 作品主要内容及评价

作品带来了一项糖尿病风险筛查的新技术。我国糖尿病发病率逐年上升，糖尿病前期人群基数庞大，糖尿病及其相关疾病的医疗支出给社会和个人造成严重的经济负担，已有证据证明，糖尿病通过早期筛查进行干预，发病率可以降低30%~50%；而传统的糖尿病筛查方法存在很大的局限性，因此急需一种新的无创、准确、高效的技术，优化我国体检人群糖尿病的筛查路径。

晚期糖基化终末产物（AGEs）是指在非酶促反应下，蛋白质等大分子物质的游离氨基与还原糖的醛基经过一系列反应生成的稳定的有害的物质。在人体组织中都有存在，并且存在特殊的吸收光谱和荧光特性。国内外关于AGEs的研究均指出体内蓄积的AGEs是导致糖尿病发病的重要始动因子。

AGEscan通过蓝光LED发射一束对人体安全的蓝色光照射到受检者的左眼晶状体，晶状体内的AGEs被激发产生荧光，仪器可检测到此荧光信号，利用荧光强度与糖基化终末产物积聚水平正相关原理，实现糖尿病风险筛查。

AGEscan全球首创眼部晶状体AGEs荧光扫描仪，是目前唯一经FDA认证的糖尿病风险无创筛查设备，并纳入湖南省创新医疗器械；AGEscan将有创采血方法转变为无创安全、高效便捷的体验，提前预知糖尿病患病风险，提高受检者生活质量。

4. 选送单位介绍

三诺生物于2002年创立，致力于在中国推广经济实惠的血糖监测产品和开发当地糖尿病健康产业及生物传感技术，针对慢性疾病患者和医疗健康专业人员研发、生产和销售一系列快速诊断检测产品，梦想是"我们将让中国的每一位糖尿病患者都拥有自己的血糖仪"。三诺的产品过去以"准确、简单、经济"为特点，受到广大中国消费者的一致好评，目前产品主要有安稳系列、安准系列、金系列、双功能血糖尿酸测试系统以及手机血糖仪、智能血糖监测系统等。接下来三诺生物将积极向糖尿病医疗服务领域拓展，打造"硬件+软件+服务"模式，帮助糖尿病患者理解和掌握全面的糖

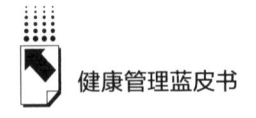

尿病管理，向"中国领先的糖尿病数字管理专家，全球领先的代谢病检测专家"这一愿景迈进。2020年，三诺智慧健康项目投入使用，旨在为慢性疾病的防治提供创新性、系统性的智慧医疗解决方案；2021年，三诺生物iPOCT产业园区动工，建成后将实现三诺生物全球研发的新产品iCARE、iCGMS的规模化生产，为慢病防治提供更全面的整体解决方案。最终三诺的产品将形成一个糖尿病管理的生态系统，为提高糖尿病患者的生活质量、降低医护提供者和患者间的沟通成本，以及提高社会医疗健康经济提供一套系统化解决方案。

（七）创新产品奖：金山胶囊内镜机器人助力胃癌早筛（新产品）

1. 选送单位：金山科技集团
2. 作者：何单
3. 作品主要内容及评价

作品展示了一项胃癌早期筛查的新产品。中国是全球胃癌第一大国。胃癌早发现、早诊断、早治疗是医学和健康管理专家的共识。

《中国磁控胶囊胃镜临床应用指南》指出，磁控胶囊胃镜作为新兴检查技术应运而生，因其无须插管与麻醉等特点，极大地减少了受检者的痛苦与恐惧，成为有望替代传统胃镜的有力诊断工具，适用于健康管理人群胃部检查。

作品的选送单位金山科技是中国胶囊内镜的开创者，已开发出领先世界的第四代胶囊内镜——全自动胶囊内镜机器人。受检者吞下胶囊，医生一键操作，胶囊机器人自动完成胃部检查。检查图像上传到全球5G智慧医学诊疗中心，通过AI辅助快速完成阅片，最后由专业医师出具检查报告。

《柳叶刀·胃肠病和肝病学》评论指出，金山科技的全自动胶囊内镜机器人，为胶囊内镜开辟了一个新时代。今天，胶囊机器人已广泛应用于医疗临床、大众体检、癌症早筛。作品展示了全自动胶囊内镜机器人技术的诸多创新，展示了其无创、无痛、操作便捷、可靠性高等优点，同时也展示了在健康管理新时代下作为高新技术企业代表的金山科技将秉承为人类健康奋斗终身的企业使命，创新研发，不断用科技与智慧助力全民大健康的崭新风采。

4. 选送单位介绍

重庆金山科技（集团）有限公司成立于1998年，是集数字化医疗设备研发、生产、销售和服务于一体的国家级高新技术企业。自2004年第一颗国产胶囊内镜诞生，到世界首台全自动胶囊机器人RC100问世，金山科技始终推动国产胶囊内镜技术走在世界前列。

目前，金山科技已成功研发技术领先的电子高清内镜、氩气高频电刀、胸腹腔手术机器人、世界先进的食道阻抗——pH联合监测系统和pH胶囊无线检测系统、全球领先的宫腔直视吸引手术系统等60多项先进医疗技术产品。金山科技获国家科技进步奖，入选2021年工信部专精特新"小巨人"企业，先后被授予"国家创新型企业""国家高技术产业化示范基地""国家技术成果转化基地"称号。

集团产品和解决方案已远销全球80多个国家，覆盖5000多家医疗机构，企业立志成为世界一流的医疗技术服务商，推进健康中国建设。

（八）创新产品奖：福古露膳食营养补充剂

1. 选送单位：金佛山世界草药学研究中心（新产品）

2. 作者：张颖诗

3. 作品主要内容及评价

福古露是一种草本膳食营养补充剂。传统的中草药的制剂形式由于较为复杂，制备不易，给大众的使用造成了不便和限制。作品介绍的草本膳食营养补充剂通过高温浓缩、低温萃取的工艺将最自然纯净的草药的精华制成蔬菜胶囊，把草药配方变成即时取用的产品，大大提高了产品的有效性和便利性。

福古露草本膳食营养补充剂选用的草药配方是在中国中医药的药食同源基础上，总结了全世界的各民族使用草药和食物疗法研发的。其植物原料部分来源于选址讲究的种植基地，部分来源于全球各地的道地草药采集。这些

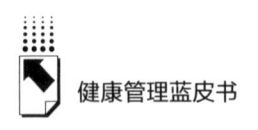

有机种植的植物原料不含毒素，纯天然无污染，符合美国FDA的所有标准。最终通过现代化的生产技术、精益求精的工序，将植物原料制作成有效成分浓缩的胶囊制剂，便于保存、携带及取用。

国家一直提倡对传统中医中草药学及相关文化的传承和弘扬。作品介绍的草本膳食营养补充剂是在传统的基础上，应用现代科学，制成的适应现代人类亚健康和疾病状态的产品，其便于保存携带、便于取用弥补了传统中草药制剂在这方面的缺陷，能帮助使用者恢复身心平衡，是一款优秀的创新产品。该产品同时也体现了传统中医药在健康管理和大健康产业中不可替代的独特地位。

4. 选送单位介绍

金佛山世界草药学研究中心坐落在美国旧金山，是以药食同源为主旨，对世界草药学的研究方向、资源、合作提出建言的一家机构，在美国拥有50英亩药草试验种植基地。福古露膳食营养补充剂是该单位关于天然膳食补充剂系列产品的重点项目，获得美国农业部推荐出口品牌认证。

五　小结与建议

（一）评选结果的意义

从征集到的作品来看，新作品类别的应征作品是最多的。值得注意的是，在这个类别中涌现出了大批优秀的科普类作品。2021年，由人力资源和社会保障部、国家卫生健康委、国家中医药局三部门共同印发的《关于深化卫生专业技术人员职称制度改革的指导意见》中关于完善评价体系第五点提出，在实行成果代表作制度中，科普作品可作为业绩成果参加职称评审。在本次评选活动中，应征健康管理研究与实践相关代表作的作品中出现了大量科普代表作，显示了职称评审"指挥棒"在健康管理研究与实践领域起到了明显的导向效果。健康管理行业是健康促进与健康教育的主力军，将形成促进科普创作、科研与科普并重的行业新氛围。

本次"四新"评选征集到了一批与健康管理和大健康产业相关的新技术和新产品，均有充分的科学研究证据和实践应用案例，具有创新性和可推广性，可形成市场力量。应征的作品主要集中在肿瘤风险评估模型、慢病筛查适宜技术、中草药膳食营养补充剂几个方面，这是健康管理和大健康产业相关技术和产品研发的热门区域，涌现出许多突破性的新技术和新产品，将应用于健康管理实践。心脑血管疾病、恶性肿瘤是我国疾病谱上排名靠前的几类重大慢病，严重威胁人民生命健康，在不远的未来依然是健康管理"防、治、管、评"的重点。

应征新案例类别的作品题材与内容丰富多彩，涵盖了健康管理服务中的健康教育、健康评估、健康随访、生活方式干预、健康管理门诊、检后MDT、智慧化管理、健康监测等，移动通信5G支撑、大数据与人工智能、功能医学等亮点纷呈，内容翔实、成效显著、模式新颖，具有良好的示范效果及推广意义。

（二）存在的问题与建议

本次优秀"四新"评选是首次举行，征集到作品的题材、数量和参与单位数量都存在提升的空间。从活动获得的巨大反响来看，本次活动的成功举办对学科建设有助力，对产业发展有鼓励，对技能提升有启发，对健康教育有促进，对人民健康有推动，是一次成功的尝试。应该将评选活动打造成长久的活动，并进一步扩大影响范围，提高参与度，促进产学研一体化，推动新的技术产品更快应用于健康管理实践、尽快落地生根开花。

附　　录
Appendices

B.20
生物电技术在健康管理（体检）中的应用专家共识

中关村新智源健康管理研究院
中南大学健康管理研究中心
惠斯安普功能医学研究院

生物电技术是指利用生物组织和器官的生物电特性及其变化规律，提取与生理、病理相关的生物医学信息和（或）对人体的健康状态进行检测、评估及干预的技术。生物电技术已经被国内外有关指南推荐用于疾病诊治中。

随着"健康中国2030"战略目标的出台和深入推进，国家将医疗健康提升到了国家战略层面。生物电技术适用于健康管理闭环的不同环节，且能够符合"预防为主、关口前移"的要求，满足人们对优质便捷的健康医疗服务的需求。特别是近年来，随着科技进步及智慧医疗的发展，具有更高精确度、特异性和灵敏性的更复杂的生物电技术产品被不断研发和普及，使得生物电技术在健康管理不同领域的应用更为广泛。

生物电技术在健康管理（体检）中的应用专家共识

为了增强健康管理从业人员对生物电技术的认识，规范生物电技术在健康管理中的应用，提升操作人员专业化水平和服务能力，来自全国健康管理领域、生物电研发领域的专家共同撰写本共识。本共识主要内容包括生物电技术的原理与历史，生物电技术在不同场景、场所和特殊人群中的应用，生物电技术应用的局限性及生物电技术的发展前景四个部分。

一 生物电技术概述

（一）原理

1. 生物电技术检测原理

生物电是指生物体内器官、组织和细胞在生命活动过程中发生的电位和极性变化的现象，在细胞水平上表现为安静时具有的静息电位和受到刺激时发生的动作电位，可以反映器官或组织的生理或病理变化，而且这种变化会比器官的器质性病变和其他临床症状更早地表现出来。生物电信号可以是自主的（主动的），即在没有外部刺激的情况下源自机体自身，例如心电（ECG）、脑电（EEG）、肌电（EMG）等；也可以是被动的（由外部施加），例如生物电阻抗信号，是利用体外（表）系统向检测对象施加安全的电磁激励（电流、电压、电磁场），在体外（表）检测相应变化从而获取相关的信息[1]。

生物电技术检测原理是通过电极测量生物电，经生物电放大器将信号放大，再经示波器等显示其波形并记录下来，以便观察、分析和保存。

2. 生物电技术评估原理

个体生物电信号会因组织结构、成分和健康状况的变化而改变。通过测量人体局部组织和器官的生物电信号及监测其变化特征，根据运算模块和大样本数据库，结合功能全面的可视化交互设备，可以获得大量有关组织解剖学和生理学的信息，通过定期监测个体代谢状况、体脂率、肌肉量、血压、血糖等情况可以评估个体健康风险和慢性病风险因素。

3. 生物电技术干预原理

生物电刺激（Electrical Stimulation，ES）作用于机体，当其频率与某部位细胞的自身频率接近或相等时，可以引起机体发生能量改变，使生物电能转化为细胞的热能、生物化学能等能量形式，发挥改善循环、抗炎、缓解疲劳、减轻疼痛、镇静安眠等作用；另外，当躯体感受器接受电刺激时，可将信号传到中枢神经系统，例如感觉运动区域、听觉与视觉皮质等，引起相应的功能和形态改变，促进神经系统重构。仿生物电刺激是物理治疗的一种，利用神经—肌肉—内脏反射轴的刺激作用机理，用于神经、肌肉等修复和生长。脉冲电磁场（Pulsed Electromagnetic Field，PEMF）是由外部磁性线圈产生的，通过感应耦合诱导人体导电组织中的电场，从而产生涡流。生物电反馈（Biofeedback Therapy，BT），通过传感器把采集到的内脏器官的活动信息加以处理，转换成生物电信号，并把这些信号通过眼、耳等器官反馈给大脑，以便个体能够根据这些信号进行训练，以达到自主控制部分器官活动、恢复内环境稳态、促进健康的目的。

（二）生物电技术的发展历史

早在1787年，Galvanic观察到青蛙肌肉在放电过程中收缩，这一发现导致了对生物电技术的探索，Matteucci在1843年首次提出了可以测量静息心肌电流的想法。1895年，荷兰生理学家Einthoven首次从体表记录到代表心脏完整的除极、复极过程的心电波形，并将此类心脏电活动命名为心电图。与此同时，大量学者进行了开创性的工作，证明肌肉、神经甚至感官（眼球）上存在生物电现象。新技术的应用，快速地推进了生物电领域的研究与医学应用。生物电检测技术的最先应用对象是航天领域宇航员，可对宇航员在太空中的健康状态和身体机能进行检测与评估。经过生物电技术创新与临床研究的发展，目前已在无创健康检测、评估和干预方面有广泛的应用。

（三）生物电技术的优势

生物电技术以其无创性优势，以及无害、价优、操作简单、结果可重复和功能信息丰富等优点，应用非常广泛，利用生物组织与器官的生物电特性及其变化规律,通过检测与人体生理、病理状况相关的功能状态信号,敏锐发现人体功能的细微变化,可早期发现器官系统的患病风险,对无症状的疾病早期阶段进行预警。

二 生物电技术的价值

(一)健康风险评估

健康风险评估[2]是指评估某一个体或群体未来发生某种疾病或损伤以及因此造成的不良后果的可能性大小,预测个体未来健康趋势及疾病/伤残甚至死亡的危险性。健康风险评估以风险因子调查、检测/监测所获取的健康信息分析为基础,以循证医学证据为主要依据,结合专业人员的直接观察和经验,对个体当前和未来发生疾病的风险做出客观量化的评估与分层,为个体健康管理方案的制定提供依据。利用生物电技术,监测人体的生物电信号和电阻抗值及其变化,选取和人体组织器官作用功能紧密联系的特征信息,例如个体营养状态、代谢状态、血压、血糖等,可以有效地进行健康检测并提示相关健康风险。

(二)慢性病风险评估

慢性病风险评估是指对个体和群体某种疾病患病风险的评估。生物电信号或生物电阻抗信号变化早于器质性病变或其他临床症状出现,通过监测生物电信号或生物电阻抗信号,可以早期发现器官、组织功能异常,例如,心电图(Electrocardiogram, ECG)、脑电图(Electroencephalogram, EEG)、肌电图(Electromyogram, EMG);眼动图(Electrooculogram, EOG)、胃电图(Electrogastrogram, EGG)、电化学阻抗(Electrochemical Impedance, EI)、生物电阻抗分析(Bioelectrical Impedance Analysis, BIA)等可评估心脏疾病、神经系统疾病、运动功能、胃肠道疾病、代谢性疾病等患病风险。

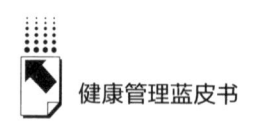

（三）健康状态监测与评价

健康状态是指个体在生理、心理、社会等维度所表现出的功能水平。健康状态的变化伴随着个体生理、病理改变，生物电阻抗分析可判断生物组织的生理或病理健康状况，为疾病预防和疾病诊断提供依据。

生物电阻抗法通过扫描获得机体不同部位的阻抗值，从整体上评价机体的功能状态、自主神经系统的紧张度，可初步判断各器官和机体能量的充盈或缺失情况，器官机能的变化趋势。另外，生物电阻抗法结合中医经络理论、中医阴阳理论等已开发相关仪器，用于测量机体经络、腧穴、脏腑等生物电阻抗特性[3,4]，根据数学模型，评价机体生命健康信息，反映脏腑机能状态的盛衰，可对健康状态及脏腑疾病进行宏观评价。

（四）健康风险和健康状态干预

随着生物电技术和新兴科技迅速发展，越来越多的生物电刺激（ES）、脉冲电磁场（PEMF）、生物电反馈（BT）仪器面世，在健康风险和健康状态干预中发挥着不可替代的作用。ES装置为听力下降、肌肉骨骼疾病和损伤、疼痛等提供了解决方案[5,6]。PEMF疗法在肌肉骨骼疾病（骨关节炎、类风湿性关节炎和骨折）、癌症、神经系统疾病和慢性疼痛的治疗中发挥着重要作用[7]。BT对心身疾病，例如心血管疾病、偏头痛、失眠、认知障碍等效果显著。

三 生物电技术在不同场景/场所和特殊人群中的应用

生物电技术不仅能够早期辨识个体功能的改变，还可以对功能异常进行干预，促进亚临床向健康状态转变，避免或延缓慢性病的发生，因此广泛应用于不同人群、不同场景/场所的健康管理全周期中。表1概括了目前常用的生物电设备及用途。

表1 生物电设备及用途

生物电技术项目	检测	评估	干预	监测
心电图（ECG）	√	√		√
脑电图（EEG）	√	√		
肌电图（EMG）	√	√		
眼动图（EOG）	√			
胃电图（EGG）	√	√		
生物电刺激（ES）			√	
脉冲电磁场（PEMF）			√	
生物电反馈（BT）			√	
电化学阻抗（EI）	√	√		
生物电阻抗分析（BIA）	√	√		√
高频QRS分析（HyperQ）	√	√		
健康风险评估（HRA）	√	√		
电化学皮肤电分析	√	√		
心阻抗血流图（ICG）	√	√		
脑阻抗血流图（IEG）	√	√		
肺循环阻抗图（IPR）	√	√		
生物电阻抗式呼吸监测	√	√		
电子心力监护仪	√	√		√

（一）在健康管理各环节中的应用

1. 健康检测与风险评估

评估心电、脑电、肌电等生物电信号监测可用于相关组织、器官健康检测与疾病风险评估，例如EEG可用于评估精神状态及认知障碍，通过检测可以尽早开始干预[8]。高频QRS分析（HyperQ）是一种新型的无创的定性定量检测心肌缺血的技术。HyperQ可从分子层面即时捕捉到高频QRS异常信号映射的心肌缺血状态，可用于诊断心肌缺血、预警心源性猝死或心肌梗死等不良心血管事件风险并予以精准医疗指导，可较大幅度降低心源性猝死漏诊风险。与传统的ST分析及运动平板试验相比，缺血的HyperQ指数表现出更高的灵敏度（76%比59%），特异性提高（85%比57%）以及更高精

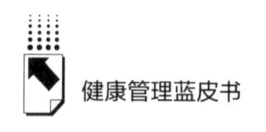

度（81%比58%）[9]。

生物电阻抗分析（Bioelectrical Impedance Analysis，BIA）是一种通过测量生物电阻抗来分析身体成分（肌肉、脂肪、水分等）的技术。与肌肉量相比，个体体脂率过高及内脏脂肪等级超标，可引发肥胖相关疾病。因此，BIA常用于人体成分的测量（肥胖评估、肌少症[10]，慢性营养不良[11][12]），可以分析人体的营养状况，评估其过高或过低体脂的健康风险。另外，BIA在疾病风险评估（代谢综合征[13]、妊娠期糖尿病[14]）方面、体育科学方面（评估训练计划的有效性[15]）等都有广泛应用。

健康风险评估（Health Risk Appraisal，HRA），利用人体不同组织器官生物电阻抗具有差异性及不同健康状态下器官生物电阻抗具有差异性的特性，快速扫描测量并采集人体生物电阻抗及电位的实时数据，由系统处理器进行数据处理分析，对机体的各组织、各器官进行功能评估，可用于疾病的风险评估、早期筛查及不同健康状态的评估中。

生物电阻抗法还可应用于皮肤健康检测。皮肤创伤区域损伤组织的阻抗值能够显著区别于健康组织[16]，利用这一特性，即可通过获取皮肤的生物电阻抗参数，对皮肤的健康状态进行分析和评估。

通过电化学皮肤电导测量来评估汗腺功能障碍，为确定糖耐量受损（Impaired Glucose Tolerance，IGT）和糖尿病（Diabetes Mellitus，DM）的风险提供了机会[17]。该技术[18,19]可用于评估糖尿病前期及糖尿病人群自主神经功能障碍，在糖尿病筛查中得到广泛应用[20]。研究显示，电化学皮肤电导测量在IGT和DM患者筛查中，检测敏感性为70%～85%，特异性为54%～100%[21~23]。

生物电阻抗式呼吸监测反映人体呼吸频率、深度和呼吸节律等动态改变。通过对人体呼吸状况的监测，可发现并预防呼吸系统的病变，如睡眠呼吸暂停综合征等，为呼吸系统疾病的诊疗及监测提供有用的信息[24]。

2. 健康风险干预

经阴道电刺激（Transvaginal Electrical Stimulation，TVES）[25]利用电极直接刺激盆底肌肉，可以引起盆底的收缩和放松，增加快速收缩的肌肉纤维的数量，促进产后盆底肌力恢复。中华医学会妇产科学分会妇科盆底学组在 2011 年和 2017 年发布的《女性压力性尿失禁诊断和治疗指南》都纳入了盆底电刺激疗法。经皮电刺激（Transcutaneous Electrical Nerve Stimulation，TENS）主要用于大范围的急性和慢性疼痛控制，在脊柱或周围神经附近植入细长的电极可以缓解慢性背部或关节疼痛[5,26]。外周神经电刺激（ES）可调节迷走神经发挥抗炎和饱腹感调节功能来治疗类风湿性关节炎和肥胖等患者[27,28]。经颅磁刺激仪（TMS）广泛用于情感障碍、耳鸣、阿尔茨海默病、帕金森氏病、精神分裂症、头痛、中风等。

脉冲磁微循环治疗系统（PMR）通过发射低频脉冲电磁场，使细胞膜在原有电位基础上产生新的跨膜电位，从而改变细胞膜表面的电荷分布，可达到纠正血流变指标、修复病变组织的微循环障碍的效果。脉冲电磁场作为非创伤性疗法在骨病治疗中已得到广泛的应用，能够促进 DNA 的合成并影响成骨细胞的增殖和分化，可应用于骨质疏松的防治中。

脑电生物反馈疗法可用于失眠、神经性头痛、焦虑症、癫痫、脑血管病等方面。肌电生物反馈疗法在吞咽困难、紧张性头痛、肢体障碍、肠易激综合征等方面有广泛应用。

3. 健康体检后监测与跟踪管理

受益于可穿戴技术的迅猛发展，通过可穿戴设备可以提供准确、持续的监测和反馈各种重要信号，能够帮助个体发现和纠正健康问题的最早迹象，为有高风险健康问题的个体提供早期预警系统。可穿戴式生物电位监测系统可以连续测量心率、呼吸频率、血氧饱和度和血压[29,30]，并且在某些特定应用领域实行实时监测，如在心律失常、癫痫发作和睡眠呼吸暂停[31]中都发挥了重要作用。当某些危急情况或事件发生时，这些算法可能会触发警报[32,33]。

另外，BIA 也被开发成为可穿戴设备，包括可穿戴 BIA 设备[34,35]，无袖带血压传感器[36,37]和生物电阻抗频谱[38]等，为日常肥胖管理与营养干预提供了一种更方便的生物电阻抗分析。与此同时，监测还可以加深个体的自我认知，鼓励其发挥主观能动性，改变不健康行为方式。

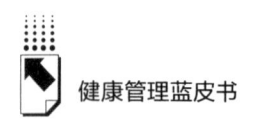

（二）在不同场景/场所中的应用

1. 健康管理（体检）机构

生物电技术以其无创性、低成本、便携和用户友好等优势以及能够在生命全周期对不同健康状态、生理心理信息进行监测和风险评估，而在健康管理（体检）机构中占据重要位置。生物电技术已经被用于皮肤检测、身体成分检测、脑和呼吸功能检测、血糖检测、睡眠监测以及慢性病风险评估等。

2. 临床诊疗

生物电技术是疾病诊断的重要工具，因此在医院中也有广泛应用，例如心阻抗血流图（Impedance Cardiogram，ICG）[39]、脑阻抗血流图（Impedance electroencephalogram IEG）[40]、肺循环阻抗图（Impedance Pulmonary Rheogram，IPR）[41]、生物电阻抗式呼吸监测、电子心力监护仪等可用于脑动脉硬化、血管性头痛、闭塞性脑血管病、肺心病以及肺动脉高压、睡眠呼吸暂停综合征等诊断和心脏功能监测等[42]。

3. 社区与家庭服务

由于对健康的关注日益增多，适用于家庭和社区使用的人体健康状况检测仪受到了越来越多的重视，生物电技术提供了一种很有前途的健康监测与风险评估方法，特别是被制造成便携式设备，通过蓝牙或网络与个人手机连接，便于在社区与家庭中应用。同时，生物电设备可以作为社区公共医疗健康保障的组成部分，促进医学服务的可及化发展。

4."互联网+"

在互联网接入急剧增加的同时，利用互联网平台向不同人群提供公共卫生干预措施的数量也在增加，生物电技术与互联网的融合产品也在增加。利用生物电信号采集装置采集人体生物电信号，通过数据评估中心与云端数据库连接，可将采集的数据通过模型运算，并与标准值进行比较以评估疾病风险，为区域、城市健康数据库的建立创造条件。

（三）在特殊人群中的应用

1. 航天员、飞行员

生物电检测技术率先应用于航天员的选拔，预测潜在的病理性变化，确定身体功能上的潜力，综合评估健康状态。例如，在心理压力测评方面，生物电阻抗技术可反映自主神经系统的紧张度、组织炎症、功能紊乱、心脏供血不足等情况，提取其早期功能紊乱的特征，预测潜在易感疾病，并评估精神紧张程度，可评估航天员、飞行员等的心理压力情况，对其心理压力进行预警。另外，还可观察不同负荷条件下，飞行员身体功能状态的生物电阻抗差异，用于研究飞行环境对飞行员身心系统的影响，并为对策研究提供依据[43]。

2. 运动员

BIA在运动医学领域具有广泛应用，可用于监测运动员的水合作用状态，监测水合状态对分析运动表现很重要[44]。此外，监测水合状态和体液可以帮助识别因脱水状态而受伤的运动员，并帮助开具液体摄入处方[45]。

脂肪质量百分比（Percentage Fat Mass，FM%）的升高对功能运动模式的质量产生负面影响，从而降低运动员的运动表现。相反，更广泛的肌肉分布，特别是上肢，最大限度地提高了力量表达和通过改变方向进行重复冲刺的能力[46]。鉴于身体成分评价与运动员[47]体能表现的关系，身体成分评价是运动员最常用的评估方法之一。因此，BIA也常用于评估运动员身体成分[48]，可评价运动员身体成分的成熟度[46]、性别差异[49]、体型预测[50]等。

3. 老年人

衰老伴随着身体成分的变化，特别是去脂体质量（Fat Free Mass，FFM）的下降，这使老年人面临老年综合征的风险[51]，例如肌少症和肥胖/肌肉损伤综合征等。肌少症已成为威胁老年人健康、影响老年人生活质量的重要危险因素。"肥胖/肌肉损伤综合征"不仅是肌肉数量的流失，也与肌肉功能的丧失有关，老年人中观察到脂肪浸润到肌肉中[52]，可能影响肌肉功能[53]，因此建议同时评估脂肪和肌肉。生物电阻抗向量分析（Bioelectrical

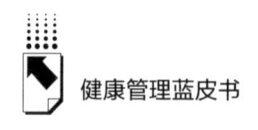

Impedance Vector Analysis，BIVA）可用于评估体细胞质量和水合作用，检测肌少症个体肌肉质量变化，区分肌少症和肌少症肥胖个体[54]。另外，BIVA 被证明对握力的变化具有敏感性。

4. 孕妇

多频生物电阻抗分析（Multifrequency Bioelectrical Impedance Analysis，MF-BIA）是测量总体液（Total Body Water，TBW）的一种无创伤性技术[55]，可用于检测孕妇体液纵向变化，评估机体对妊娠的适应性并能发现妊娠高血压[56]。另外，生物电阻抗技术也用于孕妇的体脂肪百分比（Percentage Body Fat%，BF%）、体脂肪分布（Fat Distribution，FD）等评估，以预防孕期并发症的发生、新生儿出生体重异常及围产儿死亡率等[57]。

四 生物电技术应用的局限性与发展前景

（一）应用局限性

1. 生物电设备应用的局限性

由于生物电技术结果受众多因素影响且操作导致其在应用中具有一定的局限性。影响生物电技术测量结果的因素很多，包括受测者、电极和测试环境等几方面。受测者方面包括运动、食物的摄入量、姿势的变化、肢体和躯干之间的接触、不准确的体重、测量前 2~3 小时中等至高强度体力活动等；电极方面包括电极极化、系统电极间相对固定的位置等；测试环境方面包括温度、电磁影响等。此外，由于测量中出现的伪影、系统误差和估计误差等，生物电技术面临的另一个挑战是研究新的模型、方程和方法以提高其特异性、灵敏度及准确性。在进行生物阻抗研究时，也应该建立标准化的方案，以确保结果的可重复性。

另外，对直流电过敏、植入心脏起搏器、有出血倾向、局部皮肤急性湿疹或感觉缺失者和孕妇腰腹部禁止采用直流电药物离子导入法和神经肌肉电刺激疗法；患恶性肿瘤和活动性结核者被禁止采用干扰电疗法；超短波疗法和微波疗法的禁忌证除上述外还包括低血压、心力衰竭者，还要注意对眼部和睾丸部位的屏蔽保护；磁疗法的禁忌证包括高热、出血倾向、孕妇、心力衰竭、极度虚弱、恶性肿瘤、带有心脏起搏器者。

2. 循证医学研究的局限性

生物电技术在临床环境中的循证医学研究较少，使用这些设备的临床研究结论受到小样本量的限制。此外，每个生物电技术设备生产厂家，都有自己的建模，国内同类设备不同厂家间，模型不一致，难以在全国范围内形成统一标准，因此检测结果相互间没有可比性，没有同质化影响了此类技术的推广应用。因此，需要对更大样本量、更异质性的人群样本进行研究，特别是在特殊状态人群中建立标准化常模，以确保评估结果的准确性。

3. 信息与数据标准建立的局限性

标准化是信息化的基础，信息与数据的标准化为未来进行数据统计分析、拓展服务能力、开展多中心数据应用提供了重要基础。生物电技术的信息和数据尚缺少标准化建设，制约了相关数据的易用性和应用价值。因此，应开展数据规范化统计分析，进行全面的结构化处理，建立生物电技术标准信息和数据库。

4. 应用环境和场景的局限性

生物电技术的标准方法通常需要医生/护士与受检者进行配合（放置电缆、电极、设备管理等），因此这些测量系统仅适用于临床环境。然而，在理想的医疗保健应用中，受检者必须忘记他/她正在被监测，以便在日常生活条件下进行现实的评估。为了实现这一目标，重要的挑战涉及生物电设备的小型化和非接触式、非显眼的使用，生物电系统还须具有无线通信能力、处理能力，才能将数据集成到电子健康系统中。

（二）发展前景

1. 技术创新与优化发展

通过设备研发人员及临床应用人员合作，加大循证研究力度，不断优化检测方法和技术流程，创新推进云计算、"互联网+"、大数据与生物电技术

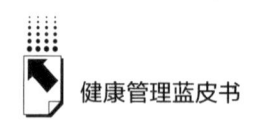

的融合发展，持续进行生物电相关新技术、新设备的研发与转化。

2. 标准化、信息化发展

规范统一名词术语，建立数据信息标准与规范，以提高数据一致性、提高数据利用率、提高服务和技术的标准化等。

3. 产品的场景化发展

推动生物电技术场景创新，加快资本、人才、技术、数据、算力等要素汇聚，精准匹配用户、场景和需求，促进创新链、产业链、服务链深度融合。

4. 数字化、智能化发展

AI赋能生物电技术，叠加5G、大数据等新技术发展红利，推动生物电技术智能化、数字化发展趋势，在服务上提供更好的使用体验和赋能服务。

参考文献（略）

附录

共识专家委员会（按姓氏拼音排序）

曹　霞	陈志恒	陈忠林	邓笑伟	付　峰	姜树强	李　莹	刘相辰
宁迎波	强东昌	沈振海	苏景宽	田京发	田利源	汪　荷	王建刚
王雅琴	吴子良	武留信	肖渊茗	杨娉婷	张　卿	赵琳琳	朱　玲

共识执笔人员

赵琳琳　曹　霞　王雅琴　强东昌

备注：本项目获基金支持

湖南省创新型省份建设专项基金（2020SK2055）
湖南省自然科学基金（2021JJ30989）

B.21 心理健康管理中国专家共识

上海市精神卫生中心
上海市疾病预防控制精神卫生分中心
中华预防医学会精神卫生分会
中国人民解放军总医院第二医学中心
上海交通大学中国医院发展研究院心理健康管理研究所
中关村新智源健康管理研究院

前 言

心理健康是健康的重要组成部分。世界卫生组织指出："没有心理健康就没有健康。"个体心理健康不仅直接影响幸福感、生活质量、学习工作效率等，而且与躯体健康密切相关。社会群体的心理健康则与经济社会紧密联系，是形成现实生产力、保持社会和谐稳定的关键。习近平总书记在党的二十大报告中，围绕"推进健康中国建设，把保障人民健康放在优先发展的战略位置"作出重要部署，并提出要"重视心理健康和精神卫生"。为此，《"健康中国2030"规划纲要》《"十三五"卫生与健康规划》《中华人民共和国国民经济和社会发展第十四个五年规划和2035年远景目标纲要》中均将促进心理健康作为重要工作目标和战略任务。同时根据《中华人民共和国精神卫生法》、《关于加强心理健康服务的指导意见》和《全国社会心理服务体系建设试点工作方案》等法律政策要求，心理健康工作一定要坚持预防为主、突出重点、问题导向和注重实效的原则。因此，心理健康服务体系建设是建设更高水平的平安中国、推进国家治理体系和治理能力现代化、加快实施健康中国战略、促进公民身心健康、维护社会和谐稳定的重要内容。

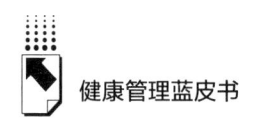

一 心理健康管理概念与实施意义

（一）心理健康管理概念及范畴

习近平总书记在2016年全国卫生与健康大会上指出，要加强心理健康问题基础性研究，做好心理健康知识和心理疾病科普工作，规范发展心理治疗、心理咨询等心理健康服务。《中华人民共和国国民经济和社会发展第十三个五年规划纲要》《"健康中国2030"规划纲要》均对加强心理健康服务提出了明确要求[1]。为贯彻落实中央决策部署，国家22个部门联合下发的文件中，明确定义了心理健康服务的概念。第一部分"充分认识加强心理健康服务的重要意义"中明确指出："心理健康服务是运用心理学及医学的理论和方法，预防或减少各类心理行为问题，促进心理健康，提高生活质量，主要包括心理健康宣传教育、心理咨询、心理疾病治疗、心理危机干预等。"[2]

心理健康管理是组织和落实心理健康服务的具体形式之一。心理健康管理是运用健康管理学的理念，通过多维度多层级对个体或群体的心理健康状态及安全风险因素进行测试、分析与评估，在客观、系统、全面了解个体或在群体心理状态的基础上提供心理健康训练、调适、促进、咨询、积极心理开发以及对心理健康风险因素进行干预，使个体能够达到和保持心理活动相对较高水平、保持良好社会适应和社会功能状态的全面过程。

（二）心理健康服务的价值与意义

心理健康是健康的重要组成部分，在我国改革进入攻坚期、全面建成小康社会进入决胜期的新形势下，加强心理健康服务是建设健康中国、平安中

---

[1] 王国强：《心理健康助力全面小康》，《人民日报》2017年9月25日，第7版。
[2] 22部门印发《关于加强心理健康服务的指导意见》，http://www.gov.cn/xinwen/2017-01/24/content_ 5162861.htm#allContent。

国、法治中国的重要内容,是培养良好道德风尚、培育和践行社会主义核心价值观的内在要求,也是实现国家长治久安的一项源头性、基础性工作。①在我国这个新的发展阶段,我们要加强心理健康服务,提高国民心理健康素养,树立自尊、自信、理性、和平与积极的社会态度,助力实现"两个一百年"奋斗目标和中华民族伟大复兴的中国梦。

首先,我国正处于经济快速转型期,人民的生活节奏明显加快,竞争压力日益加剧,个体心理行为问题及其引发的社会问题日益凸显,心理异常和常见精神障碍人数也逐年增多,个人极端情绪引发的恶性案(事)件时有发生,社会影响极其恶劣。而这些都可能成为影响社会稳定和公共安全的潜在风险因素。因此,健全心理健康服务体系、完善相关政策法规、建立社会心理咨询疏导的工作机制、提高管理和心理服务能力,是满足人民群众的需求及经济建设的需要、深化健康中国建设战略迫在眉睫的要求。

其次,国民心理健康预防和管理需求迫切,2019年2月18日,黄悦勤团队在《柳叶刀·精神病学》上发表了中国首次全国性精神障碍流行病学调查结果报告,显示我国成人任何一种精神障碍(不含老年期痴呆)终生患病率为16.6%,其中焦虑障碍(占7.6%)、心境障碍(占7.4%)、酒精/药物使用障碍(占4.7%)、精神分裂症等精神病性障碍(占0.7%),65岁以上老年认知障碍终生患病率为5.6%②。推算出中国精神心理疾病负担到2020年将达到疾病总负担的1/4。据WHO统计,我国现有重性精神疾患达1600万人;全国70%左右的人处于心理"亚健康"状态;20岁以上心理患病人数每年以11.3%的速度增加;17岁以下1.5亿青少年人群中,受压力和情绪困扰的有3000万人左右。全国有大约1.9亿人在一生中需要接受专业的心理干预或心理治疗。截至2021年底,我国精神科医生数量6.4万人,只占全国医师数量(428.7万人)的1.49%,心理治疗师5000余人,社会机构中大部分心理咨询师能力欠缺。心理健康服务需求的爆发式增长,专业

---

① 王国强:《心理健康助力全面小康》,《人民日报》2017年9月25日,第7版。
② Huang Y, Wang Y, Wang H, et al. Prevalence of Mental Disorders in China: A Cross-sectional Epidemiological Study. *Lancet Psychiatry*. 2019; 6 (3): 211-224.

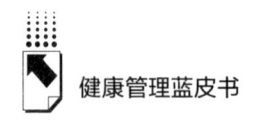

精神科、心理科医生、心理治疗师、咨询师的数量和质量不足,已然成为我国精神心理健康工作面临的重大难题。

最后,社会主义核心价值观在我国价值体系中居于核心地位,在指导人们的思想、丰富精神世界中起决定性作用,也是普遍遵行的基本价值准则。但是,随着我国与世界各国交流的愈加密切,社会文化环境日益呈现多元化的特征,各种观念正从各种渠道进入人们的视野,影响着人们的意识形态。因此,加强心理健康服务建设,是社会主义核心价值观内化于心、外化于行的重要途径,是全面推进依法治国、促进社会和谐稳定的必然要求,这是实现持久国家和平与稳定的源泉和基础性工作。

二 心理健康管理实施策略

(一)心理健康四级预防策略

心理健康状态是个连续的过程,从心理健康到低危险状态、高危险状态、到出现早期病变、临床症状以及最后形成心理疾病/精神障碍,这个过程往往很长,受到生物因素、社会因素及心理因素等多种因素的影响[1]。从个体和群体层面的针对性的预防策略可以有效阻断、推迟甚至逆转心理疾病的发生和发展,实现维护个体和群体心理健康的目的。

1. 零级预防[2]

它比传统的一级预防(病因预防)更提前,主要通过从源头防止或减少致病因素的出现以实现预防关口的前移。在零级预防中,主要是政府发挥主导作用,通过制定政策、法律、法规,以及经济、环境等全人群策略,改善影响心理健康的自然、社会及经济等环境因素,促使整个群体的行为规范和社会人文环境发生变化,从源头上引导个体改变不良的生活行为方式,提

---

[1] 徐建国、邵瑞太、陈博文主编《新型国家预防医学体系建立:问题、挑战与对策》,科学出版社,2020。
[2] 曾光:《论零级预防》,《中华预防医学杂志》2008年第5期。

升心理健康。

2. 一级预防（病因预防）

这是针对心理疾病相关的危险因素开展的预防，主要目的是避免或降低因危险因素的存在而使个体或群体出现心理问题的风险，维护个体或群体的心理健康。一级预防主要通过健康教育和健康促进等来实现。心理危机预防性教育一般分为两类，一是公开的心理健康教育及思政教育，二是对特定群体进行针对性的预防[1]。在心理健康教育、思想政治教育上，可以通过公开课、社区活动等方式进行，活动的组织者、讲师要以心理辅导教师、思政教师为主，通过知识讲解、案例剖析、实践活动来让个体感受到积极心理的力量，促使个体可以更加理性地面对心理危机，把握心理危机的影响要素，进而乐观地处理生活问题，化解心理危机。具体而言，首先评估和识别影响个体和群体心理健康的危险因素，通过针对危险因素的健康教育和健康促进等措施让个体或群体对心理健康及其影响因素有正确的认识和态度，掌握与心理健康保健相关的知识和技术；促使个体或群体减少各类不良行为、生活方式，远离不利于心理健康的环境，或减少各种危险因素对心理健康的损害；推动个体或群体采取有利于心理健康的生活行为方式。从而提高个体或群体的心理健康素养，预防心理疾病的发生，提升心理健康水平。

对于特殊的群体，社区、单位应该对其心理档案进行梳理，并在此基础上，通过积极心理学知识，指引个体可以从自我教育出发，借助普及性心理讲座、思政教育实现心理健康保健知识宣传，强化个体的自我心理保健意识，促进个体心理调节能力提升。特别是对于已经出现心理危机的群体，更要通过心理危机干预讲座来让个体可以对心理危机有客观的了解，强化个体的干预意识，自觉地防范自身心理危机。同时最重要的就是激活个体的积极心理，促进个体的心理素质提升。

3. 二级预防（"三早"预防）

早期发现、早期诊断和早期治疗：这是在疾病初期采取的预防措施。对

---

[1] 〔英〕杰弗里·罗斯：《ROSE预防医学策略》，吕筠译，中国协和医科大学出版社，2009，第1~151页。

于心理疾病，"三早"预防一方面要通过健康教育和健康促进，提高个体对心理问题的识别能力和水平，减少偏见和歧视，推动个体及时就医和治疗；通过医学教育和培训，提高非提高精神科医务人员对心理问题的关注、识别和转诊能力，提高精神科、心理科专业医务人员的诊断和治疗水平，以及心理师的心理咨询水平，让有问题的个体能够及时得到专业的诊治与咨询；另一方面通过群体的普查、筛查和定期的心理体检以及自我心理状态定期监测等措施，发现疾病初期患者，并给予及时合理的治疗，防止疾病的进一步恶化。

4. 三级预防（康复治疗）

这是对心理疾病后期阶段采用的预防措施，心理疾病已经对个体的生活、学习、社交、工作等社会功能产生影响，可能出现社会退缩、精神残疾、伤害甚至死亡。此时应该积极采取措施，除通过专业医学及心理治疗外，还可辅以心理咨询和数字化的居家康复治疗产品，来控制患者的症状、减轻患者的痛苦，还应该通过制定各种有益于患者身心康复的政策，改善患者康复的社会环境，实现临床治疗、社区康复和社会康复的无缝衔接，帮助患者逐渐恢复社会功能、早日融入社会，患者提高生活质量，争取早日康复，避免因心理疾病而致残、致伤或致死。

（二）人群分层管理策略

不同人群的心理健康需求存在差异，因此心理健康管理要根据不同群体的需求来实施，既要具备普遍性和普惠性，也要体现针对性和适宜性。

1. 全人群策略

全人群策略适用于所有对象，其心理健康管理目标是从普适性角度预防心理疾病的产生，促进整体心理健康。全人群策略不需要确定哪些个体未来发生疾病的风险高，哪些风险低，而是通过群体的心理健康评估和心理健康风险评估，了解主要存在的心理健康需求及影响心理健康的危险因素；以零级预防和一级预防为策略，以政策、法律、经济及环境为手段，注重改善自然、社会、经济和人文环境，消除或减轻危险因素对心理健康的影响。并通过心理健康教育和健康促进，从群体层面普及心理健康知识、提高心理保健意识、消除对心理健康问题的误解和歧视、掌握一般性的自我心理调适和自助技能、提升求助意愿和动力，从而降低整个群体的危险因素暴露水平和患病风险，实现预防心理疾病、维护心理健康的目的。

2. 高危人群策略

高危人群策略适用于未来发病风险高的部分群体，主要指综合循证医学及心理学研究、心理健康评估和风险评估结果显示未来有较大可能性出现某种心理问题的群体，包括生物、社会、经济及人文环境中的弱势群体，如有精神疾病家族史、慢性病或残疾、孕产期或更年期女性、空巢老人、失独家庭、失业贫困、社区矫正对象、留守和困难儿童、经历重大应激事件或长期处于压力群体以及不被社会文化接纳的群体等。

高危人群心理健康管理的目标是降低该群体的危险暴露水平及其未来发病风险。因此，高危人群的心理健康管理策略更强调高危因素和高危个体的针对性干预。为高危群体建立相应的心理健康管理档案，定期评估和随访高危群体的高危因素暴露水平和心理健康状况，根据循证医学及心理学的证据指导高危群体维护自己的心理健康，消除或降低已经存在的特定的危险因素，降低该群体罹患心理疾病的风险。高危人群的心理健康管理策略并不是独立的，而是在全人群健康管理策略的基础上实施[①]。

3. 疾病人群策略

疾病人群心理健康管理策略适用于已经出现心理健康问题或心理疾病的一小部分群体，强调的是疾病管理，其管理目标是改善和恢复心理健康，延缓疾病进程，预防疾病恶化、减少残疾和伤痛，提高生命质量。心理疾病人群的健康管理关注的不是单个病例或单次就诊，而是个体或群体连续性的心身健康状况和生活质量。管理策略包括贯穿全程的心理健康教育、疾病人群的识别与连续性评估、及时就医的意识和动力、循证科学指导下的全病程的医学或心理学服务和无缝衔接的院内外康复服务以及患者的自我健康管理。

---

① 梁万年：《卫生事业管理学》，人民卫生出版社，2008，第341~342页。

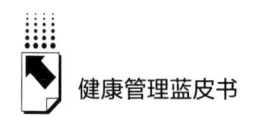

（三）心理健康的筛查与评估

心理健康筛查是指通过多维度、多级别的心理测评方法，对个体或群体的心理状态进行测试、分析和评定的过程，实际上也是心理健康体检的主要内容，是目前公认科学的、能够比较客观、系统和全面了解个体心理状态的方法。心理健康筛查的对象较为宽泛，适用于所有人群，能够实现对个体的心理问题排查、心理健康水平评定及积极心理素质评估。心理健康筛查可以帮个体更好地了解自身心理健康状态，及时发现潜在的心理问题因素，及早进行诊治和干预，改善心理健康水平，防止心理危机事件的发生。

1. 全人群的心理健康筛查

联合国世界卫生组织（WHO）对健康的定义是："健康不仅是没有疾病，而且包括躯体健康、心理健康、社会适应良好和道德健康"[1]。由此可知，健康不仅仅是指躯体健康，还包括心理、社会适应、道德品质，这四个因素相互依存、相互促进、有机结合才能让一个人处于真正的健康状态。世界卫生组织还对健康的定义进一步给出了以下10项细则[2][3]。

1. 有足够充沛的精力，能从容不迫地应付日常生活和工作的压力而不感到过分紧张。

2. 处事乐观，态度积极，敢于承担责任，事无巨细不挑剔。

3. 善于休息，睡眠良好。

4. 应变能力强，能适应外界环境的各种变化。

5. 能够抵抗一般性感冒和传染病。

6. 体重得当，身材均匀，站立时，头肩、臂位置协调。

7. 眼睛明亮，反应敏锐，眼睑不易发炎。

---

[1] 世界卫生组织：《全球精神卫生行动计划（2013—2020年）》。
[2] World Health Organization. Prevention of Mental Disorders-Effective Interventions and Policy Options.
[3] World Health Organization. mh GAP Mental Health Gap Action Programme-Scaling up Care for Mental, Neurological, and Substance Use Disorders.

8. 牙齿清洁,无空洞,无痛感,齿龈颜色正常,无出血现象。

9. 头发有光泽、无头屑。

10. 肌肉、皮肤有弹性。

这十条细则的前四条均为心理健康的内容。从这四条细则可知,心理健康个体日常表现为:情绪积极乐观、精神饱满、善于休息、压力适中、有较强的应变能力和压力调节能力,可适应生活、学习、工作和社会环境的发展与变化需要,并充分发挥自身的潜能。因此,面向全人群的心理健康评估需参考世界卫生组织的心理健康相关细则与我国人群心理健康状态情况,基于经典测评量表构建可敏感高效评估个体的情绪状态、睡眠质量、压力水平、应变能力等多维指标体系,对个体的心理健康状态进行综合评估。

对个体或群体的心理健康状态进行定期筛查,既可及时发现个体潜在的心理问题因素,预防心理危机事件的发生;又可为不同人群的心理健康教育、调适、促进、咨询、积极心理开发以及对心理健康风险因素的干预提供依据,促使个体与群体达到和保持心理活动相对较高水平、保持良好社会适应和社会功能状态。对我国城镇居民心理健康的预防与管理具有重要的公共卫生价值。

技术支持:飞思迈科(北京)科技有限公司

2. 城镇重点人群的心理亚健康评估

亚健康指个体处于健康和疾病之间的一种状态。处于亚健康状态者,不能达到健康的标准,表现为一定时间内的活力降低、功能和适应能力减退,但不符合现代医学有关疾病的临床或亚临床诊断标准。

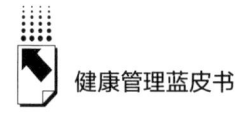

根据亚健康状态的临床表现，将其分为以下几类：①以疲劳，或睡眠紊乱，或疼痛等躯体症状表现为主；②以郁郁寡欢，或焦躁不安、急躁易怒，或恐惧胆怯，或短期记忆力下降、注意力不能集中等精神心理症状表现为主；③以人际交往频率减低，或人际关系紧张等社会适应能力下降表现为主。上述3条中的任何一条持续发作3个月以上，并且经系统检查排除可能导致上述表现的疾病者，可分别被判断为处于躯体亚健康、心理亚健康、社会交往亚健康状态。临床上，上述3种亚健康表现常常相兼出现。

2017年由中华医学会健康管理学分会牵头完成的《中国城镇居民心理健康白皮书》指出，73.6%的城镇居民处于心理亚健康状态，而根据我国国情和职业现状，以下人群的心理健康问题不容忽视，应给予重点关注。

3. 公职人员

中国科学院心理研究所国家公务员心理健康应用研究中心于2015年至2017年调查了32436名公务员压力与心理健康状况，调查发现，公务员生活问题压力最大，其次是职业发展压力，然后依次是工作任务压力、角色定位压力和人际关系压力。与省市机关公务员相比，基层公务员心理健康状况更差，压力更大，其焦虑主要来自压力型体制、复杂化的社会治理情境以及可能存在的经济压力[①]。

4. 医卫人员

医卫人员由于服务对象、工作环境、工作性质的特殊性，尤其是面临公共卫生事件时，一线医护人员面临巨大心理压力，存在情绪痛苦、焦虑症状及抑郁症状等心理问题的风险及比例较高。研究发现，急诊科医护人员普遍存在职业倦怠感，主要原因表现在个体主观意愿、医患关系、工作特点、工作环境、医院文化、国家政策等方面[②]。

---

① 上海交通大学舆情研究实验室：《2013年中国公共卫生类舆情事件报告》，社会科学文献出版社，2014。
② 单玉涛、张玲玲、郭健炜等：《急诊科医护人员职业倦怠原因分析——基于广州4家综合医院的质性研究》，《中国医院管理》2021年第6期。

5. 在校学生

社会的急速变迁、经济的快速增长与伦理价值的多元选择，使青少年的成长承受着来自各方面的压力，因而其心理问题也呈现复杂与多变的特点。调查结果显示，大学生焦虑症状检出率26%，抑郁症状检出率20%[①]；中学生自伤发生率为27.4%，远高于普通人群。而如今青少年学生的心理问题已不仅是个人问题，常常涉及家庭、学校、社区等多方面因素；学生问题的类型也不再限于学业、交友等方面，性、经济、法律、心理与生理健康等问题交织。因此，心理健康的研究领域朝系统化的方向发展。此外，留守儿童青少年、流动儿童青少年、离异家庭儿童青少年、贫困儿童青少年应得到更多关注[②]。

6. 教职人员

教师是职业倦怠感的高发人群。教师身上表现出的职业倦怠感对学生的成长和发展有巨大的消极影响。高校教师直接的压力来自学校工作量与考核指标。在工作量考核指标中除了教学工作外目前许多高校对教师承接科研课题、发表论文的数量与档次等都有明确要求。多种角色冲突，繁重的工作任务难于实现，自我期望和社会期望都很高，教师面对诸多科研、教学评价等切身问题，以及与此相连的社会不公等问题，产生诸多心理冲突和心理压力，甚至产生强烈的失落感[③]。

7. 高危职业人群

首先，现代战争高危险、高复杂的特征，使战斗应激反应和战场神经症、精神疾病的发生率明显增加。其次，环境条件艰苦、生活单调、驻地偏

[①] Li, Y., Wang, A., Wu, Y., Han, N., & Huang, H. (2021). Impact of the COVID-19 Pandemic on the Mental Health of College Students: A Systematic Review and Meta-Analysis. Frontiers in Psychology, 12.

[②] 陈良、张大均：《近20年我国青少年心理健康研究的进展与走向》，《高等教育研究》2009年第11期。

[③] 王燕、潘泽江、王炯：《高校教师压力分析及减压对策》，《中国市场》2005年第48期。

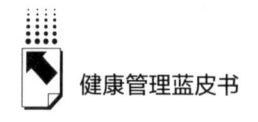

僻、军事训练强度大等因素，也是影响官兵心理健康的重要原因①。世界各国对军人心理健康问题非常重视，新军事形势下官兵心理健康需求对军人心理健康研究和工作也提出了更高的要求。

此外消防人员、警察、海员、建筑工人等高危职业人群也都存在各种心理亚健康问题，值得予以研究和关注②③。

通过对我国五省市城镇居民的大规模流行病学调查，从个体特征和健康意识等内在因素以及生活方式和环境等外在因素对我国城镇居民的心理亚健康进行全面的影响因素分析，发现睡眠时间充足、家庭结构合理、成长期与父母的关系好、住房不拥挤、邻里和睦、健身设施多、挫商高、人生态度为积极乐观、兴趣爱好多于3种、性格成熟稳重、自我健康关注度高、休闲促健康效果好是心理亚健康的保护因素；婚姻状况为离异或丧偶、偶尔吃早餐、受二手烟影响、偶尔饮酒、不良饮食习惯、非天天体育锻炼、上网时间为3~5小时和5小时以上、童年期有心理创伤事件、二孩政策对健康有影响、医疗政策对健康的影响是亚健康的危险因素④。

因此，对城镇特殊人群心理亚健康的评估，应在以上心理健康的保护因素与危险因素的基础上，结合各类人群的特殊的职业环境与心理特征，针对性地构建敏感高效评估个体心理亚健康状态的多维指标体系。从躯体症状、情绪状态、压力水平、社会适应、生活方式、心理复原力、社会支持和认知功能等维度，综合评估个体的心身健康是否处于亚健康状态，以及可能的亚健康类型，并在精准评估的基础上给出个性化建议。

---

① 王佳、谢守荣、李丽等：《高原军人情绪调节方式特征研究》，《第三军医大学学报》2017年第19期。
② 张立安、王慧飞、欧珏等：《消防员职业安全健康风险及保障措施研究现状与建议》，《环境与职业医学》2021年第2期。
③ 朱国锋：《航运企业委托经营中不对称信息博弈的联合确定基数法》，《中国航海》2002年第2期。
④ 闫存云、耿庆山、刘贵浩：《中国传统医学中的人文精神》，《中国医学人文》2021年第3期。

（四）心理健康危险因素管理策略①

心理健康预防的目标是那些具有因果影响、易导致精神疾病发作的因素，必须具有可塑性，也包括特定疾病以及更一般的危险和保护性因素。危险因素与发病率的增加、重大健康问题更加严重、持续时间更长有关；保护性因素是指能提高人们对危险因素和疾病的抵抗力的条件，它们被定义为能够改变人们对某些导致适应不良结果的环境危害的反应因素②。大多数情况下，个人的保护因素与积极心理健康的特征相同，比如自尊、情绪弹性、积极思考能力、解决问题能力、社交能力、压力管理能力和掌控感。此外，研究发现，正念特质高的个体，能更好地运用情绪弹性来调节自身情绪。在面对压力等不利因素时，正念特质高的个体，更容易发现其中的积极因素，并且从负性情绪中恢复过来。因此，旨在加强保护因素的预防性干预措施在很大程度上与心理健康促进重叠。

预防的干预措施旨在整个生命过程中消减危险因素，并加强保护因素，以中断导致精神障碍的过程。广泛的循证预防方案和政策已经被证明能减少危险因素，加强保护因素，减少精神症状和残疾，以及某些精神障碍的发生率和流行率，同时还能促进积极的心身健康，并产生社会和经济效益，预防

---

① World Health Organization. Prevention of Mental Disorders-Effective Interventions and Policy Options，2004.
② Barrett PM, Farrell LJ, Ollendick TH, et al. Long-term Outcomes of An Australian Universal Prevention Trial of Anxiety and Depression Symptoms in Children and Youth：An Evaluation of the Friends Program. J. *Clin Child Adolesc Psychol*. 2006；35（3）：403-11.

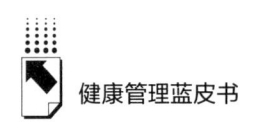

不仅具有成本效益,且有显著的长期效果。

大量证据表明危险因素、保护因素与精神心理障碍发展有关。危险和保护因素可以是个人、家庭、社会、经济和环境性质的。这些因素通常是影响心理健康和几种精神疾病的共同因素,成功解决此类因素的干预措施能产生广泛的预防效果。例如,解决贫困和虐待儿童可以预防儿童抑郁症、焦虑症和药物滥用。危险因素是指那些主要与某一特定疾病的发展有关的因素。例如,消极思维与抑郁密切相关,而重度抑郁与自杀密切相关。心理健康和身体健康之间也会互相影响。例如,心血管疾病会导致抑郁症,反之亦然。精神心理疾病和睡眠障碍的共病率为68%。通常心理健康的影响因素为生态环境、社会环境、受教育水平、学校工作环境、家庭环境、生活方式。

1. 决定因素

(1) 社会、环境和经济决定因素

影响心理健康的主要社会、经济和环境决定因素与贫穷、战争和不平等等宏观问题有关。生活在贫困社会经济环境中的人口更容易出现心理健康状况不佳、抑郁和较低的主观幸福感[①]。其他宏观因素,如城市化、战争和流离失所、种族歧视和经济不稳定与精神症状水平和精神病发病率的增加有关。表1描述了心理健康的一系列以证据为基础的社会、环境和经济决定因素。

表1 心理健康的社会、环境和经济决定因素

危险因素	保护性因素
使用毒品和酒精　迁移	赋权
孤立和疏远　教育、交通和住房缺乏　邻里不和　同伴排斥	少数民族融合
不良社会环境　营养不良	积极的人际互动
贫困　种族不平等和歧视	参与社交
社会弱势　城市化	社会责任心与宽容
暴力和少年犯罪　战争	社会服务
工作压力　失业	社会支持和社区网络

① Rutter M. Resilience in the face of adversity. British Journal of Psychiatry, 1985; 147: 598-561.

(2) 个人和家庭相关的决定因素

个人和家庭相关的危险和保护因素可以是生物的、情感的、认知的、行为的、人际关系的或与家庭环境有关的。他们可能会在人生的敏感时期对心理健康产生强烈的影响,甚至会影响几代人。例如,在婴儿期和幼儿期,儿童受虐待和父母的精神疾病会导致日后生活以及下一代的抑郁和焦虑,而安全依恋和家庭社会支持可以降低这种风险[1][2]。母亲在怀孕期间的危险行为和生命早期的厌恶事件可以导致神经心理脆弱性[3]。

老年人患者可能会遭受一系列的危险因素和问题,如慢性失眠、酒精问题、老人虐待、经济损失和丧失亲人。其他危险因素如焦虑症会增加抑郁的风险,而抑郁会增加日后患心血管疾病的风险。同样,儿童早期的注意力缺陷和多动症,儿童后期的行为问题、青春期的行为障碍以及成年期与酒精有关的行为问题和抑郁也是互相影响的危险因素。表2描述了主要的与精神障碍的发病有关的基于证据的危险和保护性因素。

表2 基于证据的危险和保护性因素

危险因素	保护性因素
学业失败和厌学	适应能力
注意缺陷	应对应激的能力
慢性或痴呆症患者照料者	自主性
虐待和忽视儿童	应对逆境的能力
慢性失眠	正念特质
慢性疼痛	早年的认知刺激
沟通异常	运动锻炼
早孕	安全感

[1] Hoefnagels C. Preventing Child Abuse and Neglect. In: Hosman C, Jané-Llopis E, Saxena S, eds. *Prevention of Mental Disorders: Effective Interventions and Policy Options*. Oxford, Oxford University Press. 2005.

[2] Beardslee W, Solantaus T, van Doesum K. Coping with Parental Mental Illness. In: Hosman C, Jané-Llopis E, Saxena S, eds. *Prevention of Mental Disorders: Effective Interventions and Policy Options*. Oxford, Oxford University Press. 2005.

[3] Brown H, Sturgeon S. Promoting a Healthy Start of Life and Reducing Early Risks. In: Hosman C, Jané-Llopis E, Saxena S, eds. *Prevention of Mental Disorders: Effective Interventions and Policy Options*. Oxford, Oxford University Press. 2005.

续表

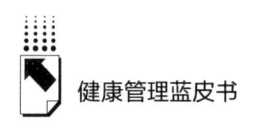

危险因素	保护性因素
虐待老人	
情绪不成熟和失控	
过度使用精神活性物质	
暴露于攻击、暴力和创伤	掌控感和控制感
家庭冲突或家庭破裂	良好的父母养育方式
孤独	文化教育
出生体重低	积极的依恋和早期亲情关系
社会阶层低	积极的亲子互动
内科疾病	解决问题的技巧
神经化学物质失衡	亲社会行为
父母患精神疾病	自尊
父母物质滥用	生活技巧
围产期并发症	社会和冲突管理技能
经济损失与居丧	社交情感的发展
工作技能和习惯差	处理应激
阅读障碍	家人和朋友的社会支持
感觉障碍或器官性障碍	
社交能力差	
应激性生活事件	
孕期使用药品毒品	

个人、家庭、社会、经济和环境因素影响着心理健康，不仅导致一系列的心理健康问题，而且导致了相关的身体健康问题。以下部分讲述如何通过预防性干预措施和心理健康促进来处理一般性危险和保护因素，从而解决精神健康问题和精神疾病。

2. 降低危险和提高生活质量的宏观策略

立法、政策制定和资源分配的变化可以为人群心理健康状况提供显著改善。除了减少精神疾病的危险和改善心理健康，事实证明，立法变革对社会的健康、社会和经济发展也产生了积极影响。

（1）改善营养

改善社会经济处境不利的儿童的营养和发育可促进健康的认知发展、改善教育成果和减少精神疾病的风险，特别是对那些处境危险或生活在贫困社区的儿童。最有效的干预模式包括补充喂养、生长监测和促进。这些模式将营养干预（如食品补充）与咨询和社会心理护理（如温暖、细心倾听）结合起来①。世卫组织提出生长图（绘制儿童体重与预期体重之间的关系）具有成本效益②。此外，碘在预防智力和身体发育迟缓以及学习能力受损方面发挥关键作用③，为盐或水加碘的碘补充方案可确保儿童获得足够的碘。

（2）改善住房

住房条件差被用作贫穷的指标。最近一项系统综述表明，改善住房对身心健康结果有很好的影响，包括自我报告的身心健康有所改善，心理健康压力减小，以及对安全观念、犯罪及社会和社区参与等因素产生更广泛的积极社会影响④。

（3）改善受教育的机会

缺乏教育严重限制了个人获得经济权利的能力。接受更高教育的妇女和女童获得了自豪感、自我价值感和目标感。积极的心理健康影响通过多种途径产生，其中包括获得数学技能（这降低了被欺骗的风险）、更有信心表达自己的权利以及减少获得机会的障碍。所有这些结果都与防止精神疾病和减少精神障碍风险有关。证据还表明，利用补贴来缩小教育方面性别差距的举措取得了成功。更好的教育可以提高女性的认知、情感和智力能力以及就业前景，并可能减少社会不平等和某些精神疾病（如抑郁症）的风险。

（4）加强社区网络

许多社区干预措施的重点是发展赋权进程和在社区成员中建立主人公意识和社会责任感。这种干预的一个例子是社区关怀（Community That Cares, CTC）计划，该计划已在美国数百个社区成功实施，在荷兰、英格兰、苏格

---

① WHO. A Critical Link: Interventions for Physical Growth and Child Development. Geneva, World Health Organization. 1999.
② WHO. The World Health Report 2002: Reducing Risks, Promoting Healthy Life Style. Geneva, World Health Organization. 2002.
③ WHO. The World Health Report 2002: Reducing Risks, Promoting Healthy Life Style. Geneva, World Health Organization. 2002.
④ Thomson H, Petticrew M, Morrison D. Housing Interventions and Health: A Systematic Review. British Medical Journal, 2001; 323: 187-190.

兰、威尔士和澳大利亚被采用和复制。CTC预防操作系统可用于激活社区实施社区暴力和侵犯预防系统①，该战略帮助社区利用当地有关风险和保护因素的数据来识别危险并制定行动方案，包括在多个生态层面同时运作的干预措施：社区（例如社区动员、媒体宣传、政策变化）、学校（改变学校管理结构或教学实践）、家庭（例如家长培训战略）和个人（例如社会能力战略）②。到目前为止，CTC系统在美国进行了评估，结果表明青少年成果改善显著，包括学校问题（30%）、武器指控（65%）、入室盗窃（45%）、毒品犯罪（29%）和袭击指控（27%）的减少。

（5）减少成瘾物质的危害

对成瘾物质实施的有效监管干预措施包括征税、限制可获得性和全面禁止所有形式的直接和间接广告。将烟草价格增加10%的税将使高收入国家的烟草产品普及率和消费量减少5%，在低收入和中等收入国家减少8%。酒精价格上涨10%可使高收入国家的酒精长期消费量减少约7%，在低收入国家可减少约10%③。还可降低与酒精有关的肝病发病率和流行率、交通事故和其他故意或非故意伤害，如饮酒引起的家庭暴力和负面的精神健康影响。限制在公共场所和私人工作场所吸烟可以减少吸烟流行率（4%~6%）和吸烟者的平均每日香烟消费（减少10%）④。一套全面的烟草广告禁令可以使烟草消费减少6%以上⑤。

有证据表明，怀孕期间饮酒、吸烟和吸毒可能与早产、低出生体重、围产期死亡和长期的神经认知—情绪发展问题（例如智力低下、注意力缺陷

---

① Hawkins JD, Catalano RF, Arthur MW. Promoting Science-based Prevention in Communities. *Addictive Behaviors*, 2002; 27 (6): 951-976.

② Developmental Research and Programs. Communities That Care: A Comprehensive Prevention Program. Seattle, WA, Developmental Research and Programs. 1997.

③ Anderson P, Biglan A, Holder H. Preventing the Harm Done by Substances. In: Hosman C, Jané-Llopis E, Saxena S, eds. *Prevention of Mental Disorders: Effective Interventions and Policy Options*. Oxford, Oxford University Press. 2005.

④ Fichtenberg CM, Glantz SA. Effect of Smokefree Workplaces on Smoking Behaviour: Systematic Review. *British Medical Journal*, 2002; 325: 188-195.

⑤ Saffer H. Tobacco Advertising and Promotion. In: Jha P, Chaloupka F, eds. *Tobacco Control in Developing Countries*. Oxford, Oxford Medical Publications, 2000: 215-236.

多动症、行为问题、较差的学习成绩)[①] 有关。早产和低出生体重是不良心理健康结果和精神障碍的已知危险因素。一般来说，母亲滥用药物与子女在青春期和成年初期依赖药物有关。鼓励孕妇戒绝药物使用的教育方案可对心理健康产生长期益处。

(6) 减少压力，增强心理弹性

提倡健康的人生起点，早期干预规划是一项强有力的预防战略。其中包括在怀孕和婴儿期间以家庭为基础的干预措施、在怀孕期间减少吸烟的努力、父母管理培训和学前教育方案。

减少对儿童的虐待和忽视，目前已经开展了许多活动来防止或制止虐待儿童事件的发生或再次发生，只有两种主动策略被证明有一定的效果：家访高危母亲预防儿童身体受虐待和被忽视的方案以及学龄儿童预防儿童性虐待的自卫方案[②]。自卫方案的主要目标是向儿童提供知识和技能，使他们能够防止自己成为受害者。

加强学校的应变能力和减少危险行为，尽管儿童在学校所花的时间各不相同，但学校仍然是社会化的主要机构。由于在年轻人花费大量时间的环境中进行干预很方便，学校已成为在儿童和青年中促进健康和采取预防性干预措施的最重要环境之一。有充分证据表明，小学、初中和高中的学校方案可以通过社会—情绪学习和生态干预措施影响积极的心理健康，减少危险因素和情绪、行为问题[③]。采取整体学校方法并同时关注不同层次的预防方案，如改变学校生态、提高学生的个人技能和让家长参与，比那些只干预一个层次的方案更有效。

---

① Brown H, Sturgeon S. Promoting A Healthy Start of Life and Reducing Early Risks. In: Hosman C, Jané-Llopis E, Saxena S, eds. *Prevention of Mental Disorders: Effective Interventions and Policy Options*. Oxford, Oxford University Press. 2005.

② Hoefnagels C. Preventing Child Abuse and Neglect. In: Hosman C, Jané-Llopis E, Saxena S, eds. *Prevention of Mental Disorders: Effective interventions and Policy Options*. Oxford, Oxford University Press. 2005.

③ Domitrovich C et al. Enhancing Resilience and Reducing Risk Behaviour in Schools. In: Hosman C, Jané-Llopis E, Saxena S, eds. *Prevention of Mental Disorders: Effective Interventions and Policy Options*. Oxford, Oxford University Press. 2005.

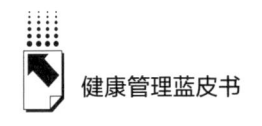

处理家庭关系不良有两种形式的干预：以孩子为中心的项目和以家长为中心的项目。针对这些儿童教授特定的认知—行为应对技巧（例如控制愤怒、解决问题、沟通），培养对情绪的识别和表达。以父母为重点、以育儿技巧和处理情绪为目标的方案成功地提高了母子关系的质量和有效的纪律，减少了儿童的内在化和外在化问题。在以儿童为中心和以父母为中心的方案中，对那些风险更大的儿童，即那些在开始时就已经表现出症状的儿童的影响更大。

在工作场所进行干预。工作导致心理健康不良的两大压力源是工作压力和失业，这些压力源会增加抑郁、焦虑、倦怠、与酒精有关的问题、心血管疾病和自杀行为的发生率。为了减少工作压力，干预措施可以针对增加员工的应对能力或减少工作环境中的压力源。针对工作条件的策略有三种：任务和技术干预（例如，工作充实、人机工程学改进、减少噪音、降低工作量）、提高角色清晰度和社会关系（例如沟通、冲突解决）和针对工作和员工的多种变化的干预。压力管理方案在预防不良心理健康后果方面是有效的。越来越多的证据支持以工作为中心的干预有可能对员工和公司都有利。

应对心理健康老龄化，不同类型的普遍、选择性和针对性干预措施在改善老年人的心理健康方面取得了成功。运动干预和社会支持是被证明有益的方式。横断面研究和对照试验表明，有氧运动和太极拳等运动对老年人的身体和心理都有好处，包括更高的生活满意度，积极的情绪状态，减少心理痛苦和抑郁症状，降低血压等。参与社交可以增加老年人的社会支持，减少孤独和抑郁。在患有慢性病老年人及其照顾者中及早进行患者教育、早期筛查、初级保健干预和使用生命回顾技术的规划。

三 心理健康管理方法和技术

（一）心理健康管理方法

1. 心理健康信息采集与建档

心理健康相关信息主要来源于各种医疗卫生服务、学校和社会机构心理服务过程中的记录和报告。采集方式有访谈法、问卷法、实地观察法等。通过推进电子病历、电子健康档案、全员人口信息数据库互联互通，整合心理健康监测、预防、诊疗及康复等信息。建立健全多部门信息共享机制，发挥大数据、人工智能、云计算、区块链等技术的支持作用，实现信息整合。

2. 心理健康评估

心理健康评估是指根据采集或收集到的心理健康与心理疾病信息，进行系统、综合、连续的分析与分类评价，以评估当下的心理状态，查找现存或潜在的心理问题或精神疾病线索，预测在未来发生某种心理问题或疾病可能性的过程。心理健康风险评估包括心理危机评估、心理疾病风险评估等。

3. 心理干预

心理干预是指根据心理健康评估结果，运用心理学理论与方法，制定心理干预计划和方案，有针对性地帮助个体或群体从心理活动、个性特征或心理问题等方面做出改变，并寻求摆脱困境、解决问题的条件和对策，以便恢复心理平衡、提高对环境的适应能力、增进身心健康。干预措施包括心理健康教育、心理咨询或心理治疗、心理疾病预防指导、心理疾病康复指导、心理疾病自我管理指导和就医诊疗指导等。

4. 心理监测随访

心理监测随访是指动态连续记录追踪个体健康状况的演变过程，以及对心理干预内容的执行情况和效果进行动态跟踪评价的过程。心理监测随访不同于单一心理疾病的临床随访，强调全生命周期全程的心理风险跟踪与综合健康管理，倡导采用智能化心理监测技术产品和智慧化的服务模式及流程。

（二）心理健康管理流程

心理健康管理的基本流程是采集心理健康信息、心理健康评估、针对性心理干预、心理随访监测与干预评估效果一体化的动态闭环过程（见图1）。其目的是提高个人或群体的心理健康状态、预防心理问题与疾病发生。心理健康管理是全面健康管理的核心与重要前提。可按照该基本流程制定针对特定心理疾病的差异化管理流程。

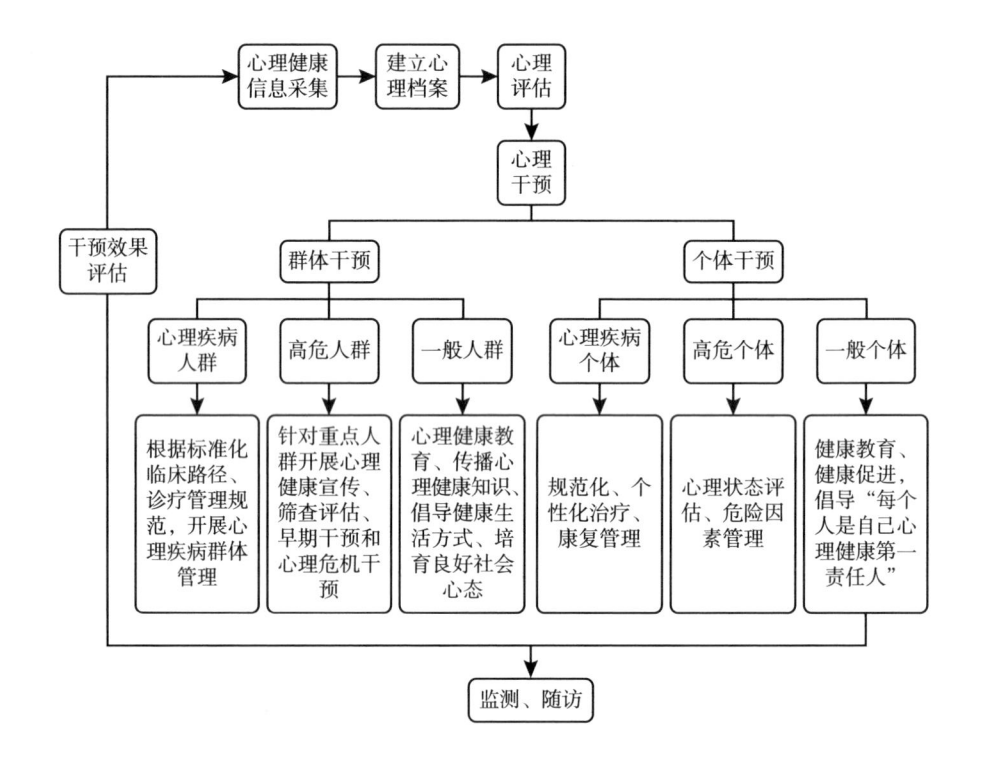

图1　心理健康管理流程

（三）常用心理健康干预技术

根据心理健康疾病谱的严重程度，心理干预技术主要包括：心理咨询、心理治疗、临床治疗（药物治疗/物理治疗）。其中心理咨询和心理治疗更针对非精神障碍范畴的心理健康进行管理和干预，二者在治疗技术上有共同点，但在治疗目的、对象等诸多问题上存在差异（见表3）。心理咨询与心理治疗的方式主要包括：个体心理治疗、团体心理治疗、家庭心理治疗。治疗理念和流派包括：精神动力性心理治疗、认知治疗、正念治疗、行为治疗、人本主义心理治疗、森田治疗、艺术治疗等。

表3　心理咨询与心理治疗的区别

工作范畴	心理咨询	心理治疗
工作对象	正常人、亚健康的人、正在恢复或已复原的病人	有心理障碍的人
处理问题	正常人所遇到的各种问题：压力、情绪问题、人际关系、职业选择、教育、婚姻家庭	神经症、心理障碍、行为障碍、心身疾病、康复中的精神病人等
工作时间	较短	较长
工作目标	解决具体问题，预防障碍发生	障碍缓解或消除

正念起源于东方佛教冥想，但自从1978年被麻省大学医学院卡·巴金教授引入心理治疗领域后，就脱离了宗教色彩成为一种心理干预技术。现在，心理学界普遍将正念（mindfulness）定义为"通过有意地、非判断地注意当下而升起的觉知"[①]。目前较有影响力的系统化正念干预有正念减压疗法（mindfulness-based stress reduction, MBSR）[②]和正念认知疗法（mindfulness-basedcognitive therapy, MBCT）[③]。此外，部分与正念相关的干预不涉及规律性的正念练习，但会以其他的形式教授正念，这类干预的代表包括接纳与承诺疗法[④]和辩证行为疗法[⑤]等。

已有研究认为，正念疗法可以通过（1）提升注意监控水平；（2）提升对于不愉悦感受的容忍度；（3）增加功能良好行为；（4）增加认知灵活性等积极心理品质，实现良好的心理疾病治疗与心理健康维护效果。近30年来，正念疗法在缓解压力、治疗抑郁、焦虑、强迫、成瘾等心理障碍，缓解疼痛、改善人际关系、提升心理弹性等方面，获得了从神经科学到临床心理的大量实证研究支持。新冠肺炎疫情期间，国家卫生健康委员会印发的

---

① Kabatzinn, J.. Jon kabat zinn's science of mindfulness.
② Sharon, J., Kabat, E. A., & Morrison, S. L. (1982). Immunochemical Characterization of Binding Sites of Hybridoma Antibodies Specific for Alpha (1-6) Linked Dextran.
③ Teasdale, J. D., Segal, Z. V., & Williams, J.. (2003). Mindfulness Training and Problem Formulation. John Wiley & Sons, Ltd (2).
④ Hayes, C.. (2004). The 'Firewall Effect' in Operational Security. *Plumbing Engineer*, 32 (7), p.44, 46.
⑤ In the late, & Linehan, M. M.. Dbt At A Glance.

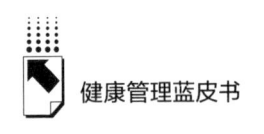

《新冠肺炎出院患者康复方案（试行）》和人民卫生出版社出版的《新型冠状病毒感染的肺炎公众防护指南》均推荐正念及相关干预作为新型冠状病毒肺炎患者和公众缓解紧张、疏解压力的方法。

正念疗法，既具有循证心理疗法"结构化""标准化"的推广优势，又保留了其东方文化的根源，同时正念练习更侧重通过"具身体验"实现认识的转化。这些特点让正念可以比较容易地融入国人的生活，既可以作为公共卫生、预防医学的一部分，也可以作为身心疾病的治疗方法。随着人们对正念疗法干预机制的认识日益深入，研究者与临床工作者已在积极探索中国文化框架下与移动互联网/物联网技术相结合的正念干预技术，逐步发展出保留正念核心要素的"短时简易正念冥想训练"，通过多媒介（如地面、网络实时、音视频）分享和教授正念技术等更加经济实用的干预方法，以回应国内不同人群的身心健康需要。

四　心理健康服务体系

按照《中华人民共和国精神卫生法》《关于加强心理健康服务的指导意见》《全国社会心理服务体系建设试点工作方案》等法律政策要求，坚持预防为主、突出重点、问题导向、注重实效的原则，卫生健康、政法、教育、民政、残联、工商、财政、人社等有关部门和相关机构强化合作，逐步建立健全心理健康服务体系。

（一）心理健康服务体系构建

1. 搭建基层心理健康服务平台

将心理健康服务作为城乡社区服务的重要内容，依托城乡社区综合服务设施或基层综治中心等建立心理咨询（辅导）室或社会工作室（站）。

2. 完善学生心理健康服务网络

教育系统构建完善学生心理健康服务体系，设立心理辅导室，并配备专职或兼职心理健康教师。

3. 完善员工心理健康服务网络

各级机关和企事业单位依托本单位党团、工会、人力资源部门、卫生室，设立心理辅导室，建立心理健康服务团队。公安、司法行政等部门要根据行业特点普遍设立心理服务机构，配备专业人员，成立危机干预专家组。

4. 培育社会化的心理健康服务机构

各级政府有关部门积极支持培育专业化、规范化的心理咨询、辅导机构，探索通过购买社会心理机构的服务等形式，向各类机关、企事业单位和其他用人单位、基层组织及社区群众提供心理咨询服务。

5. 加强医疗机构心理健康服务能力

不断建立健全省、市、县三级精神卫生专业机构，鼓励和引导综合医院开设精神（心理）科。基层医疗卫生机构普遍配备专职或兼职精神卫生防治人员。各级各类医疗机构在诊疗服务中加强人文关怀，普及心理咨询、治疗技术在临床诊疗中的应用。

（二）心理健康服务实施主体与人员职责

1. 基层心理健康服务机构

基层综治中心，主要职责是畅通群众诉求反映渠道，及时了解和掌握社会心理需求；建立社会心理服务电子档案，开展社会心态预测预警，定期开展分析研判和风险评估；及时发现和掌握有心理问题的高危人群及突发事件的苗头；组织心理服务工作者、社会工作者等对居民摸排各类矛盾问题，及时疏导化解。

社区卫生服务中心（乡镇卫生院），主要职责是安排符合心理健康服务要求的场所，为有需求的居民提供健康教育、答疑释惑、心理咨询等服务，开展严重精神障碍社区防治工作。

老年活动中心、妇女之家、儿童之家、残疾人康复机构等公共服务设施，主要职责是为空巢、丧偶、失独、留守老年人，孕产期、更年期和遭受意外伤害妇女，流动、留守和困境儿童、孤儿、残疾人及其家属等提供心理辅导、情绪疏解、家庭关系调适等心理健康服务。

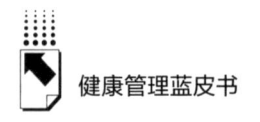

2. 教育系统内设心理健康服务机构

学校心理咨询中心（心理辅导室）等，主要职责是根据学生身心特点开展心理健康教育、心理辅导与咨询、学业及职业发展规划、心理危机干预等服务，指导疑似有心理行为问题或精神障碍学生的家长到医疗机构寻求专业帮助，协助家庭和相关部门做好患有精神障碍的学生的心理服务。

3. 机关企事业单位心理健康服务机构

机构内设心理辅导室或购买服务承接机构，主要职责是为员工开展心理健康科普宣传，举办职场人际关系、情绪调节等方面公益讲座，提升员工心理健康意识，掌握情绪管理、压力管理等自我心理调适方法和抑郁、焦虑等常见心理行为问题的识别方法；通过员工心理测评、访谈等方式，及时对有心理问题的员工进行有针对性的干预，必要时联系专业医疗机构治疗。公安、司法行政等部门要对系统内人员和工作对象提供心理健康教育、心理健康评估和心理培训等服务。

4. 社会心理健康服务机构

社会心理健康服务机构，主要职责是为有需求的消费者提供一般心理状态与功能的评估、心理发展异常的咨询与干预、心理或行为问题的咨询与干预、社会适应不良的咨询与干预和国家有关部门规定的其他心理咨询服务，严格遵守相关法律、法规、规章和执业规范，不断提升职业道德素养和业务能力。

5. 医疗卫生机构

（1）精神卫生专业机构，主要职责是开展针对抑郁、焦虑、老年痴呆、孤独症等心理行为问题和精神障碍的预防、诊疗和康复等；建立多学科心理和躯体疾病联络会诊制度，与高等院校和社会心理服务机构建立协作机制，实现双向转诊。

（2）妇幼保健机构，主要职责是为妇女儿童开展心理健康教育，提供心理健康咨询与指导、针对心理疾病的筛查与转诊服务。

（3）中医院，主要职责是发挥中医药在心理健康服务中的作用，促进中医心理学发展。

（4）基层医疗卫生机构，主要职责是开展心理健康宣传和服务工作，在专业机构指导下,探索为社区居民提供心理评估服务和心理咨询服务。

(5)监管场所和强制隔离戒毒场所的医疗机构,主要职责是为被监管人员和强制隔离戒毒人员提供心理治疗、心理咨询和心理健康指导。

五 问题和展望

近年来,心理健康已经成为影响经济社会发展的公共卫生问题,发展和加强针对重点人群的心理健康服务、建立和健全心理健康服务体系、加强人才培养等内容已经成为国家各级政府及企事业单位重点关注的问题。当前心理健康管理面临的主要问题包括:需求井喷,人才短缺导致供需不平衡;心理健康服务的培训认证不规范;心理健康服务体系与机制尚处在摸索阶段;缺乏理论实证基础、心理健康教育与国民心理健康素养提升研究;心理健康的基础研究和转化应用研究不足;早期精准筛查、预警与关键干预技术的研发与创新不足。

心理健康管理的发展展望:在《"健康中国2030"规划纲要》《关于加强心理健康服务的指导意见》(国卫疾控发〔2016〕77号)等政策规划推动下,完善服务体系,构建网络化服务平台,通过基于网络化、信息化、智能化的服务平台,形成政府、社会、家庭的一体化模式,提高全人群的心理健康水平与社会适应力;重视人才培养与评价,建立标准的培养方案及管理机制的同时又不失个性化、层次化的发展,充分满足社会各阶层、各群体的迫切的需求,与社会人才培养体系接轨做到人才培养不脱节,鼓励社会资源创办心理健康专业人才培训机构,各级政府及有关主管部门提供专业化、规范化的服务与监管;健全心理健康服务体系,发展并健全心理健康服务项目,提高社会民众心理健康素养,全面开展心理健康服务教育、心理健康咨询、心理治疗、危机干预、心理援助工作,主动发现心理疾病源头,引导完成全民自身心身健康管理;加大科技支撑,创新推动产业发展,应切实加强产业科技创新,支撑产业发展,培育新的经济增长点,提升全民身心健康水平。

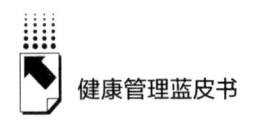

附录

共识专家委员会（按姓氏汉语拼音排序）

安　磊	蔡　军	曹　杰	曹锦鹏	陈　晨	陈建文	陈娇花	陈　蕾
陈　莉	陈志恒	程　礼	程万军	戴冬梅	杜　丽	杜秀峰	范虹颖
范　鑫	房　洁	贡京京	郭英涛	侯艳红	黄晶晶	金　金	金　梅
孔德高	孔令珍	郎国华	李春波	李　婧	李濛濛	李　娜	李英杰
凌　峰	刘宏云	刘　娟	刘兴华	刘旭峰	刘艳如	吕　静	罗　平
罗青扬	孟　琳	齐建林	齐　晓	强东昌	乔世铭	邵永聪	沈桂芳
盛　敏	师红美	宋凤云	宋立新	孙文娟	孙永红	谈钧佩	田翠环
田　华	田利源	王偲偲	王　凤	王恒臣	王　华	王建刚	王剑云
王雪艳	王　妍	王　琰	王玉正	吴洁琼	武留信	武圣君	肖利军
谢　斌	邢玉荣	徐　华	徐　蔚	徐　晔	杨　雪	尹　杰	尹　苗
於晓平	袁　立	袁　颖	曾　强	曾庆枝	张丽丽	张伟波	张　颖
张志勉	赵海燕	赵金萍	赵琳琳	朱　敖	朱　玲	朱　霞	

共识执笔组成员

金　金　李春波　赵金萍　王偲偲　武留信

备注：本项目获基金支持

国家心理健康和精神卫生防治中心资助项目（2021-A00）
湖南省创新型省份建设专项基金（2020SK2055）
湖南省自然科学基金（2021JJ30989）

Abstract

The CPC Central Committee have made a major strategic plan to promote digital transformation and upgrading of traditional enterprises, encourage green development, foster new growth drivers. President Xi Jinping stressed efforts to promote the application of next-generation information technology in the field of medical care, reshape the mode of healthcare management and service, optimize resource allocation and improve service efficiency. At present, with the rapid progress of the domestic and foreign digital economy, great development has been achieved in the digital transformation of China's health management and health industry. It has become an important engine to promote the construction of a healthy and digital China.

With the annual theme of "Digital Enabling Industry Development Industry Serving National Health", this book comprehensively evaluates the development of health management and health industry in the digital transformation last year, displays the current status of the digital health industry, summarizes the development highlights of some subsectors, collect the vivid practice and successful cases of the innovation and development of the domestic health industry in the new development stage. Meanwhile, it also puts forward the corresponding countermeasures and suggestions on the main contradictions and outstanding problems.

Keywords: Digital Economy; Health Science Popularization; Health Management; Health Industry

Contents

Ⅰ General Report

B.1 Report on the Digital Development of China's Health
　　　Management and Health Industry from 2021 to 2022
　　　　　　　　　　　　　　　　　　　Cao Xia, Wu Liuxin / 001

　　1. Background and Significance of Digital Development of China's
　　　　Digital Economy and Health Industry　　　　　　　　　　 / 002
　　2. Supporting Policies and Innovative Practice of Health
　　　　Management and Health Industry Digitization in China　　 / 005
　　3. Opportunities and Challenges for Digital Transformation of
　　　　Health Management and Health Industry in China　　　　　 / 012
　　4. Development Trend and Suggestions for Digital Development
　　　　of Health Management and Health Industry in China　　　　/ 017

Abstract: In 2021, China accelerated the integration of digital economy and bio-health economy. Policy guidance and epidemic prevention and control give birth to new forms and models of digital health, and constantly promote the digital transformation of the health industry. In the future, digital development of health industry are facing many challenges, including data security and fairness, structural imbalance of online medical development, low matching degree of medical resources and low integration degree of online payment and medical insurance. It's predictable that the wide-area coverage of the new digital infrastructure will accelerate the promotion of universal digital health services. Digital health is expected to become the broadest application scenario of new digital technologies. New digital health tools will provide a new solution for whole-person, whole-area and whole-process health management. The new digital health service community will become the basic paradigm for promoting high-quality and accessible health services in the new era.

Keywords: Digital Health; Digital Transformation; Health Management; Health Industry

Ⅱ Situation Reports

B.2 Health Management Development Report of Chinese Enterprises 2022

Tian Liyuan, Zhu Ling, Liu Jingnan and Wu Liuxin / 021

Abstract: Through the research and analysis, the status of the development of health management of Chinese enterprises includes the relevant policy, organizational activities, current service demand and supply situation, the main forms and content of service are sorted out and summarized. At first, the focus of enterprise health management has expanded from occupational disease prevention to healthy cell construction. The demand for enterprise health management is strong, and the service supply is still increasing, but the service content needs to be upgraded. Secondly, the report analyzes the problems restricting the development of enterprise health management, such as service talents and abilities to be improved, payment standards to be explored. The report also analyzes the future development trend of enterprise health management, and points out the trend of digital and intelligent, health-centered service expansion. Finally, according to the development of the industry, countermeasures and suggestions are put forward, such as taking measures according to enterprise conditions, treating both symptoms and root causes, and making good use of physical examination entrance.

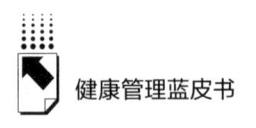

Keywords: Enterprise Health Management; Workplace Health; Occupational Disease Prevention; Health Cell; Health Enterprise

B.3 Digital Development Report of Chronic Disease Health Management in China from 2021 to 2022

Guo Yi, Wei Linyan, Wu Jingni and Song Zhenya / 034

Abstract: This report first summarizes the development history of health management of chronic diseases in China, which has experienced three stages: initial formation of the concept, gradual improvement of the policy system, and high-quality development. Secondly, it shows the main achievements and progress of health management of chronic diseases in China from the aspects of people-benefit measures of health management of chronic diseases, the construction of national demonstration areas for comprehensive prevention and control of chronic diseases, health management of chronic diseases for special populations, and the role of traditional Chinese medicine. Based on the current situation and development trend of the digital development of chronic diseases, the second part of the report discusses the digital empowerment and innovative practice of chronic disease health management in China, and elaborates on the case of "Internet plus" chronic disease health management, chronic disease management medical alliance construction, medical insurance closed-loop service, artificial intelligence empowerment, smart elderly care and digital therapy. To provide corresponding countermeasures for the challenges in the digital process of chronic disease management.

Keywords: Chronic Disease; Health Management; Digitization

Contents

B.4 Report on the Digital Development of Brain Science /
Brain-inspired and Brain Health in China (2021-2022)

Zhao Linlin, Liu Lei / 060

Abstract: Brain science has become the "ultimate territory" of life science and one of the main races competed by countries all over the world. Digital technology and brain science / brain-inspired and brain health are integrated to realize the development of digital cross-border innovation on its original technological track. This report uses the combination of qualitative and quantitative research methods, through literature research, expert interviews, data measurement, case studies and other methods to define the background and analyze the current situation of the digital development of brain science / brain-inspired and brain health, and the development opportunities, challenges and countermeasures are described. At present, China's brain science plan has been adjusted and upgraded, new technologies have been continuously updated, and major achievements have emerged. The digital development of brain science runs through disease risk assessment, early detection and screening, health intervention and follow-up effect evaluation, and promotes the digital transformation of health industry. At the present stage, brain science and brain-inspired research are in the window of historical development, and China has achieved remarkable results in catching up with and surpassing them. However, in the face of the huge demand for brain science and brain-inspired research, the transformation of related achievements is insufficient. We need the overall layout of the country, increase investment in industry-university-research, attach importance to the basic research of cutting-edge core technologies, strengthen the construction of talents, give full play to the advantages of traditional Chinese medicine, and enhance the international competitiveness of brain science and brain-inspired research.

Keywords: Brain Science; Brain-Inspired; Brain Health; Health Management; Digitization

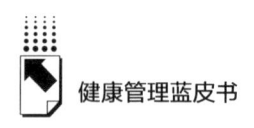

B.5 Trends and Challenges of Digitalized Development of National Health Literacy from 2021 to 2022

Lin Yanhui, Chen Zi / 078

Abstract: Health literacy is a personal skill that is conducive to healthy decision-making. With the increasing popularity of digital media, more and more people are searching for health information through the network and conducting self-health management, which indicates the arrival of the digital era of health literacy. Digital health literacy covers health literacy and digital skills. The digital health literacy of the elderly in China lags behind the demand for intelligent elderly care. The digital health literacy of the adolescent population is polarized and affected by the level of parents. The digital health literacy of pregnant women is quite high and benefits a lot. The COVID-19 spreading around the world is a special situation to examine people's digital health literacy. "Digital refugees" are struggling in the social development. China is in the initial stage of digital medicine. To improve the national digital health literacy, we need policy guidance, multi sectoral cooperation, popular science education as a tool, and appropriate technology as a support.

Keywords: Digital Health Literacy; Health Literacy; Digitalization; Digital Medicine

Ⅲ Special Topic Reports

B.6 Report on the Development Trend and Challenge of Digital Health Science Popularization in China

Wu Liuxin, Wang Yaqin and Deng Shuwen / 096

Abstract: Without the general improvement of health literacy of the whole people, it will be difficult to achieve the great goal of building "healthy China". The greatest driving force and significance of the development of health science popularization in the new development stage is to improve the health quality of the whole people. In this report, regarding the mission requirements of "healthy China" and "Digital China" in the new era, there are still great deficiencies in the current work of health science popularization. At present, there are some shortc-omings in the work of science popularization, such as insufficient effective supply of science popularization works, or low enthusiasm and ability of science populari-zation practitioners to participate in science popularization etc. Therefore, the evaluation and governance system of popular science needs to be improved urgently. With the in-depth development of digitization, networking and intelligence, the popularization of health science has undergone lots of transformation, such as "traditional media to new media", "plane to three-dimensional" and "whole to fragmentation" during the 14th five-year Plan period. Digital health science popularization will become the mainstream form of science popularization. The report comprehensively summarizes current development trend of digital health science popularization combs the problems existing in the creation, dissemination, and governance of digital health science popularization in China. In addition, guided by the problems, the paper puts forward optimization countermeasures and suggestions for the high-quality development of digital health science popularization in the future from the aspects of "entering the national science and technology support plan", "entering the national Development Project", "entering the national healthy cell", "entering the national propaganda and education platform" and "entering the national talent evaluation system", with the hope to provide scientific reference and basis for meeting the growing needs of health science popularization.

Keywords: Health Literacy; Popularization of Science; Health Science Popularization; Digitization

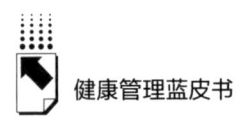

B.7 The Development Demand and Opportunity of Chinese Lifestyle Health Management

Chen Zhiheng, Li Yapei and Yuan Ting / 112

Abstract: Chronic diseases, such as cardiovascular disease and diabetes, are the main causes of death in China, and bring heavy burden to China's economic development. In recent years, lifestyle medicine, which has emerged and developed rapidly, has become a new medical discipline. Abundance of evidence-based medicine has proved that lifestyle medicine is an important strategy to prevent chronic diseases and reduce the medical burden. However, its development in China started late and relatively backward development, lack of systematic research and system construction. The report systematically expounds the definition of lifestyle medicine and lifestyle health management, as well as the significance of developing lifestyle health management, and analyzed the impact of the digital economy and the COVID-19 on the national lifestyle, health concepts and other aspects in recent years. In addition, we discussed the development trend and challenges of healthy life and healthy lifestyle and summarized the current development of lifestyle medicine at home and abroad, In view of the development of lifestyle health management, the paper puts forward some countermeasures and suggestions, such as strengthening decision support, building an education system, strengthening scientific research and technology, and introducing talents.

Keywords: Lifestyle; Healthy Life; Lifestyle Medicine; Health Management

B.8 Demand and Opportunity for the Development of Health Management Service in "Hypertension-Hyperglycemia-Hyperlipidemia" Co-Management

Wang Jiangang, Qin Yuexiang, Wu Fei and Peng Emin / 131

Abstract: Cardiovascular disease is the leading cause of death in China's urban and rural areas. The key to prevention and control of cardiovascular disease is hierarchical management and the implementation of "Hypertension-Hyperglycemia-Hyperlipidemia" co-management in high-risk groups for comprehensive prevention and control. "Hypertension-Hyperglycemia-Hyperlipidemia" co-management is to provide standardized management and whole-process health care services integrating lifestyle, personalized medicine, health education, and testing for the "Hypertension-Hyperglycemia-Hyperlipidemia" population. At present, health management service in "Hypertension-Hyperglycemia-Hyperlipidemia" co-management has gradually started in China. However, there are still some problems such as absence of effective pilot exploration, unclear payment system and incentive mechanism, lack of standard and specification, poor management and control efficiency, and imperfect intelligent system. The prevention and control of chronic diseases in China has ushered in a new development pattern which focuses on grass-roots and prevention. In the new era, governments and organizations at all levels should effectively solve the problems faced, promote the implementation of health management services in "Hypertension-Hyperglycemia-Hyperlipidemia" co-management at all levels, and form a new cardiovascular disease prevention and control system.

Keywords: Cardiovascular Disease; "Hypertension-Hyperglycemia-Hyperlipidemia" Co-Management; Health Management

B.9 China Health Science Popularization Support Policy and Implementation Development Report

Wang Yaqin, Li Yanqiu and Peng Ting / 145

Abstract: Health science popularization is an important measure to enhance national health literacy and promote the construction of a healthy China, and it is one of the most fundamental, economic and effective measures to improve the health level of the whole population. Health science policy is an important grip to promote the development of health science. This report mainly combs and summarizes the development and evolution of China's health science popularization support policies after the 13th Five Year-Plan period, and points out that the health science popularization policies play an important role in the overall and key guidance of health science popularization, which establish the standards for health science popularization, mobilize health science popularization personnel, guarantee the professionalism of health science popularization personnel, and guarantee the continuous investment and financial support for science popularization infrastructure. At the same time, this report investigates and summarizes the implementation status of health science popularization in China in recent years, which is mainly reflected in health science popularization infrastructure, health science popularization personnel, health science popularization funds, health science popularization works and health science popularization activities. In addition, this report points out that China's health science popularization still faces a series of problems, such as insufficient funding and less incentive policies, and gives corresponding suggestions.

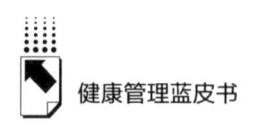

Keywords: Health Science Popularization; Health China; Health Science Popularization Personnel; Health Science Popularization Funds; Health Science Popularization Activities

B.10 The Health Examination for Chronic Disease Screening and the Case Report of the Health Management Clinic

Su Haiyan, Zhang Qing and Xu Xiaoqian / 162

Abstract: With the high prevalence of the chronic diseases worldwide, it is urgent to strengthen the ability of early screening and prevention. China continues to strengthen early screening for chronic diseases. However, the early diagnosis rate of chronic diseases is not satisfied in many parts of China, and more efforts are needed to improve the coverage of chronic disease screening, especially in the high-risk population. The specialized screening of the common or in-depth health examination ensure accurate early chronic disease screening and chronic disease health management for individuals at different ages, genders and chronic disease risks. In the health management clinic, stratified management was carried out according to chronic disease risk factors of different populations after physical examination, including healthy people, sub-healthy people, chronic disease people. The Health Management Center of Tianjin Medical University General Hospital has realized the full closed-loop management of screening and health management services by taking the health examination as the starting point and focusing on the post-examination management.

Keywords: Chronic Disease; Health Examination; Screening; Health Examination Clinic

B.11 A Report on Tea Health and Its Industry Development
Xiao Lizheng, Zhang Sheng and Gong Yushun / 184

Abstract: This paper briefly introduces the development course of tea culture, tea science and tea health industry in China, and interprets the comprehensive effect of tea and its functional components on human physical and mental health, and the progress of modern scientific researchs. It aims to promote the development of tea health culture, strengthen multidisciplinary cooperation and carry out in-depth researchs on tea and human health and its action mechanism, and advocate scientific and healthy tea drinking. At the same time, to promote the comprehensive utilization of tea resources and the development of its healthy functional products, accelerate the upgrading of Chinese tea health industry.

Keywords: Tea Health; Tea Health Industry; Functional Components

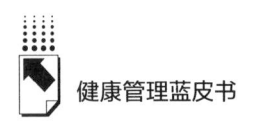

Ⅳ Region Reports

B.12 Report on Digital Development of Health Industry in Guangdong-Hong Kong-Macao Greater Bay Area from 2021~2022　*Qian Yi, Liang Zhenning and Zhou Qingping* / 203

Abstract: With the development of artificial intelligence, Internet, big data and other technologies, the world is embracing the digital era with a new attitude. Digital technology enables the health industry to radiate new vitality, and the health industry and digital technology will be deeply integrated, which will greatly promote the deep reform of the health industry and inject new vitality into the development of new technologies, new industries, new models and new business forms in the health field. There is no doubt that the Guangdong-Hong Kong-Macao Greater Bay Area, as the economic development plateau in China, has a huge space for development. Actively promoting the digital transformation of the health industry will be a key measure to promote the construction of "healthy Bay Area" and contribute to the strategic construction of "healthy China". This report focuses on the application of digital technology in the health industry in the Guangdong-Hong Kong-Macao Greater Bay Area. It summarizes the achievements of the Greater Bay Area in the fields of medical e-commerce, smart medicine and health technology, construction of medical cooperation platform and digitalization of health management, and analyzes the problems and difficulties facing the digitalization of the health industry in the Greater Bay Area. Such as institutional barriers, talent gap, poor data flow and imperfect cooperation mechanism, it is proposed to actively promote the convergence of laws and regulations and industry norms, innovate talent policies and accelerate the construction of a big health data platform, further promote the digital transformation of the health industry in the Bay Area and the health cooperation and exchange among urban agglomeration in the Bay Area.

Keywords: Guangdong – Hong Kong – Macao Greater Bay Area; Health Industry; Digital Transformation; Digital Health

B.13 Development Status and Case Study of Regional Health Industry in China from 2021 to 2022

Su Jingkuan, Qiang Dongchang and Cao Xia / 223

Abstract: In 2021, the development of China's regional health industry faces many opportunities and challenges. On the one hand, all regions are trying to seek a new opportunity for the high-quality development of regional health industry under the new development pattern. On the other hand, new technologies, new industries, new business forms and new models stimulate the transformation, upgrading and integrated development of the health industry, and promote the differentiated development pattern of China's regional health industry. Based on the analysis of the development status of China's six regional health industries in 2021, this report uses six sample cases to outline the vitality of the current development of China's regional health industries from different perspectives. At the same time, according to some common problems existing in the development of regional health industry, it is proposed to promote the high-quality development of China's regional health industry in the new era by promoting the precise industrial layout, promoting the concentrated and intensive development, strengthening the driving force of scientific and technological innovation and making up for the weaknesses of talent factors.

Keywords: Regional Health Industry Integration; Integration and Innovation; High-quality Development

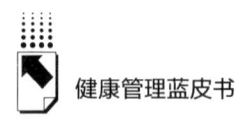

V Investigation Reports

B.14 Survey Report on the Construction of Health Management

　　　　Discipline in Tertiary Hospitals in China from 2021 to 2022

Chen Kui，Li Ying / 241

Abstract：Health management has developed for nearly 20 years in China, and has marked a new milestone in terms of the achievements and experience of academic theoretical research and service practice. However, the idea of health management as a medical discipline needs to be combed. As the main platform of the discipline construction of health management in China, the health management institutions of China's tertiary hospitals play a crucial role in establishing and developing health management discipline. Based on the investigation into the discipline construction of health management in China's tertiary hospital health management (physical examination) institutions (hereinafter referred to as "health management institutions"), this paper intends to investigate the status quo of health management institutions in 50 tertiary hospitals nationwide in six aspects including basic configuration, service ability, teaching ability, scientific research ability, ability to implement medical reform and fulfill social public welfare as well as quality management ability. This paper expounds the connotation of health management discipline construction, summarizes history of discipline development, analyzes and discusses the existing problems in discipline construction and points out the direction for health management discipline construction in the future. The paper indicates the health management institutions in China's tertiary hospitals have improved the basic configuration management, service capacity and quality management, and are capable of providing high-quality and convenient health management service for the broad masses of people. However, in the process of health management discipline construction, there are still many unfavorable factors including insufficient external environment support and internal support as well as unbalanced development. To accelerate discipline construction of health management, it is necessary to define discipline orientation and construction direction, further improve health management service capacity so as to meet the health needs of broad masses of people in new era, stimulate the innovative vitality of talents by strengthening platform construction of scientific research, adhere to high standards and deepen the discipline exchanges and cooperation, thus providing a strong impetus for high-quality and efficient medicine discipline construction of health management.

Keywords: Health Management; Discipline Construction; Healthy China

B.15 2021-2022 Investigation Report on Digital Exhibition of China Health Management and Health Industry Conference

Yang Pingting, Yang Saiqi, Feng Chengqiang and Fu Han / 256

Abstract: This investigation report analyzes the digitalization of conferences and exhibitions in health management and health industry in China between January 2021 and August 2022, in order to understand and analyze the current situation, problems and suggestions for solving the digital development of conferences and exhibitions in health management and health industry in China, to provide data support for the digitalization of conferences and exhibitions in health management in China, and to provide reference for promoting the development of digital conferences. The survey finds that the number of conference and exhibition is significantly reduced compared with that before the COVID-19 epidemic, and the digital development makes it recover the trend, the time and form of conference and exhibition are closely related to the COVID-19 epidemic situation, the online conference and exhibition becomes the standard, the integration of two lines is the trend, and the digital empowerment to realize the offline scene online exploration. However, there are still problems and challenges in the digitalization of health management and health industry conferences and exhibitions. For example, digital innovation ability needs to be strengthened, digital operation ability needs to be improved, digital talent system needs to be improved, and "data security" and "user privacy" deserve attention. Accordingly, the corresponding countermeasures and suggestions are put forward. Accordingly, we put forward corresponding countermeasures and suggestions, such as extending the industry chain to promote the healthy development of digital conference and exhibition ecology, using intelligent technology to innovate a new mode of conference and exhibition operation and management, cultivating composite talents to promote the sustainable development of health management and health industry conferences, and improving the implementation system to guarantee information security.

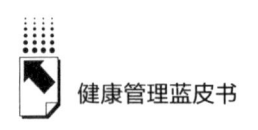

Keywords: Health Management; Health Industry; Conference Exhibition Digitalization

B.16 Report on the Development Trend of Health Examination Rate in China *Song Xiaoqin, Liu Lin and Xing Yurong* / 279

Abstract: Based on the data indicators of the total population and the number of people undergoing health examination from the China Statistical Yearbook, We calculated the overall national health examination rate during 2011−2020 and the health examination rate of seven regions and provinces and cities in China during 2016−2020, analyzed the development status, trends and existing problems of the health examination industry, and put forward countermeasures and suggestions accordingly. The health examination rate in China rose steadily from 2011 to 2020, covering 30% of the total population. The uneven economic development and the unequal scale of medical and health expenditure in seven regions lead to the great difference of health examination rates in different regions. At the same time, the support policies of the municipal government for the physical examination are different, and the service ability of the physical examination (management) institutions is different, which causes the great change of the health examination rate in provinces and cities. The level of residents' health literacy and the COVID−

19 epidemic are also influencing factors of the health examination rate. It is urgent to propose targeted support policies for the relatively backward areas, improve the health literacy level of residents, and provide people with comprehensive and full-cycle health management services.

Keywords: Health Examination; Health Management; Health Literacy

B.17 Development Report on Health Aids for the Elderly
Ding Li, Wang Yongchun, Zhao Weikai and Yang Wei / 297

Abstract: On the basis of defining the concept significance of health aids for the elderly and describing the current situation of the industry, this report takes some representative products in health aids for the elderly as the main observation object, and combs and analyzes the data obtained by consulting the "Product Quality Supervision and Sampling Inspection Notice" of some market regulatory authorities and the information obtained from enterprise investigation, and believes that the product quality problems existing in the sales of health aids for the elderly in the market in recent years are mainly manifested in the realization of functions, material selection and process production. According to the research and judgment on the challenges faced by the industry and the development trend, countermeasures and suggestions are put forward to implement the national strategy of actively responding to the aging population and promote the high-quality development of the elderly health auxiliary supplies industry, attach great importance to the quality and safety of elderly health auxiliary supplies, jointly promote the standardized development of products, focus on fostering well-known brands, steadily develop digital medium-and high-end supplies, and maintain a good market environment.

Keywords: Elderly Health Aids; Quality Safety; Standardization Development

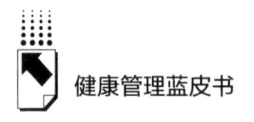

B.18 Development Status and Digital Trend of Health Management for the Elderly in China

He Lu, Lin Ren, Xiang Hongyu and Xu Lijuan / 317

Abstract: In the new situation, the deeply integrated development of digital health management and population aging has a profound impact on social stability, national comprehensive strength and international competitiveness. Under the guidance of favorable policies, rapid development of science and technology and the Internet, the elderly health industry has emerged a batch of achievements in accurate prediction, intelligent prevention, effective intervention, safety monitoring and other aspects. This will maximize the vitality of the elderly population, foster and develop an aging economy, and enable the elderly population to become a viable force in building a modern socialist country.

Keywords: Elderly Health Management; Digital Trend; Healthy Aging

Ⅵ Cases

B.19 Excellent "Four New" Report of the 2022 Wuhu Forum

Xiao Yuanming, Liu Hanying / 334

Abstract: The first excellent "Four New" selection activity was successfully held in 2022 on the platform of "Wuhu Forum". "Four New" refers to new works, new products, new technologies and new cases. The selection of excellent "four new" is a concentrated demonstration of the new and representative achievements in the field of chronic disease health management and general health industry. It is a successful attempt to encourage industrial development, inspire skills improvement, promote health education and promote people's health.

Keywords: "Four New"; New Works; New Products; New Technologies; New Cases

社会科学文献出版社

皮 书
智库成果出版与传播平台

❋ 皮书定义 ❋

皮书是对中国与世界发展状况和热点问题进行年度监测，以专业的角度、专家的视野和实证研究方法，针对某一领域或区域现状与发展态势展开分析和预测，具备前沿性、原创性、实证性、连续性、时效性等特点的公开出版物，由一系列权威研究报告组成。

❋ 皮书作者 ❋

皮书系列报告作者以国内外一流研究机构、知名高校等重点智库的研究人员为主，多为相关领域一流专家学者，他们的观点代表了当下学界对中国与世界的现实和未来最高水平的解读与分析。截至2022年底，皮书研创机构逾千家，报告作者累计超过10万人。

❋ 皮书荣誉 ❋

皮书作为中国社会科学院基础理论研究与应用对策研究融合发展的代表性成果，不仅是哲学社会科学工作者服务中国特色社会主义现代化建设的重要成果，更是助力中国特色新型智库建设、构建中国特色哲学社会科学"三大体系"的重要平台。皮书系列先后被列入"十二五""十三五""十四五"时期国家重点出版物出版专项规划项目；2013~2023年，重点皮书列入中国社会科学院国家哲学社会科学创新工程项目。

皮书网

（网址：www.pishu.cn）

发布皮书研创资讯，传播皮书精彩内容
引领皮书出版潮流，打造皮书服务平台

栏目设置

◆ **关于皮书**
何谓皮书、皮书分类、皮书大事记、
皮书荣誉、皮书出版第一人、皮书编辑部

◆ **最新资讯**
通知公告、新闻动态、媒体聚焦、
网站专题、视频直播、下载专区

◆ **皮书研创**
皮书规范、皮书选题、皮书出版、
皮书研究、研创团队

◆ **皮书评奖评价**
指标体系、皮书评价、皮书评奖

◆ **皮书研究院理事会**
理事会章程、理事单位、个人理事、高级
研究员、理事会秘书处、入会指南

所获荣誉

◆ 2008年、2011年、2014年，皮书网均在全国新闻出版业网站荣誉评选中获得"最具商业价值网站"称号；

◆ 2012年，获得"出版业网站百强"称号。

网库合一

2014年，皮书网与皮书数据库端口合一，实现资源共享，搭建智库成果融合创新平台。

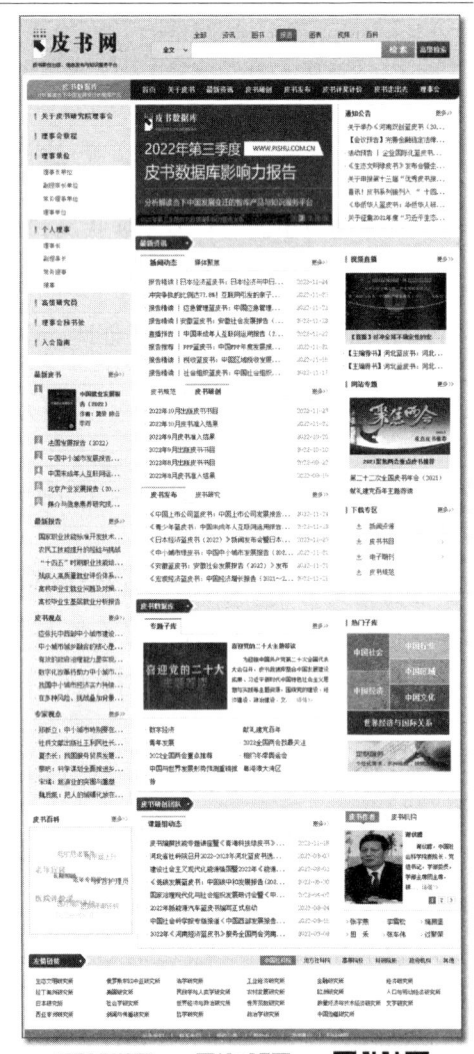

皮书网　　"皮书说"微信公众号　　皮书微博

权威报告·连续出版·独家资源

皮书数据库
ANNUAL REPORT(YEARBOOK) DATABASE

分析解读当下中国发展变迁的高端智库平台

所获荣誉

- 2020年，入选全国新闻出版深度融合发展创新案例
- 2019年，入选国家新闻出版署数字出版精品遴选推荐计划
- 2016年，入选"十三五"国家重点电子出版物出版规划骨干工程
- 2013年，荣获"中国出版政府奖·网络出版物奖"提名奖
- 连续多年荣获中国数字出版博览会"数字出版·优秀品牌"奖

皮书数据库　"社科数托邦"微信公众号

成为用户

登录网址www.pishu.com.cn访问皮书数据库网站或下载皮书数据库APP，通过手机号码验证或邮箱验证即可成为皮书数据库用户。

用户福利

- 已注册用户购书后可免费获赠100元皮书数据库充值卡。刮开充值卡涂层获取充值密码，登录并进入"会员中心"—"在线充值"—"充值卡充值"，充值成功即可购买和查看数据库内容。
- 用户福利最终解释权归社会科学文献出版社所有。

数据库服务热线：400-008-6695
数据库服务QQ：2475522410
数据库服务邮箱：database@ssap.cn
图书销售热线：010-59367070/7028
图书服务QQ：1265056568
图书服务邮箱：duzhe@ssap.cn

社会科学文献出版社　皮书系列
SOCIAL SCIENCES ACADEMIC PRESS (CHINA)
卡号：367821571562
密码：

基本子库
SUB DATABASE

中国社会发展数据库（下设 12 个专题子库）

紧扣人口、政治、外交、法律、教育、医疗卫生、资源环境等 12 个社会发展领域的前沿和热点，全面整合专业著作、智库报告、学术资讯、调研数据等类型资源，帮助用户追踪中国社会发展动态、研究社会发展战略与政策、了解社会热点问题、分析社会发展趋势。

中国经济发展数据库（下设 12 专题子库）

内容涵盖宏观经济、产业经济、工业经济、农业经济、财政金融、房地产经济、城市经济、商业贸易等 12 个重点经济领域，为把握经济运行态势、洞察经济发展规律、研判经济发展趋势、进行经济调控决策提供参考和依据。

中国行业发展数据库（下设 17 个专题子库）

以中国国民经济行业分类为依据，覆盖金融业、旅游业、交通运输业、能源矿产业、制造业等 100 多个行业，跟踪分析国民经济相关行业市场运行状况和政策导向，汇集行业发展前沿资讯，为投资、从业及各种经济决策提供理论支撑和实践指导。

中国区域发展数据库（下设 4 个专题子库）

对中国特定区域内的经济、社会、文化等领域现状与发展情况进行深度分析和预测，涉及省级行政区、城市群、城市、农村等不同维度，研究层级至县及县以下行政区，为学者研究地方经济社会宏观态势、经验模式、发展案例提供支撑，为地方政府决策提供参考。

中国文化传媒数据库（下设 18 个专题子库）

内容覆盖文化产业、新闻传播、电影娱乐、文学艺术、群众文化、图书情报等 18 个重点研究领域，聚焦文化传媒领域发展前沿、热点话题、行业实践，服务用户的教学科研、文化投资、企业规划等需要。

世界经济与国际关系数据库（下设 6 个专题子库）

整合世界经济、国际政治、世界文化与科技、全球性问题、国际组织与国际法、区域研究 6 大领域研究成果，对世界经济形势、国际形势进行连续性深度分析，对年度热点问题进行专题解读，为研判全球发展趋势提供事实和数据支持。

法律声明

"皮书系列"(含蓝皮书、绿皮书、黄皮书)之品牌由社会科学文献出版社最早使用并持续至今,现已被中国图书行业所熟知。"皮书系列"的相关商标已在国家商标管理部门商标局注册,包括但不限于LOGO( )、皮书、Pishu、经济蓝皮书、社会蓝皮书等。"皮书系列"图书的注册商标专用权及封面设计、版式设计的著作权均为社会科学文献出版社所有。未经社会科学文献出版社书面授权许可,任何使用与"皮书系列"图书注册商标、封面设计、版式设计相同或者近似的文字、图形或其组合的行为均系侵权行为。

经作者授权,本书的专有出版权及信息网络传播权等为社会科学文献出版社享有。未经社会科学文献出版社书面授权许可,任何就本书内容的复制、发行或以数字形式进行网络传播的行为均系侵权行为。

社会科学文献出版社将通过法律途径追究上述侵权行为的法律责任,维护自身合法权益。

欢迎社会各界人士对侵犯社会科学文献出版社上述权利的侵权行为进行举报。电话:010-59367121,电子邮箱:fawubu@ssap.cn。

社会科学文献出版社